全国中医药行业高等职业教育"十二五"规划教材

康复治疗技术

（供中医康复技术、中医养生保健、康复治疗技术专业用）

主　编	姜永梅（大连医科大学）
	孙晓莉（宝鸡职业技术学院）
副 主 编	齐素萍（汕头大学医学院）
	袁洪平（长春中医药大学）
	梁　娟（山东中医药高等专科学校附属医院）
	孙冬云（河北中医学院）
编　委	（以姓氏笔画排序）
	冯　毅（陕西能源职业技术学院）
	李　卓（北京卫生职业学院）
	吴　军（大连医科大学）
	张　强（大连大学）
	赵　彬（重庆三峡医药高等专科学校）
	梁志刚（邢台医学高等专科学校）
	税小平（四川中医药高等专科学校）

U0308054

中国中医药出版社

·北　京·

图书在版编目（CIP）数据

康复治疗技术/姜永梅，孙晓莉主编. —北京：中国中医药出版社，2015.12
全国中医药行业高等职业教育"十二五"规划教材
ISBN 978 – 7 – 5132 – 2593 – 9

Ⅰ. ①康…　Ⅱ. ①姜…②孙…　Ⅲ. ①康复医学 – 高等职业教育 – 教材
Ⅳ. ①R49

中国版本图书馆 CIP 数据核字（2015）第 129840 号

中国中医药出版社出版
北京市朝阳区北三环东路 28 号易亨大厦 16 层
邮政编码　100013
传真　010 64405750
廊坊市晶艺印务有限公司印刷
各地新华书店经销

＊

开本 787×1092　1/16　印张 16.5　字数 368 千字
2015 年 12 月第 1 版　2015 年 12 月第 1 次印刷
书　号　ISBN 978 – 7 – 5132 – 2593 – 9

＊

定价　35.00 元
网址　www.cptcm.com

前　言

中医药职业教育是我国现代职业教育体系的重要组成部分，肩负着培养中医药多样化人才、传承中医药技术技能、促进中医药就业创业的重要职责。教育要发展，教材是根本，在人才培养上具有举足轻重的作用。为贯彻落实习近平总书记关于加快发展现代职业教育的重要指示精神和《国家中长期教育改革和发展规划纲要（2010—2020 年）》，国家中医药管理局教材办公室、全国中医药职业教育教学指导委员会紧密结合中医药职业教育特点，充分发挥中医药高等职业教育的引领作用，满足中医药事业发展对于高素质技术技能中医药人才的需求，突出中医药高等职业教育的特色，组织完成了"全国中医药行业高等职业教育'十二五'规划教材"建设工作。

作为全国唯一的中医药行业高等职业教育规划教材，本版教材按照"政府指导、学会主办、院校联办、出版社协办"的运作机制，于 2013 年启动了教材建设工作。通过广泛调研、全国范围遴选主编，又先后经过主编会议、编委会议、定稿会议等研究论证，在千余位编者的共同努力下，历时一年半时间，完成了 84 种规划教材的编写工作。

"全国中医药行业高等职业教育'十二五'规划教材"，由 70 余所开展中医药高等职业教育的院校及相关医院、医药企业等单位联合编写，中国中医药出版社出版，供高等职业教育院校中医学、针灸推拿、中医骨伤、临床医学、护理、药学、中药学、药品质量与安全、药品生产技术、中草药栽培与加工、中药生产与加工、药品经营与管理、药品服务与管理、中医康复技术、中医养生保健、康复治疗技术、医学美容技术等 17 个专业使用。

本套教材具有以下特点：

1. 坚持以学生为中心，强调以就业为导向、以能力为本位、以岗位需求为标准的原则，按照高素质技术技能人才的培养目标进行编写，体现"工学结合""知行合一"的人才培养模式。

2. 注重体现中医药高等职业教育的特点，以教育部新的教学指导意见为纲领，注重针对性、适用性及实用性，贴近学生、贴近岗位、贴近社会，符合中医药高等职业教育教学实际。

3. 注重强化质量意识、精品意识，从教材内容结构、知识点、规范化、标准化、编写技巧、语言文字等方面加以改革，具备"精品教材"特质。

4. 注重教材内容与教学大纲的统一，教材内容涵盖资格考试全部内容及所有考试要求的知识点，满足学生获得"双证书"及相关工作岗位需求，有利于促进学生就业。

5. 注重创新教材呈现形式，版式设计新颖、活泼，图文并茂，配有网络教学大纲指导教与学（相关内容可在中国中医药出版社网站 www.cptcm.com 下载），符合职业院校学生认知规律及特点，以利于增强学生的学习兴趣。

在"全国中医药行业高等职业教育'十二五'规划教材"的组织编写过程中，得到了国家中医药管理局的精心指导，全国高等中医药职业教育院校的大力支持，相关专家和各门教材主编、副主编及参编人员的辛勤努力，保证了教材质量，在此表示诚挚的谢意！

我们衷心希望本套规划教材能在相关课程的教学中发挥积极的作用，通过教学实践的检验不断改进和完善。敬请各教学单位、教学人员及广大学生多提宝贵意见，以便再版时予以修正，提升教材质量。

国家中医药管理局教材办公室

全国中医药职业教育教学指导委员会

中国中医药出版社

2015 年 5 月

编写说明

《康复治疗技术》为全国中医药行业高等职业教育"十二五"规划教材之一。本教材以国家高等职业教育方针为指导，本着理论教学以"应用"为目的，以"必须、够用、适用"为度，专业课的教学以"实用性、针对性"为目的的原则，突出理论知识的应用，强化动手能力的培养。在教材编写过程中，注重基本理论、基本知识、基本技能的培养，充分体现教材的科学性、简明性、实用性，内容更全面、更实用。本教材适于高等职业教育中医康复技术、中医养生保健、康复治疗技术专业使用，也可供从事康复治疗工作的临床工作者学习参考。

康复治疗内容丰富，包括物理疗法、作业疗法、言语疗法、心理疗法、康复工程、中国传统康复疗法、康复护理、职前训练、文体疗法、社会服务等。根据原人事部、卫生部《关于加强卫生专业技术职务评聘工作的通知》等相关文件精神，结合操作者考试大纲和全国卫生专业技术资格考试专家委员会编写的考试指导，并考虑到与其他教材的交叉，本教材只介绍前5部分内容，重点对运动疗法部分、作业疗法部分进行增减，使教材内容更加完善、适用，更加符合专业的要求，使学生能熟练掌握康复治疗技术的基本理论与技术，并应用到临床实践中。为了教材章节的合理安排及学习的方便，并根据我国国情，将物理疗法分为两章介绍（即运动疗法和物理因子疗法），并在教材中增加了近年来康复治疗的新技术、新进展、新理念。

本教材共分为6章：第一章绪论介绍康复、康复医学的概念，康复医学的内容与分科，残疾的概念与分类，以及康复治疗技术的发展史；第二章系统介绍了运动疗法的概念、分类、运动处方及常用的运动疗法；第三章介绍了包括电、光、超声波、磁、传导热、生物反馈、水等物理因子疗法的具体操作及临床应用；第四章详述了作业疗法的概念、分类、常用的作业疗法及作业治疗处方等；第五章介绍了言语疗法的生理基础、原则及失语症、构音障碍、言语失用、儿童语言发育迟缓的治疗等；第六章介绍了康复工程的概念分类，以及假肢、矫形器、助行器及轮椅的临床应用。

本教材的编写分工：第一章由齐素萍编写，第二章由冯毅、张强、税小平、赵彬、李卓编写，第三章由孙冬云、袁洪平、吴军编写，第四章由孙晓莉、梁娟编写，第五章由姜永梅编写，第六章由梁志刚编写。

本教材在编写过程中参考了上一版教材，以及大量的有关康复治疗技术方面的文章、专著及教材，在此对原作者表示真诚的感谢。

尽管各位编委付出了艰辛的努力，不足之处在所难免，希望读者提出宝贵意见，以便再版时修订提高。

《康复治疗技术》编委会

2015 年 7 月

目　录

第一章　绪论

第二章　运动疗法

第三章　物理因子疗法

第一章　绪　　论

第一节　康复与康复医学

一、康复

（一）康复的概念

康复是指综合地、协调地应用医学的、教育的、社会的、职业的各种措施，使病伤残者在体格上、精神上、社会上和经济上的能力得到尽可能的恢复，使其生活质量提高，重新走向社会。康复不仅针对疾病，而且着眼于整个人，从生理、心理、社会及经济能力方面进行全面康复。

（二）康复的范畴

康复包括医学康复、康复工程、教育康复、社会康复和职业康复等，分别采取医学、工程、教育及职业等手段，达到病伤残者的全面康复。

1. 医学康复　医学康复是临床医学的重要分支之一，其不同于康复，康复是一项事业，医学康复涵盖了整个医学范畴，着重于临床医学，是以研究病伤残者功能障碍的预防、评定与治疗为主要任务，通过医学的手段，以改善躯体功能、提高生活自理能力、改善生活质量为目的。

2. 康复工程　康复工程是指应用现代工程学的原理与方法，研究残疾者的能力障碍及社会的不利因素，采取假肢、辅助具、矫形器及环境改造等途径，以最大限度地恢复、代偿或重建残疾者的躯体功能的治疗措施。

3. 教育康复　教育康复作为特殊教育的一部分，是指采取个体化形式，按照教育对象的实际需要组织教育教学，实施个体训练。其实施者为受过康复教育的教师。

4. 社会康复　社会康复是指动员社会各界及各种力量，为残疾者的生活、学习、工作和社会活动创造条件，推进医疗康复、教育康复、职业康复等工作，使残疾者能够平等地参与社会生活，并为社会做出贡献。

5. 职业康复　职业康复是指通过作业或职业训练，使残疾者恢复工作能力及料理个人生活的能力。

（三）康复的目标

康复始终针对功能障碍，提高局部及整体的功能水平，最终恢复病伤残者的整体功能，以提高生活质量，重返社会。

（四）康复服务的方式

目前，康复服务的方式有以下4种：

1. 康复机构的康复 包括综合医院的临床学科及康复科、康复门诊、专科康复医院等。一般具有较完备的康复设施及可以提供全面康复治疗的医务人员。

2. 家居康复服务 具有专业资质的康复人员，到病伤残者的家中或社区提供康复训练，但训练的项目受设备条件的限制。可有家庭病床式的家居治疗、指导护理者按照病伤残者情况给予训练、家居指导病伤残者3种形式。

3. 社区康复 病伤残者到社区医疗服务中心进行康复训练与指导。强调发动社区、家庭和病伤残者的参与，以整体康复为目标，并有固定的上级转诊模式，以解决当地无法解决的各种康复问题。

4. 信息康复服务 是指通过多种媒体、信息网络等现代设施，把康复知识和技术发送到康复机构、社区和家庭，为病伤残者提供康复服务。

4种康复服务方式是相互关联的。要达到整体康复的目标，必须根据病伤残者的具体功能情况采取适宜的康复服务形式，并随着病伤残者的功能变化调整服务形式。

二、康复医学

（一）康复医学的概念

康复医学是一门新兴的学科，是以研究病伤残者功能障碍的预防、评定及治疗为主要任务，以改善病损、提高活动能力、改善参与受限为目的的医学学科。卫生部已将康复医学科与内科、外科、妇产科、儿科等临床学科并列为临床一级学科。

（二）康复医学的内容

康复医学包括康复预防、康复评定与康复治疗。

1. 康复预防 康复预防是指在了解残疾原因的基础上，积极采取各种有效的措施预防各类残疾的发生，延缓残疾的发展，减轻残疾程度。康复预防包括一级预防、二级预防和三级预防。

（1）一级预防 是指预防出现各类疾病伤残造成的身体局部器官结构和功能损伤。其预防措施包括：预防接种；加强健康教育；优生优育；提倡合理行为及精神卫生，保持心理平衡；重视安全；控制药物的副作用。

（2）二级预防 是指伤病后防止出现活动受限。其预防措施有：疾病早期筛查；早期医疗干预，如药物治疗、护理、手术；早期康复治疗，如良肢位护理（防止关节挛缩）、肢体功能训练等。

（3）三级预防　是指活动受限出现后采取措施预防参与受限。其预防措施有：康复机构的康复功能训练；社区康复、居家康复；加强教育，提高就业素质；改善社会环境。

2. 康复评定　康复评定是康复治疗的基础，其不同于诊断，但是比诊断更详尽。由于康复治疗的对象是功能障碍者，治疗的目的是最大限度地恢复、重建或代偿其功能，因此康复评定是客观准确地评定功能障碍的原因、性质、部位、范围、程度、发展、预后，为制订有效的康复治疗方案打下基础。康复评定在治疗前、中、后均应进行，甚至在康复过程中每日进行，根据患者的功能变化调整康复治疗计划，并客观总结与评价康复疗效，总结治疗中的不足，积累经验。

3. 康复治疗　是通过各种有效的专科治疗手段，使病伤残者身心与功能恢复至健康状态的重要手段，是康复医学的重要组成部分，也是病伤残综合治疗的一个组成部分，常与药物治疗、手术疗法等临床治疗综合进行。康复治疗的原则是早期介入、综合措施、循序渐进、主动参与。康复治疗内容丰富，主要包括：

（1）*运动疗法*　包括主动锻炼和手法治疗，以改善肢体功能，如肢体的主、被动运动及平衡训练、行走训练等。

（2）*物理因子疗法*　应用天然或人工物理因子如电、声、光、水等物理能，通过神经、体液、内分泌等生理调节机制作用于人体，以达到预防和治疗疾病的目的。

（3）*作业疗法*　制订个体化的作业活动，以改善上肢活动与日常生活能力为主，使之适应个人生活、社会生活与劳动需要，包括日常生活训练和就职所需要的劳动训练、辅助器具的制作与使用等。

（4）*语言、视力、听力矫正治疗*　对于存在语言、视力、听力障碍的残疾人进行矫治，以改善其交流、认知、情感等。

（5）*心理治疗*　通过心理疏导与宣泄，调节心理状态，发现及纠正心理障碍。

（6）*康复工程*　借助现代科技配备矫形器、轮椅、特殊结构的生活用具或生活设施，以改善残疾者的功能。

（7）*其他疗法*　在康复过程中还需要一些其他治疗，如药物疗法、营养疗法、音乐疗法、文娱疗法及必要的康复护理以帮助全面康复。

临床上，根据康复评定所明确的障碍和程度，制订康复治疗方案。康复治疗方案的制订和实施通常以康复医师为主导，康复专业操作者和相关临床医务人员共同协作并组成一个康复治疗组来完成。完整的康复治疗方案包括有机地、协调地运用各种治疗手段。各种康复疗法不是按先后顺序排列，而是并列的。各种治疗的侧重点也不同：物理疗法的主要作用是改善全身运动功能，以粗大运动为主；作业疗法的主要作用是恢复认知、操作和生活自理功能，以精细运动为主；康复工程是为了矫形、替代和补偿。各治疗部分的比例随时间而变化：物理疗法开始工作量大，当恢复到一定程度时或停止或给予维持量；而作业疗法开始工作量很小，但逐渐增大为主要治疗手段。因此，临床上应根据病、伤、残的具体情况，选择相应的、合理的治疗方法。

（三）康复医学的分科

1. 康复预防学 康复预防学包括残疾的流行病学研究和残疾的预防两大内容。残疾的流行病学研究涉及残疾的发生情况、分布规律和结构特点等。残疾的预防即预防伤病导致功能缺陷、活动受限。残疾的预防亦包括残损的预防，即防止伤病的发生。

2. 康复医学基础学 康复医学基础学主要包括与康复功能训练有关的运动学基础、解剖学、生理学、人体发育学，以及与患者生活及社会活动相关的环境改造等。

3. 康复功能评定学 康复功能评定学是在临床检查的基础上，对病伤残者的功能状况及水平进行客观、定性和定量的描述，并对结果做出合理解释的过程。评定的内容包括运动学测定、电生理学测定、心肺功能检查、代谢及有氧活动能力测定、心理学测定、语言交流能力测定、日常生活能力和职业能力的评定、环境评定等。

4. 康复治疗学 康复治疗学包括物理疗法、作业疗法、言语疗法、康复工程、心理疗法、文体疗法、康复护理等。

5. 康复临床学 康复临床学是具体研究每一系统残疾的预防、评定、治疗的学科。随着康复医学的发展，康复临床向专科化发展，目前出现以下分支：

（1）骨科康复学 是研究骨、关节、肌肉和软组织损伤、疾病和畸形的临床康复学科。

（2）神经康复学 是研究中枢神经系统和周围神经损伤所致功能障碍的临床康复学科。

（3）心脏病康复学 是研究心脏病患者康复的临床康复学科。

（4）儿科康复学 是以研究儿童残疾的发生、原因、预防和康复治疗为主的临床康复学科。

（5）老年康复学 是研究老年病致残的康复处理的学科。

（6）肿瘤康复学 是研究肿瘤康复治疗的临床康复学科。

（7）精神病康复学 是研究精神障碍的康复处理的临床康复学科。

（四）康复医学与临床医学的关系

随着物质文明、精神文明建设的发展，人们对生存质量的要求不断提高，不仅要治好病、要生存，而且疾病治愈后的局部和整体功能也应达到尽可能高的水平，以提高生活质量，在家庭和社会发挥应有的作用。所以，康复医学在整个医学体系中占有十分重要的位置，与保健、预防、临床共同组成现代医学。康复医学与临床医学关系密切，临床治疗是康复治疗的基础，康复治疗可以提高临床治疗效果；在疾病的早期采取适当的、有效的康复治疗措施，可以起到事半功倍的效果。康复医学不仅是医疗的延续，而且应与临床医学同时进行。康复医学与临床医学的结合，体现了医学发展从生物医学模式向生物－心理－社会医学模式的转变。

康复医学与临床医学相比较，在治疗目的、方法等方面仍有较大的区别（表1－1）。

表 1 – 1　康复医学与临床医学的区别

项目内容	临床医学	康复医学
治疗对象	患者	功能障碍者
核心理念	以疾病为中心	以功能障碍为中心
专业人员	医生、护士等	康复小组（康复医师、操作者、护士、假肢矫形器师、社会工作者等）
目的	疾病治愈	改善、代偿、替代功能，提高生活质量，回归社会
诊断或评价	疾病诊断（按 ICD – 10 分类）	功能评定（按 ICF 分类）
治疗方法	药物、手术等	主动康复训练为主，辅以药物、手术等
结局	治愈、好转、无效、死亡	功能水平的改善

我国现代康复医学虽起步较晚，但发展较快，在临床治疗中发挥着越来越重要的作用。

第二节　残疾的概念与分类

一、残疾的概念

残疾是指由于疾病、外伤、先天性或精神等各种因素所致的人体结构、生理功能异常或不同程度的丧失，在生理上或心理上形成缺陷，从而导致部分或全部丧失生活自理、工作和学习的能力，影响日常生活和社会功能的状态。

功能障碍者是指在心理、生理、解剖结构上机体组织丧失、功能异常，某种程度失去正常的个体活动或参与社会的能力的人。

自 20 世纪中期起，联合国启用"people with disability"，更加强调人而不是残疾。

二、残疾的分类

为了满足残疾发展分类的需要，1996 年起 WHO 在"国际残损、残疾与残障分类"体系基础上建立新的残疾分类体系。在 2001 年 5 月的第 54 届世界卫生大会上，世界卫生组织成员国签署协议，认可了《国际功能、残疾和健康分类》（ICF），标志着 ICF 正式在全球使用。ICF 以功能为基础，强调了环境与个体的作用。

ICF 从功能、残疾和健康的角度，评估了功能与障碍、情境因素两个部分，包括身体功能与结构、活动和参与、环境因子、个人因子 4 个要素。

（一）ICF 模式

ICF 模式分为功能与障碍、情境因素两个部分。

1. 功能与障碍　包括身体功能与结构、活动和参与。

（1）**身体功能与结构**　身体功能指身体各系统的生理功能，包括心理功能。身体结构指解剖学上的身体器官、肢体及其组成部分。身体功能与结构是两个不同但又平行的部分，它们各自的特征不能相互取代。

（2）活动和参与　①活动：是由个体综合地应用身体功能去从事一项行动。活动受限指个体在进行日常活动或完成工作时可能遇到的困难，这里指的是个体作为整体的功能障碍，如完成一般任务和要求的能力、生活自理能力等。②参与：是个体参与社会活动及投入生活情境的状况。参与限制是指个体参与社会功能遇到的困难。

2. 情境因素　包括环境因子和个人因子。

（1）环境因子　包括自然环境、人造环境、社会环境及态度环境。有利的环境可以提高个体的活动表现，有障碍或缺乏有利因素的环境将限制个体的活动表现。

（2）个人因子　包括性别、年龄、种族、身体状态、生活方式、应对方式、社会背景、职业、教育、个体的心理优势和其他特征等。

（二）ICF 的应用价值

1. 临床功能评定的实用工具　ICF 不仅侧重于将疾病后果的分类集中于疾病的影响或由此产生的其他健康状态，还包括了健康成分，即由什么构成健康。因此，ICF 与所有人的健康和整个医学界有关，在康复医学领域将有十分重要的临床价值。

2. 国际交流工具　ICF 作为国际通用的描述功能，残疾、健康状况的国际语言和概念，使得就某一疾病的交流变得容易，且使疾病前后变化具有可比性。

3. 多学科的交流工具　ICF 的目标是提供统一的标准和框架描述健康和与健康有关的状况。它从概念上侧重"健康成分"分类。"健康成分"需要确定由哪些因素构成人的健康状况。因此，ICF 可以应用于康复医疗评估体系、医院管理和质量控制体系、社会工作评价体系、医疗保险评价体系。

（三）我国残疾分类法

目前我国仍沿用 1995 年修订的六类残疾标准，包括视力残疾、听力残疾、言语残疾、智力残疾、肢体残疾和精神病残疾。本分类立足于我国国情设计，主要根据残疾部位进行分类，没有考虑环境与个体之间的作用，有一定的局限性。因此，未来将会更多地使用国际功能、残疾和健康分类。

第三节　康复治疗技术发展史

一、初创期

在古希腊、古埃及、古罗马的早期文献中记载了日光、热水浴、冷水浴、体操、按摩等防治疾病的方法和效果。两千多年前，中医学中就已经出现功能康复的概念。《黄帝内经》中已重视应用针灸、导引、按摩等方法进行功能康复。近 4 个世纪以来开始应用人工物理因子治疗疾病。在 18 世纪末有学者提出应用直流电导入药物离子治疗疾病的设想。在 19 世纪，出现了直流－感应电诊断法；1813 年在瑞典的斯德哥尔摩设立了

"中央体操研究所"，研究运动疗法。在这一时期，Ling 教授提出了"等长运动、离心性运动、向心性运动"等名词术语；美国的 Zander 开设了 Mechanical 研究所，推动了运动疗法中利用器械训练的工作，现代康复的萌芽初现。

二、建立期

20 世纪初作业疗法逐渐形成，1917 年，美国成立了国家作业疗法促进会，1923 年更名为"美国作业疗法协会"；1902 年，勒杜克发现了最早的低频电疗法——直角脉冲电疗法；1907 年，运动疗法应用在小儿麻痹后遗症瘫痪肢体的训练中；1916 年，美国哈佛大学教授 Robert Lovett 和他的助手提出了徒手肌力检查法，至 1946 年基本确定了徒手肌力检查法（MMT），并沿用至今；1924 年，美国 Lowman 研制了用于训练肢体麻痹患儿的水池，1928 年 Carl Hubbard 制作了让患者全身进入水中治疗的水槽，被后人称为"Hubbard 浴槽"；1929 年，超短波开始用于医疗；1947 年，微波开始用于医疗。

三、成熟期

20 世纪 40 年代，英国的 Bobath 夫妇创立了 Bobath 技术；1946 年，美国医师 Herman Kabat 创立了神经肌肉本体促进技术（PNF 技术），提出通过手法训练可引起运动单位最大限度的兴奋，从而改善运动功能；1951 年，瑞典物理操作者 Brunnstrom 提出了偏瘫患者恢复 6 阶段理论并创立了 Brunnstrom 技术；1940 ~ 1954 年，美国学者 Rood 提出了感觉输入对运动反应的重要作用，创立了 Rood 技术；1954 年以后，德国学者 Vojta 提出了对小儿中枢神经性运动功能障碍施行反射性运动模式训练，创立了 Vojta 技术。从 20 世纪 40 年代开始至 60 年代，以神经生理学及神经发育学为特色的运动疗法取得了极大的发展，形成了神经发育学疗法体系，并延续至今。在物理因子治疗方面，20 世纪 40 年代产生了电睡眠疗法；50 年代产生了间动电疗法、中频正弦电疗法、干扰电疗法；60 年代产生了超刺激疗法、调制中频正弦电疗法；70 年代产生了经皮神经电刺激疗法。自 20 世纪 50 年代以来，磁疗法、超声波疗法、激光疗法、生物反馈疗法、光化学疗法等从治疗技术到临床应用都取得了飞速的发展。1956 年，脉冲式超短波研究成功并产生了分米波疗法；20 世纪 60 年代产生了毫米波疗法。1954 年，"世界作业疗法师联合会"正式成立。此后，作业疗法在欧、美、澳大利亚等地广泛推行，逐步扩展到神经内科、骨科、老年病科、儿科等；并于 20 世纪 70 年代开始在亚洲地区发展。

四、发展期

1980 年，澳大利亚物理操作者 Carr 和 Shepherd 创立了运动再学习疗法，强调对偏瘫患者的肢体加强训练使之重新恢复运动功能。到 20 世纪 90 年代，随着功能影像学及计算机等技术的发展，以脑功能重组为理论基础的康复理念的提出，为强制性运动疗法、运动再学习等技术的应用提供了理论基础，并促进了减重支持训练系统、康复机器人等康复设备的临床应用，使现代康复医学理念及康复治疗技术发生了质的飞跃。

第二章 运动疗法

第一节 运动疗法概述

一、运动疗法的基本概念

康复医学是功能医学，运动疗法是康复医学重要的治疗技术之一。它依据生物力学、人体运动学、神经生理和神经发育学等基本原理，积极、主动地针对各种原因所致的运动功能障碍对患者进行治疗与训练。

运动疗法是根据疾病特点和患者的功能状况，结合治疗器械的力量、操作者的手法操作和（或）患者的自身参与，通过主动运动和（或）被动运动的方式，改善人体局部或整体的功能，以提高身体素质，满足日常生活需求的一类治疗方法。

运动疗法是现代康复治疗的核心治疗手段，属于物理疗法的两大组成部分之一。因运动疗法是患者在操作者的指导和监督下、通过身体的运动积极参与完成治疗，所以是一种主动性的康复治疗技术，这也是运动疗法与传统的物理疗法最显著的区别。

二、运动疗法的治疗作用

运动疗法通过神经反射、神经体液因素及生物力学作用等途径，对人体的全身及局部产生影响及作用。其作用具体体现在：

1. 牵张短缩的肌肉、肌腱、关节囊及其他软组织，维持与改善关节活动度。
2. 发展、增强或保持肌力和肌肉耐力。
3. 通过抑制肌肉的异常张力，缓解肌肉紧张程度。
4. 通过运动功能的再学习训练，改善神经肌肉功能。
5. 纠正躯体畸形和功能障碍，改善异常的运动模式。
6. 改善平衡和协调性，提高日常生活活动能力，提高身心、生活质量和社会功能。
7. 通过运动的刺激，增强患者的体力，增强心肺等器官的功能，改善全身功能状态。
8. 预防或治疗各种临床并发症，如压疮、肌肉痉挛、关节挛缩、骨质疏松等。

三、运动疗法的临床应用

(一)应用原则

1. 因人而异 按照患者功能障碍的特点、疾病情况、康复需求等制订康复治疗目标和方案,并且根据治疗进度和功能恢复情况及时进行调整。

2. 循序渐进 康复训练的效应符合量变到质变的过程,神经-肌肉功能重建也是系统再学习的过程。因此,在训练中应做到:运动强度由小到大,运动时间由短到长,动作复杂性由易到难,休息次数由多到少,休息时间由长到短,训练重复次数由少到多,动作组合由简到繁。

3. 持之以恒 康复训练是技能学习的过程,需要持续一定的时间才能获得显著效应,停止训练后训练效应将逐步消退。因此,运动训练需要长期持续,甚至维持终生。

4. 主动参与 运动功能不可能通过被动治疗获得最大限度的恢复,只有患者主动参与才能获得最佳的康复治疗效果。因此,运动疗法强调患者主动参与的重要性。

5. 全面锻炼 康复治疗应该综合审视,全面锻炼,使患者心理、职业、教育、娱乐等多方面得到恢复,为患者重返社会奠定良好的基础。

6. 注意安全 康复治疗人员应在确保患者安全的前提下开展治疗,操作中密切观察患者的反应,运用正确的方法指导和帮助患者完成训练,所进行的各项操作及训练必须做到操作准确、强度适当,避免因方法选择或运动量不当造成损失或加重病情。

(二)适应证

运动疗法的适应证很广,对下列疾病可获得比较满意的效果:

1. 神经系统疾病,如脑卒中、颅脑外伤、脑肿瘤术后、小儿脑瘫、脊髓损伤、周围神经疾患、帕金森病、急性感染性多发性神经根炎、脊髓灰质炎、多发性硬化。

2. 骨科疾病,如骨折和脱位、截肢与假肢、关节炎、肩周炎、颈椎病、腰椎间盘突出症及全髋、膝关节人工置换。

3. 内脏器官疾病,如急性心肌梗死、慢性阻塞性肺疾病、糖尿病、高血压病及胸腔疾病术后。

4. 肌肉系统疾病,主要指肌营养不良。

5. 运动损伤,如体育外伤后功能障碍及其他障碍。

6. 烧伤。

(三)禁忌证

运动疗法没有绝对的禁忌证,即使是疾病的急性期或危重患者仍然可以实施,关键在于选择适当的运动项目及适宜的运动治疗强度。其相对禁忌包括：

1. 处于疾病的急性期或亚急性期，病情不稳定者。
2. 休克、神志不清或有明显精神症状，查体不合作者。
3. 全身情况不佳，或脏器功能失代偿期者。
4. 未做妥善处理的运动器官损伤者。
5. 运动治疗过程中，有可能发生严重并发症者。
6. 患有静脉血栓，运动中有脱落风险者。
7. 有明确的急性炎症存在者。
8. 剧烈疼痛，运动后加重者。
9. 有大出血倾向者。
10. 有明显转移倾向的癌症患者。

四、运动疗法的常用器械及设备

（一）上肢运动治疗器械

1. 肩关节旋转训练器（图 2-1） 适用于肩关节活动功能康复训练。

2. 肩抬举训练器（图 2-2） 通过将棍棒置于不同高度训练上肢抬举功能，可在棍棒两端悬挂沙袋，以增加抗阻力。

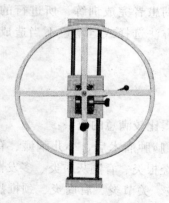
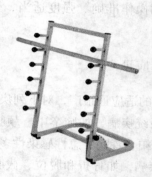

图 2-1 肩关节旋转训练器　　　　图 2-2 肩抬举训练器

3. 肩梯（图 2-3） 适用于肩关节活动功能受损者进行康复训练。

4. 滑轮吊环训练器（图 2-4） 适用于肩关节活动范围的训练、关节牵引及肌力的训练。

5. 肘关节牵引椅（图 2-5） 适用于肘关节屈曲伸展活动障碍者进行持续性肘关节牵引训练，改善肘关节的活动范围。其牵引的重量及方向、座椅高度、固定部位均可调节。

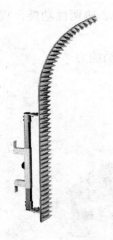
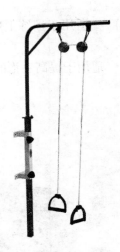
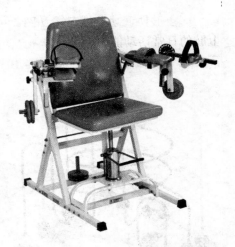

图2-3 肩梯　　　　　　2-4 滑轮吊环训练器　　　　图2-5 肘关节牵引椅

6. 前臂旋转练习器（图2-6）　　适用于改善前臂旋转功能，可做腕关节活动范围训练及肌力训练。

7. 腕关节屈伸练习器（图2-7）　　适用于改善腕部关节活动范围及肌力训练。

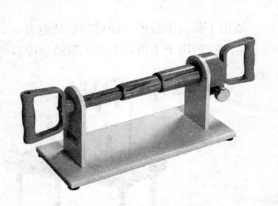
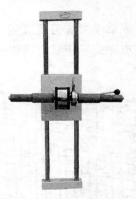

图2-6 前臂旋转练习器　　　　　　图2-7 腕关节屈伸练习器

8. 腕关节旋转器（图2-8）　　适用于腕关节的康复训练，改善腕部关节活动范围及肌力训练。

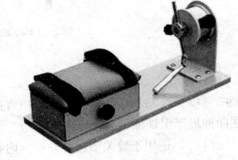

图2-8 腕关节旋转器

9. 上肢协调功能练习器（图 2 – 9）　适用于训练上肢稳定性、协调性功能，提高上肢的日常活动能力。

10. 手指功能训练器（图 2 – 10）　适用于提高手指的作业活动能力。

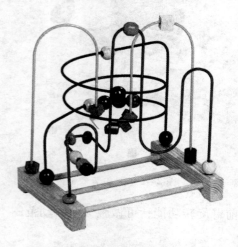

图 2 – 9　上肢协调功能练习器

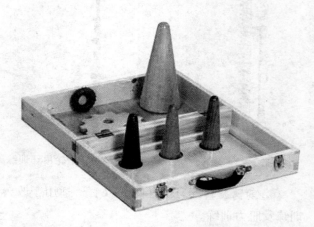

图 2 – 10　手指功能训练器

11. 橡筋手指练习器（图 2 – 11）　适用于提高手指的主动屈伸活动能力。

12. 重锤式手指肌力训练桌（图 2 – 12）　适用于手指肌力和关节活动度训练。

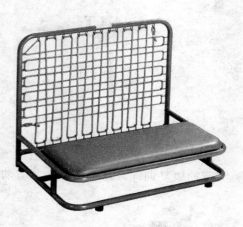

图 2 – 11　橡筋手指练习器

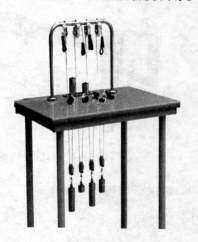

图 2 – 12　重锤式手指肌力训练桌

（二）下肢运动治疗器械

1. 股四头肌训练椅（图 2 – 13）　适用于膝关节运动受限者进行股四头肌抗阻力主动运动，也可进行膝关节屈曲伸展牵引训练。

2. 髋关节训练器（图 2 – 14）　适用于髋关节进行外展、内收肌力训练。

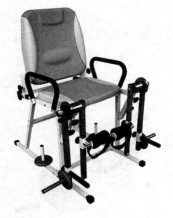

图 2-13 股四头肌训练椅

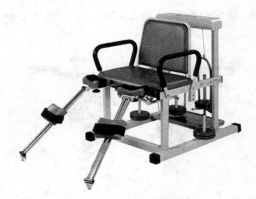

图 2-14 髋关节训练器

3. 髋关节旋转训练器（图 2-15） 通过足的旋转运动，改善髋关节的旋转功能。

4. 踝关节训练器（图 2-16） 适用于踝关节的康复训练。

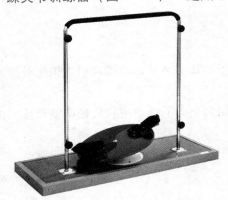

图 2-15 髋关节旋转训练器

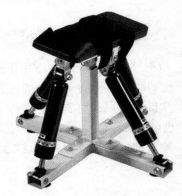

图 2-16 踝关节训练器

5. 踝关节矫正板（图 2-17） 适用于矫正和防止足下垂、足内翻、足外翻等畸形。

6. 液压踏步器（图 2-18） 适用于下肢关节活动度及肌力训练，阻力可调。

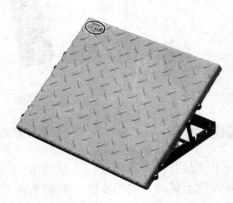

图 2-17 踝关节矫正板

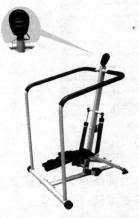

图 2-18 液压踏步器

7. **站立架**（图 2 – 19） 适用于进行站立训练。

8. **功率自行车**（图 2 – 20） 适用于下肢关节活动、肌力及协调功能的训练。

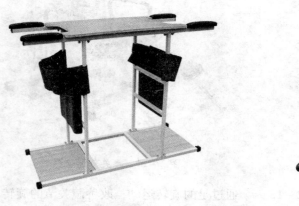 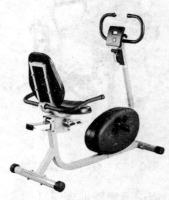

图 2 – 19 站立架   图 2 – 20 功率自行车

（三）全身运动治疗器械

1. **肋木**（图 2 – 21） 适用于进行上、下肢体关节活动范围和肌力训练及坐站立训练、平衡训练、躯干的牵伸展训练。

2. **功能牵引网架**（图 2 – 22） 适用于肌力、关节活动度和放松调整训练，也可进行牵引训练。

3. **胸背部矫正运动器**（图 2 – 23） 适用于防止和矫正脊柱弯曲、驼背。

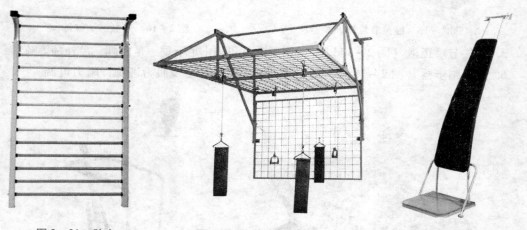

图 2 – 21 肋木   图 2 – 22 功能牵引网架   图 2 – 23 胸背部矫正运动器

4. **肌力训练弹力带**（图 2 – 24） 适用于全身各主要肌肉进行力量训练。

5. **手支撑器**（图 2 – 25） 适用于截瘫者垫上移动，双手支撑后有利于臂部抬起做垫上移动。

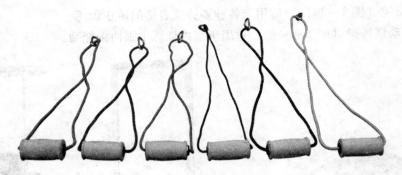

图 2 – 24　肌力训练弹力带

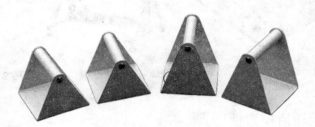

图 2 – 25　手支撑器

6. 平衡板（图 2 – 26）　适用于平衡及协调功能的训练。

7. 楔形垫（图 2 – 27）　适用于卧位功能、综合基本功能、关节活动度、肌肉松弛的训练。

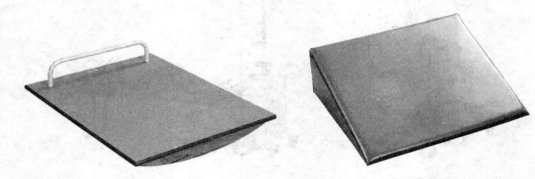

图 2 – 26　平衡板　　　　　　　　　　　图 2 – 27　楔形垫

8. 组合皮软垫（图 2 – 28）　适用于各种垫上运动，包括关节活动度、坐位平衡、卧位体操及卧位肌力训练。

9. 矫正镜（图 2 - 29）　适用于各种姿势或表情的矫正训练。

10. 运动训练架（图 2 - 30）　适用于室内训练手眼协调能力。

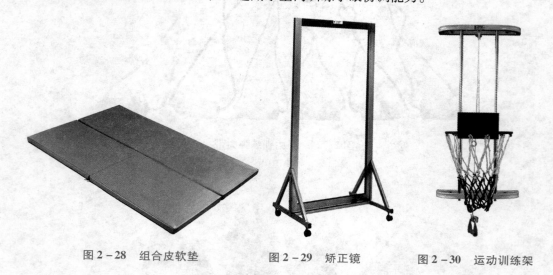

图 2 - 28　组合皮软垫　　　　图 2 - 29　矫正镜　　　图 2 - 30　运动训练架

（四）其他运动治疗器械

1. 颈椎牵引治疗仪（图 2 - 31）　适用于颈椎牵引治疗。

2. 腰椎牵引装置（图 2 - 32）　适用于腰椎牵引治疗。

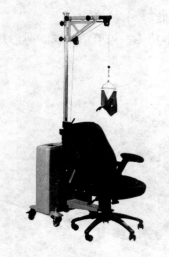
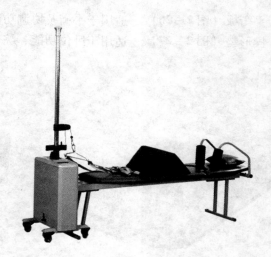

图 2 - 31　颈椎牵引治疗仪　　　　　图 2 - 32　腰椎牵引装置

3. 减重步态训练器（图 2 - 33）　适用于由手动操作方式，通过承重吊带在适度减轻下肢承重的状态下进行步态功能训练。

4. 辅助步行训练器（图 2 - 34）　增加上肢支撑的面积，提高辅助步行的效果，是神经、骨关节系统疾病功能损坏者室内外的辅助代步用具。

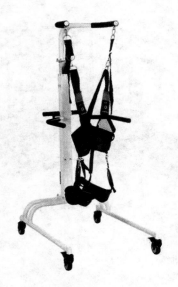

图 2-33 减重步态训练器

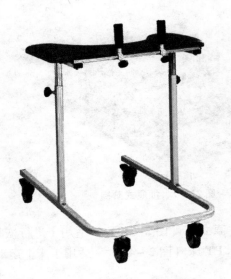

图 2-34 辅助步行训练器

5. 轮椅（图 2-35） 适用于替代步行。

6. 拐杖（图 2-36） 辅助人体支撑体重、保持平衡、进行行走的工具，高度可调节。

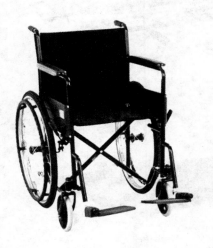

图 2-35 轮椅

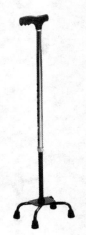

图 2-36 拐杖

7. 抽屉式阶梯（图 2-37） 除可作为不同高度坐具外，也可当简易的训练阶梯用。

8. 训练用阶梯（图 2-38） 适用于上、下楼梯功能的训练。

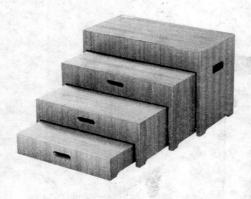

图 2 – 37　抽屉式阶梯

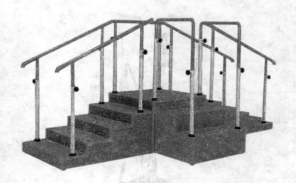

图 2 – 38　训练用阶梯

9. 直立床（图 2 – 39）　适用于进行恢复性站立训练。

10. PT 床（图 2 – 40）　适用于床上运动功能训练。

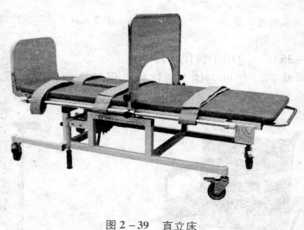

图 2 – 39　直立床

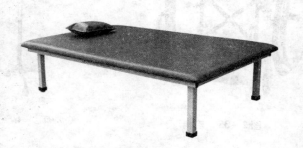

图 2 – 40　PT 床

11. 活动平板（图 2 – 41）　借助下肢力量带动平板进行步态训练，适合于各类使用者的耐力训练、步态训练、下肢关节活动范围练习，也用于正常人室内健身运动。

12. 平衡杠（图 2 – 42）　借助上肢帮助进行步态训练，配合矫正板可矫正行走中的足外翻、髋外展，增加行走的稳定性。扶手杆的高度和宽度可根据需要进行调节。

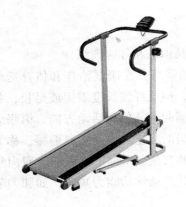

图 2 - 41　活动平板

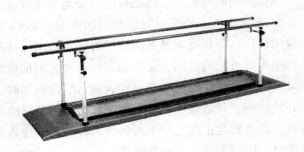

图 2 - 42　平衡杠

第二节　运动疗法的分类

康复医学所要解决的最常见的问题是运动功能障碍。运动疗法按照科学的、有针对性的、循序渐进的原则，通过运动的方式，治疗患者的功能障碍，提高个人的活动能力，增强社会参与的适应性，改善患者的生活质量。

运动疗法的内容丰富，常见的分类方法包括以下几种：

一、根据动力来源分类

根据动力来源，运动疗法可分为被动运动训练、助力运动训练、主动运动训练、抗阻运动训练、牵伸运动训练。

1. 被动运动训练　是全靠外力帮助来完成的运动训练。运动时，患者完全不用力，肌肉不做主动收缩，肢体处于放松状态。

2. 助力运动训练　是患者尚无足够力量完成主动运动训练时，由操作者、患者本人的健侧肢体或利用器械提供力量来辅助完成的运动训练。助力运动是借助操作者、患者健肢、器械装置（如滑轮、回旋器）、气垫气球、水浴等方法的辅助或在消除重力的影响下，引导和帮助患者主动完成的运动。

3. 主动运动训练　是患者在没有辅助外力（器械或操作者）帮助下，通过主动肌肉收缩完成的运动训练。运动时，无外力的参与，患者主动用力，克服自身重力。主动运动训练可以增强肌力，改善局部和全身机能。

4. 抗阻运动训练　是在对抗外力（器械或操作者）的情况下所进行的主动运动训练，又称负重运动训练。运动时，无外力的参与，患者主动用力，克服外界阻力。

5. 牵伸运动训练　是用被动或主动的方法，对身体的局部进行强力牵拉活动的训练。主动牵伸时，牵引力由拮抗肌群的收缩来提供；被动牵伸时，牵引力由操作者或器械提供。

二、根据肌肉收缩形式分类

根据肌肉收缩形式，运动疗法可分为等张训练、等长训练和等速训练。

1. 等张训练　等张训练是利用肌肉等张运动进行的训练，在康复治疗和体育运动中应用最广。等张运动是肌肉收缩时张力基本保持不变，但肌纤维长度缩短或延长，关节产生肉眼可见的运动，又称动力性运动。根据肌肉收缩起止部位和活动方向，等张运动又可分为向心性收缩和离心性收缩。肌肉收缩时，肌肉的起止点之间距离缩短，称为向心性收缩。其运动学功能为加速，如肘关节屈曲时，肱二头肌呈向心性收缩。肌肉收缩时，肌肉的起止点之间距离延长，称为离心性收缩。其运动学功能为减速，如膝关节伸展时，股四头肌呈离心性收缩。

2. 等长训练　等长训练时，肌肉收缩时张力明显增加，但关节不产生肉眼可见的运动，又称为静力性肌肉收缩训练，常用于骨科疾患。等长训练能有效增长肌肉力量，特别用于被固定的肢体和软弱的肌肉及神经损伤后的早期，如骨折肢体被固定后或手术后的患侧肢体肌肉收缩、腰背疼痛患者的肌肉力量训练。

3. 等速训练　等速训练利用专门器械（如等速练习器），训练时肌肉始终以最大力量做全幅度的收缩运动，是有效的发展肌力的一种练习。其运动速度基本维持不变，使肌肉在整个运动过程中持续保持高度张力，从而获得更好的锻炼效果。等速训练的最大特点是运动中速度固定、阻力变化，整个运动过程中产生的阻力与所作用的肌群力量成正比，肌肉在运动过程中的任何一点都能产生最大的力量。

三、根据作用部位分类

根据作用部位，运动疗法可分为局部运动训练和整体运动训练。

1. 局部运动训练　是针对局部运动障碍，以改善局部功能为主所进行的训练方法，如关节活动训练、局部肌肉力量训练、局部按摩、手法治疗等。

2. 整体运动训练　是以恢复全身体力、提高身体素质为主的训练，如有氧运动、医疗体操、健身训练等。

四、根据能量消耗分类

根据能量消耗，运动疗法可分为放松性运动训练、力量性运动训练和耐力性运动训练。

1. 放松性运动训练　以放松肌肉为主要目的的训练，如步行、医疗体操、打太极拳等。适用于心血管和呼吸系统疾病患者、老年人及体弱者。

2. 力量性运动训练　以增强肌力为主要目的的训练，如持器械医疗体操、抗阻训练等。适用于骨骼肌和周围神经损伤所致的肌肉力量减弱者。

3. 耐力性运动训练　以改善心肺功能为主要目的训练，如步行、游泳、骑自行车等。适用于心血管和呼吸系统疾病患者及需要增强耐力者。

五、根据治疗是否使用器械分类

1. 徒手运动训练 包括关节活动训练、手法治疗、有氧运动、徒手医疗体操等。

2. 器械运动训练 包括肢体悬吊牵引、肌力及肌耐力训练、器械医疗体操等。

六、根据神经生理发育原理分类

1. 神经生理学疗法 神经生理学疗法是20世纪40年代开始出现的治疗脑损伤后肢体运动功能障碍的方法。神经生理学疗法又称神经发育学疗法或易化技术，是以神经解剖学、神经生理学、神经发育学为理论基础，顺应运动发育规律，通过采用各种康复治疗手段和方法刺激感觉、运动神经，调整神经通路的兴奋性，抑制异常运动，促进功能恢复，使患者逐步学会如何以正常的运动方式去完成日常生活活动的一类治疗手法。神经生理学疗法主要用于中枢神经系统损伤，目前常用的治疗技术有 Bobath 技术、Brunnstrom 技术、PNF 技术和 Rood 技术等。

2. 运动再学习疗法 运动再学习疗法是20世纪80年代初由澳大利亚学者 Janet H. Carr 等提出的一种运动疗法。运动再学习疗法是把中枢神经系统损伤后运动功能的恢复训练视为一种再学习或再训练的过程。它以生物力学、运动科学、神经科学和认知心理学等为理论基础，以作业与功能为导向，在强调患者主观参与和认知重要性的前提下，按照运动学习的信息加工理论和现代运动学习的方法，通过对患者运动功能的分析，发现其异常表现或丧失成分，针对性地设计并指导患者进行训练，从而恢复其功能的一套完整的方法。

第三节 运动处方

一、运动处方的基本概念

1969年，世界卫生组织（WHO）开始使用运动处方术语，从而在国际上得到认可。

运动处方是康复医师根据患者的医学检查资料，按照其健康、体力及心血管功能状况，以书面处方的形式规定运动种类、运动强度、运动时间及运动频率，提出运动注意事项，有目的、有计划、科学地向康复治疗人员下达的详细治疗指令的医疗文件。

二、运动处方的主要特点

1. 目的性强 运动处方有明确的远期目标和近期目标，运动处方的制订和实施都是围绕运动处方的目的进行的。

2. 计划性强 运动处方中，运动的安排有较强的计划性，在实施运动处方的过程中较容易坚持。

3. 科学性强 运动处方的制订和实施过程是严格按照康复医学、临床医学、运动学等学科要求进行的，有较强的科学性。按运动处方进行锻炼，能在较短的时间内取得较明显的康复效果。

4. 针对性强 运动处方是根据每一个参加锻炼者的具体情况制订和实施的，有很强的针对性，康复效果较好。

三、运动处方的基本要素

运动处方中应包括运动强度、运动时间、运动频率、运动类型等基本要素。

（一）运动强度

运动强度是指单位时间内的运动量，即运动强度=运动量/运动时间。运动强度是运动处方的核心，也是设计运动处方中最困难的部分，需要有适当的监测来确定运动强度是否适宜。运动强度可根据最大吸氧量的百分数、代谢当量、心率、自感用力度等来确定。

1. 最大吸氧量的百分数 在运动处方中，常用最大吸氧量的百分数来表示运动强度，大于80% VO_2max 的运动是有一定的危险的。

2. 代谢当量（METs） 是用耗氧量来计算人体活动时对能量需求的单位，是运动时代谢率与安静时代谢率的倍数，也是以安静且坐位时的能量消耗为基础，表达各种活动时相对能量代谢水平的常用指标。通常用来评估心肺功能。

1MET是指每千克体重在1分钟内活动摄取3.5mL的氧气，即1MET=3.5mL/（kg·min）。其运动强度称为METs。1MET的活动强度相当于健康成人坐位安静代谢的水平。任何人从事任何强度的活动时，都可测出其吸氧量，从而计算出METs数，用于表示其运动强度。在制订运动处方时，如已测出某人的适宜运动强度，即可找出相应的活动项目，写入运动处方。

3. 心率 在运动处方实践中，达到最大运动强度时的心率称为最大心率，达到最大心率的65%～85%时的心率称为靶心率。靶心率是指能获得最佳效果并能确保安全的运动心率，又称为运动中的适宜心率。

为精确地确定患者的适宜心率，往往需要做运动负荷试验测定运动中可以达到的最大心率，或者做症状限制性运动试验以确定最大心率。用靶心率控制运动强度是最简便的方法。具体推算的方法有：

（1）公式推算法 以最大心率的65%～85%作为靶心率，即：靶心率=（220-年龄）×65%（或85%）。年龄在50岁以上、有慢性病史者：靶心率=170-年龄；经常参加体育锻炼者：靶心率=180-年龄。

例如，年龄为40岁的健康人，其最大运动心率为：220-40=180次/分。适宜运动心率：下限为180×65%=117，上限为180×85%=153，即锻炼时心率在117～153次/分之间，表明运动强度适宜。

（2）耗氧量推算法 人体运动时的耗氧量、运动强度及心率有着密切的关系，可用耗氧量推算靶心率，以控制运动强度；也可在实践中按年龄预计的适宜心率，结合锻炼者的实践情况来规定适宜的运动强度。

大强度运动耗氧量相当于最大吸氧量的70%～80%（即70%～80% $VO_2 max$），运动时的心率为125～165次/分；中等强度运动耗氧量相当于最大吸氧量的50%～60%（即50%～60% $VO_2 max$），运动时的心率为110～135次/分；小强度运动耗氧量相当于最大吸氧量的40%以下（即＜40% $VO_2 max$），运动时的心率为100～110次/分。

4. 自感用力度 是Borg根据运动者自我感觉疲劳程度来衡量相对运动强度的指标，是持续强度运动中体力水平可靠的指标，可用来评定运动强度；在修订运动处方时，可用来调节运动强度。自感用力度分级运动反应与心肺代谢的指标密切相关，如吸氧量、心率、通气量、血乳酸等。

（二）运动时间

运动时间是指每次持续运动的时间。一般持续15～60分钟，临床康复治疗通常采用持续20～40分钟。其中，达到适宜心率的时间须在15分钟以上。在计算间歇性运动的持续时间时，应扣除间歇时间。间歇运动的运动密度应视体力而定，体力差者运动密度应低，体力好者运动密度可较高。

运动量由运动强度和运动时间来决定（运动量 = 运动强度 × 运动时间）。在总运动量确定时，运动强度较小则运动时间较长。年轻及体力较好者可由较高的运动强度开始锻炼，老年及体力较弱者由较低的运动强度开始锻炼。运动量由小到大，增加运动量时，先延长运动时间，再提高运动强度。

（三）运动频率

运动频率常用每周的锻炼次数来表示。运动频率取决于运动强度和每次运动持续的时间。一般认为，每周锻炼3～5次，即隔1天锻炼1次，这种锻炼的效率最高。最低的运动频率为每周锻炼2次。

（四）运动类型

常见的运动类型有耐力性运动、力量性运动、伸展运动及健身操。

1. 耐力性运动 耐力性运动又称有氧运动，是运动处方最主要和最基本的运动手段，也是保持全面身心健康、理想体重的有效运动方式。主要用于心血管、呼吸、内分泌等系统的慢性疾病的康复和预防，以改善和提高心血管、呼吸、内分泌等系统的功能。有氧运动的项目有步行、慢跑、走跑交替、上下楼梯、游泳、自行车、功率自行车、步行车、跑台、跳绳、划船、滑水、滑雪、球类运动等。

2. 力量性运动 力量性运动以恢复肌肉力量和肢体活动功能为训练目的，主要用于运动系统、神经系统等肌肉、神经麻痹或关节功能障碍的患者。通过有选择地增强肌肉力量，调整肌力平衡，从而改善躯干和肢体的形态和功能。根据其特点可分为：电刺激疗法、被动运动、助力运动、主动运动、抗阻运动等。

3. 伸展运动及健身操 伸展运动及健身操较广泛地应用在治疗、预防和健身、健美各类运动处方中，主要的作用有放松精神，消除疲劳，改善体型，防治高血压、神经衰弱等疾病。主要项目有太极拳、保健气功、五禽戏、医疗体操等。

四、运动处方的内容

（一）主观资料

1. **一般资料**　姓名、性别、年龄、民族、语种类型等。
2. **社会资料**　文化、信仰、社会关系、社会活动、医保情况等。
3. **职业或娱乐**　过去和当前的学习、职业、工作情况等。
4. **生长发育**　发育史、利手、利足等。
5. **生活环境**　既往生活环境、社区环境、出院后的生活环境等。
6. **当前状况**　寻求治疗的原因和目的、目前采用的治疗措施等。
7. **功能状态和活动能力**　当前和过去生活自理和家务劳动状态。
8. **药物使用情况**　当前用药及其他用药情况。
9. **其他实验和评定**　实验室和器械检查、营养和体液平衡情况。
10. **既往治疗史**　与当前情况有关的既往治疗措施和用药情况。
11. **既往病史、手术史**　心、肺、内分泌、胃肠道、骨骼、神经等相关病史。
12. **家族史**　发病相关的家族因素。
13. **健康状况**　对健康的认识、身体功能、心理状态、社会角色、社会功能。
14. **行为习惯**　行为健康危险因素、身体健康水平等。
15. **系统回顾**　解剖和生理、语言和交流、情感和认知、学习形式等。

（二）客观资料

1. **人体测量**　身高、体重、腰围等。
2. **有氧运动能力**　自主神经反应、运动试验、生命体征监测等。
3. **醒觉、注意力和认知评定**　影响能动性的因素、意识水平、记忆力、定向力等。
4. **辅助工具使用情况**　如辅助和适应性、保护和支持性、矫形工具和装置。
5. **社区和工作情况评定**　适应性技术分析等。
6. **颅神经检查**　呕吐反射、吞咽功能、听力、味觉、嗅觉、平衡、视觉等。
7. **家庭及工作环境调查**　分析家庭和工作环境的空间。
8. **人体工程学及力学**　观察灵活和协调能力、运动或活动完成情况。
9. **步态、运动和平衡**　采用肌电图、计算机辅助成像等方法观察分析运动状况。
10. **关节运动**　周围软组织肿胀、受限情况，运动规律及质量，活动充分程度等。
11. **运动功能**　头、躯干、肢体运动情况，身体姿势等。
12. **肌肉功能**　肌力、肌耐力、肌张力评定，电生理检查等。
13. **神经肌肉发育和感觉整合评定**　步态、姿势、不自主运动、反射性运动模式、感觉整合性分析等。
14. **疼痛**　分析具体运动和刺激试验的疼痛行为及反应等。
15. **姿势**　各种体位的静态姿势、计算机辅助图像、姿势图示、照片分析等。

16. **肢体活动度** 量角器、软尺或计算机测量活动度，肌肉、关节、软组织功能状态。

17. **反射的完整性** 不同发育阶段的反射评估、生理反射及病理反射评估等。

18. **生活自理能力和家务活动评分** 生理反应评估、问卷调查、ADL记录分析等。

19. **感觉功能** 复合感觉、深感觉、接受性感觉、浅感觉等。

20. **通气、呼吸和循环功能** 胸壁运动情况，安静和活动前后的生命体征等。

（三）评量

1. **判断治疗结果** 通过康复治疗评价患者治疗结束时或出院后在家庭及社会环境中所达到的最大功能独立程度。

2. **指导康复方案** 根据运动、感觉及认知程度，判断患者是否能够独立、辅助或监护下完成各种活动，以决定治疗方针和治疗方案。预后判断过程中，操作者制订详细的治疗计划，明确治疗目标、治疗方案、具体训练措施及出院标准。

（四）治疗方案

1. **远期方案** 为实现出院目的而制订的各个治疗阶段的治疗目标。

2. **近期方案** 一般以1周为时间段，要求明确本周治疗目标的重点、主要治疗措施和具体实施性计划。目标实现后，要根据症状缓解和功能改善的情况调整治疗措施。

3. **治疗实施** 根据治疗方案实施治疗，包括协调团队关系、细化治疗措施、实施具体治疗、做好相关记录等。

4. **再评估及方案调整** 根据预期目标进行中期评估，修正或制订新的治疗方案。每个阶段治疗方案结束后均需进行再次评估，并根据远期方案修正或制订下一期方案。

5. **结果评估** 结束治疗（出院或门诊）前对患者进行结果评估，提出后续锻炼计划和随访计划。

6. **出院记录** 包括入院原因和功能目标，患者所有治疗经过和主要反应，最终功能恢复情况，出院后存在的危险因素和功能锻炼指导。

第四节　常用的运动疗法

一、关节活动技术

（一）关节的解剖学及运动学基础

1. **关节的结构（图2-43）** 关节由三部分组成，即关节面、关节囊、关节腔。

（1）**关节面** 是参与组成关节的各相关骨的接触面。每一个关节至少包括两个关节面，一般为一凸一凹，凸面称为关节头，凹面称为关节窝。关节面上被覆有关节软骨。关节软骨不仅使粗糙不平的关节面变得光滑，同时在运动时可以减少关节面的摩擦，缓冲震荡和冲击。

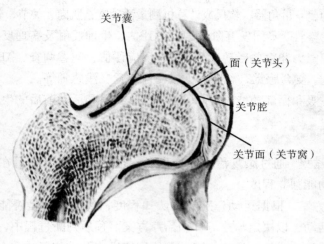

关节囊

面（关节头）

关节腔

关节面（关节窝）

图2-43 关节的结构

（2）关节囊 是附着于关节周围的纤维结缔组织膜，其包围关节，封闭关节腔，分为内、外两层：①外层为纤维层，厚而坚韧，有丰富的血管和神经。纤维层的厚薄通常与关节的功能有关。纤维层的有些部分还可明显增厚形成韧带，以增强关节的稳固，限制其过度运动。②内层为滑膜层，包被着关节内除关节软骨、关节唇和关节盘以外的所有结构。滑膜层表面有时形成许多小突起，称为滑膜绒毛，多见于关节囊附着部的附近。滑膜层富含血管网，能产生滑液。滑液不仅能增加润滑，而且也是关节软骨、半月板等新陈代谢的重要媒介。

（3）关节腔 是关节囊滑膜层和关节面共同围成的密闭腔隙，腔内含有少量滑液，关节腔内呈负压，对维持关节的稳固有一定作用。

关节面、关节囊、关节腔是保持关节正常运动的重要结构，应注意保护。

2. 关节的类型 根据形态结构及活动功能，关节可分为3类，即单轴关节、双轴关节、多轴关节。

（1）单轴关节 单轴关节只能围绕一个轴在一个平面上运动，主要有：①滑车关节：关节头呈滑车状，关节窝正中生有矢状方向的嵴，与关节头的沟相对应。仅能围绕水平额状轴做屈、伸运动，手的指间关节属于此型。屈时两骨互相靠拢，角度变小；伸时两骨离开，角度增大。有的关节头的滑车两端大小不一，关节窝上的嵴呈螺旋线状，称为蜗状（螺旋）关节。其运动轴为斜额状轴，运动方向呈从外下向内上的斜线，屈时偏向内侧，伸时偏向外侧，肘关节属于此类型。②车轴关节：关节头呈圆形面，关节窝常与韧带相连形成环形，形同车轴与轴承。仅能围绕垂直轴做旋转运动。尺桡关节属于此型。骨的前面转向内侧为旋内，骨的前面转向外侧为旋外。上肢手背转向前为旋前，手背转向后恢复标准姿势为旋后。

（2）双轴关节 双轴关节可以围绕两个轴在两个平面上运动，主要有：①椭圆关节：关节头为椭圆球面，关节窝为椭圆形凹面，如腕关节。此类关节可围绕额状轴做屈、伸运动，又可围绕矢状轴做桡偏、尺偏运动，如2~5掌指关节可做屈、伸及内收、外展运动。此外，椭圆关节还可进行两轴交替的环转运动，即运动整体呈圆锥形轨迹。②鞍状关节：

相对两骨的关节面都是马鞍形，二者互为关节头和关节窝，如拇指腕掌关节。

（3）多轴关节 多轴关节可以围绕多个轴在多个平面上运动，主要有：①球窝关节：关节头为球面，关节窝为凹面，可以通过球心设多个轴（直径），因此能做任何方向的运动。一般以三个互相垂直的典型轴来理解它的运动，即围绕额状轴的屈伸运动，围绕矢状轴的内收、外展运动及围绕垂直轴的内旋、外旋运动。一般的球窝关节的关节头大而关节窝浅（如肩关节），其运动幅度较大；如果关节窝深，包绕关节头的1/2以上时，则其运动受限，称为杵臼关节，如髋关节。②平面关节：相对两骨的关节面曲度很小，近乎平面，大小接近，可理解为大的球窝关节的一小部分，故也属多轴关节。但一般它们的关节囊坚固且紧张，只能做小范围的微动，如肩锁关节及腕骨间、跗骨间、椎间关节等。

此外，两个或两个以上结构独立的关节，运动时必须互相配合才能完成，称为联合关节，如两侧的下颌关节和椎间关节等。

3. 关节的运动 人体的关节围绕3个相互垂直的轴心，沿着3个相互垂直的平面运动。3个运动轴为额状轴、矢状轴和垂直轴，3个运动面为冠状面、矢状面及水平面（图2-44）。

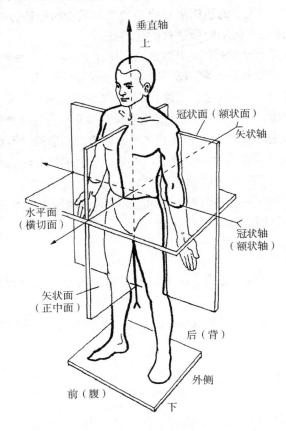

图2-44 人体的运动轴和运动面

关节的主要功能是运动，其形式多种多样。常见的有：

（1）屈伸运动 使关节两端肢体间夹角减小的运动为屈，使关节两端肢体趋向于成一直线的运动为伸，超过直线的部分称过伸。

在肩关节、髋关节及躯干，向前方运动为屈，向后方运动为伸。在腕关节，向掌侧运动为掌屈，向背侧运动为背屈（或背伸）；向内（或靠近中线）为尺偏，向外（或远离中线）为桡偏。在踝关节，向跖侧运动为跖屈，向背侧运动为背屈（或背伸）；足底内侧抬起为内翻，足底外侧抬起为外翻。

（2）内收、外展运动 靠近身体正中线（肩、髋）或肢体正中线（指、趾）的运动为内收，远离身体正中线（肩、髋）或肢体正中线（指、趾）的运动为外展。

（3）旋转运动 肢体前缘向内转动为旋内或旋前，向外转动为旋外或旋后。

（4）环转运动 肢体由前屈位经外展位、后伸位，回至前屈位或经相反方向的连续运动称环转。前者称向后环转，后者称向前环转。

（二）基本概念

1. 关节活动范围（ROM） 又称关节活动度，是指关节运动时所通过的运动弧。关节活动范围包括主动关节活动范围（AROM）和被动关节活动范围（PROM）。主动关节活动范围是指作用于关节的肌肉随意收缩使关节运动时所通过的运动弧；被动关节活动范围是指由外力使关节运动时所通过的运动弧。

各个关节均有其正常的活动范围，其数值也存在着一定差异。每个关节的正常活动范围都会受到年龄、性别、胖瘦和锻炼等情况的影响。一般情况下，年轻、女性、体瘦、经常锻炼者，其关节活动范围较大；而年老、男性、肥胖、不常锻炼者，其关节活动范围较小。

对于两个长骨构成的关节而言，关节活动范围是指关节的远端骨朝向或离开近端骨的运动过程中，远端骨所达到的新位置与开始之间的夹角，即远端骨所移动的度数。关节活动范围测量的是关节远端骨所移动的度数，而不是关节远端骨与近端骨之间的夹角。

2. 关节活动技术 又称关节活动范围训练，是利用各种方法改善和消除因组织粘连或肌肉痉挛等多种因素引起的各种关节功能障碍的运动治疗技术，主要有被动关节活动、主动-辅助关节活动和主动关节活动。

（三）影响因素

1. 生理性因素 拮抗肌的张力、关节韧带张力、软组织接触程度、周围组织弹性、骨组织的限制等。

2. 病理性因素 关节周围软组织疼痛、挛缩、粘连或痉挛，肌力减退，关节病变等。

（四）训练方法

1. 上肢关节活动技术

（1）肩关节

运动形式：肩关节可围绕冠状轴做屈、伸运动，围绕矢状轴做内收、外展运动，围绕垂直轴做内旋、外旋运动，还可做水平屈伸运动和环转运动。

运动范围：前屈0°~180°，后伸0°~50°，外展0°~180°，内旋、外旋均为0°~90°。

［被动关节活动技术］

①肩关节前屈：患者取仰卧位。操作者立于患侧，双手交叉，一手抓握患侧腕关

节，另一手托持肘关节，然后使患侧上肢围绕冠状轴在矢状面上缓慢地向头端进行运动（图 2 - 45）。

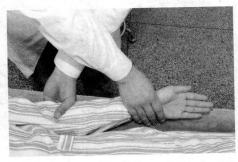

（1）起始

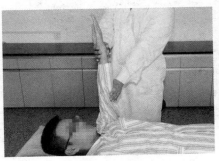

（2）中点

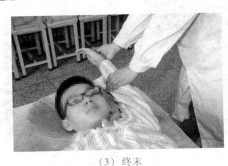

（3）终末

图 2 - 45　肩关节前屈

②肩关节后伸：患者取健侧卧位，患肢在上，肘关节屈曲。操作者立于患者身后，一手放于肩部，四指在前、拇指在后控制肩部，另一手握持腕关节，并以前臂掌侧面托持肘关节，然后使患侧上肢围绕冠状轴在矢状面上缓慢地向背侧面（后方）进行运动（图 2 - 46）。

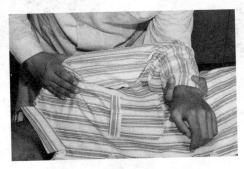

图 2 - 46　肩关节后伸

③肩关节外展：患者取仰卧位。操作者立于患侧，一手抓握患侧腕关节，另一手托持肘关节，然后使患侧上肢围绕矢状轴在冠状面上缓慢地向头端进行运动。当患者上肢移动至外展 90°时，注意将上肢外旋后再缓慢移动至患侧耳部（图 2 - 47）。

④肩关节水平内收和外展：患者取仰卧位，患侧肩关节先做前屈 90°。操作者立于患侧，一手握持肘关节，另一手握持腕关节，然后使患侧上肢缓慢地向内进行运动（水

平内收）或向外进行运动（水平外展）（图2－48）。

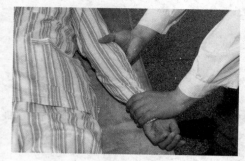

（1）起始

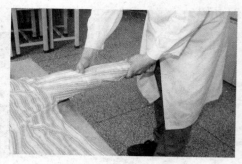

（2）中点

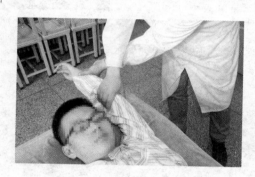

（3）终末

图2－47 肩关节外展

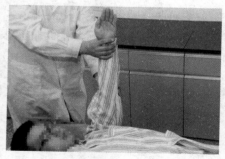

（1）起始

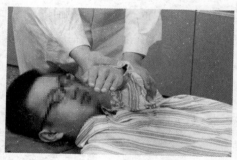

（2）水平内收

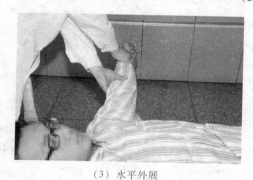

（3）水平外展

图2－48 肩关节水平内收和外展

⑤肩关节内旋和外旋：患者取仰卧位，肩关节外展90°，肘关节屈曲90°。操作者立于患侧，一手托持肘关节，另一手握持腕关节，然后使患侧前臂围绕肱骨长轴在矢状面上缓慢地向足端进行运动（内旋）或向头端进行运动（外旋）（图2－49）。

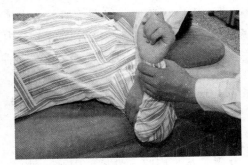

（1）起始

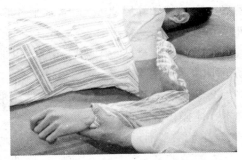

（2）内旋

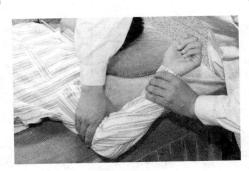

（3）外旋

图2－49　肩关节内旋和外旋

⑥肩胛骨被动活动：患者取健侧卧位，患肢在上，肘关节屈曲，前臂置于上腹部。操作者面对患者站立，一手放于肩部，四指在肩后、拇指在肩前控制肩部，另一手从患侧上臂下方穿过，拇指与四指分开，虎口置于肩胛下角，以食指桡侧、拇指尺侧固定肩胛下角内、外侧缘，双手同时用力向多个方向活动肩胛骨，使肩胛骨做上提、下降、前伸（向外）、后缩（向内）运动（图2－50）。

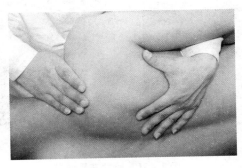

图2－50　肩胛骨被动活动

［主动－辅助关节活动技术］

①自我辅助关节活动技术：患者健侧上肢带动患侧上肢做上举过头的动作，屈曲至最大限度再还原，以训练肩关节前屈的活动幅度，改善关节活动范围；患者健侧上肢带动患侧肩关节做外展90°，再做水平外展和内收至最大限度再还原，以训练肩关节水平外展和内收的活动幅度，改善关节活动范围；患者健侧上肢带动患侧前臂做肩关节内旋、外旋活动，至最大限度后还原，以训练肩关节内旋、外旋的活动幅度，改善关节活动范围。

②器械辅助关节活动技术：可选用滑轮吊环训练器、肩关节旋转器、肩轮、肩梯、肋木、体操棒等进行训练。

［主动关节活动技术］

肩关节的基本运动有：前屈－后伸、内收－外展、水平内收－外展、内旋－外旋、环转。

患者取立位，双上肢依次完成：前平举－侧平举－上举－前上斜举－前下斜举－后伸动作，做20次左右。

要求动作平稳，每个关节必须进行全方位最大范围的活动，每日多次重复练习。

（2）肘关节

运动形式：肘关节可围绕冠状轴做屈、伸运动，前臂可围绕垂直轴做旋前、旋后运动。

运动范围：肘关节屈曲0°～150°，伸展0°～10°；当处于中间位时，前臂旋前、旋后均为0°～90°。

［被动关节活动技术］

①肘关节屈伸：患者取仰卧位或坐位，操作者一手握持患者腕关节上方（尺桡骨远端），另一手托持肘关节后方（拇指与食指固定肱骨远端），慢慢地做肘关节屈曲、伸展运动（图2－51）。

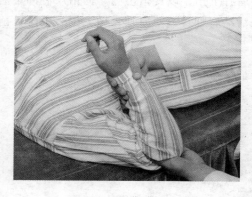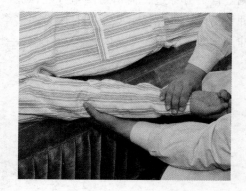

（1）屈曲 　　　　　　　　　　　　　　　（2）伸展

图2－51　肘关节屈伸

②前臂旋转：患者取仰卧位，患侧肩关节外展位，肘关节屈曲90°，前臂中立位。操作者一手托持患者肘关节后方，另一手握持前臂远端（尺桡骨远端），慢慢地沿前臂

骨干轴线做旋前、旋后运动。掌心向前为旋前，掌心向后为旋后（图2-52）。

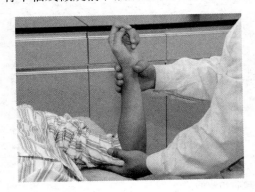 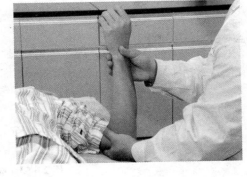

（1）旋前　　　　　　　　　　　　　　　　（2）旋后

图2-52　前臂旋转

［主动-辅助关节活动技术］

①自我辅助关节活动技术：患者用健侧手握住患侧前臂远端，帮助患侧肘关节屈曲至手靠近肩关节处，然后还原至伸展位，以训练肘关节屈伸的活动幅度，改善关节活动范围；患者用健侧手握住患侧前臂远端，沿前臂骨干轴线做桡骨绕尺骨或尺骨绕桡骨的旋转运动，以训练前臂旋前、旋后的活动幅度，改善关节活动范围。

②器械辅助关节活动技术：可选用肘关节屈伸牵引椅、前臂旋转练习器等。

［主动关节活动技术］

肘关节的基本运动有：屈曲-伸展、前臂的旋前-旋后。

患者取立位，双上肢自然下垂，弯曲手臂用手触肩部后再伸直，即完成屈臂-屈肘-稍停-伸肘-放下动作，做10~20次。

患者取坐位，双上肢靠近身体两侧，肘关节屈曲90°，前臂置于桌上，完成掌心向上-向下交替翻转动作，做10~20次。

要求动作平稳，每个关节必须进行全方位最大范围的活动，每日多次重复练习。

（3）腕关节

运动形式：腕关节可围绕冠状轴做屈、伸运动，围绕矢状轴做尺偏、桡偏运动，还可做环转运动。

运动范围：腕关节掌屈0°~90°，背伸0°~70°，尺偏0°~55°，桡偏0°~25°。

［被动关节活动技术］

①腕关节掌屈和背伸：患者取仰卧位或坐位，肘关节屈曲。操作者一手握持患者腕关节上方（前臂远端），另一手握住腕关节下方（手掌掌骨处），分别做腕关节的掌屈、背伸运动（图2-53）。

②腕关节尺偏和桡偏：患者取仰卧位或坐位，肘关节屈曲。操作者一手握持患者腕关节上方（前臂远端），另一手握住腕关节下方（手掌掌骨处），分别做腕关节的尺偏、桡偏运动（图2-54）。

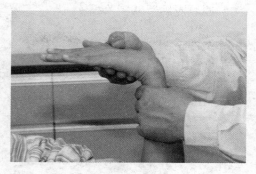
（1）掌屈

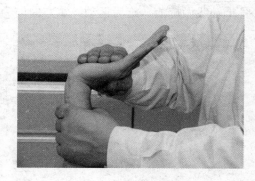
（2）背伸

图 2-53　腕关节掌屈和背伸

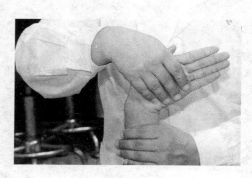
（1）尺偏

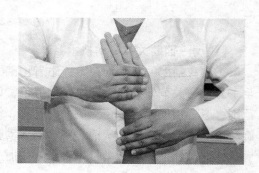
（2）桡偏

图 2-54　腕关节尺偏和桡偏

［主动-辅助关节活动技术］

①自我辅助关节活动技术：患者用健侧手握住患侧手背，帮助患侧手做运动练习，以训练腕关节掌屈、背伸、尺偏、桡偏的活动幅度，改善关节活动范围。

②器械辅助关节活动技术：可选用腕屈伸练习器、腕关节旋转器、上肢协调功能练习器等。

［主动关节活动技术］

腕关节的基本运动有：掌屈-背伸、尺偏-桡偏。

患者取坐位，双上肢前屈，双臂平举，腕关节伸展，掌心向下，双手依次完成：向上-向下-向左-向右动作，做 10~20 次。

要求动作平稳，每个关节必须进行全方位最大范围的活动，每日多次重复练习。

（4）手部关节

运动形式：可围绕冠状轴做屈、伸运动，围绕矢状轴做内收、外展运动。

运动范围：掌指关节屈曲 0°~90°，伸展 0°~20°；指间关节近端 0°~100°，远端 0°~80°；拇指腕掌关节外展、内收均 0°~60°。

［被动关节活动技术］

①掌指关节屈伸：患者取卧位或坐位。操作者一手握住患侧掌部，另一手活动手指，分别做掌指关节的屈曲、伸展运动（图 2-55）。

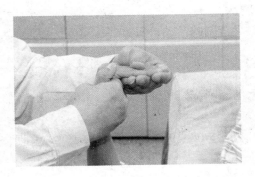
（1）屈曲

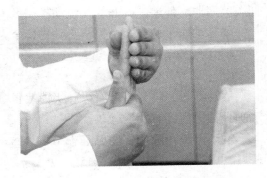
（2）伸展

图 2-55 掌指关节屈伸

②指间关节屈伸

近端指间关节屈伸：患者取卧位或坐位。操作者一手握住患侧近节指骨，另一手握住中节指骨，分别做近端指间关节屈曲、伸展运动［图 2-56（1）（2）］。

远端指间关节屈伸：患者取卧位或坐位。操作者一手握住患侧中节指骨，另一手握住远节指骨，分别做远端指间关节的屈曲、伸展运动［图 2-56（3）（4）］。

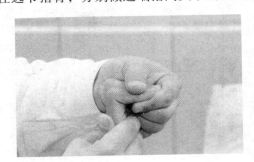
（1）近端指间关节屈曲

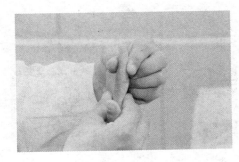
（2）近端指间关节伸展

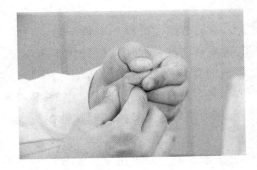
（3）远端指间关节屈曲

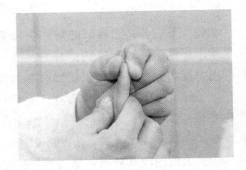
（4）远端指间关节伸展

图 2-56 指间关节屈伸

［主动关节活动技术］

手部关节的基本运动有：掌指关节屈曲－伸展、内收－外展，指间关节屈曲、伸展。患者取坐位，双上肢屈曲，腕关节伸展，双手完成握拳动作。依次为掌指关节、指间关节屈曲-伸展、打开-并拢动作，做 10～20 次。

要求动作平稳，每个关节必须进行全方位最大范围的活动，每日多次重复练习。

2. 下肢关节活动技术

（1）髋关节

运动形式：髋关节可围绕冠状轴做屈、伸运动，围绕矢状轴做内收、外展运动，围绕垂直轴做内旋、外旋运动。

运动范围：髋关节屈膝屈髋 0°～125°、伸膝屈髋 0°～90°，后伸 0°～15°，内收、外展、内旋、外旋均为 0°～45°。

［被动关节活动技术］

①髋关节前屈：患者取仰卧位。操作者立于患侧，一手握持患侧膝关节外侧，另一手握持患侧足跟（或抓握踝关节处），然后抬起患侧下肢，在膝关节屈曲状态下，使患侧大腿围绕冠状轴在矢状面上缓慢地向腹部运动［图 2-57（1）］。患者取仰卧位，操作者立于患侧，一手抓握患侧膝关节，另一手抓握踝关节处（或握持患侧足跟），然后抬起患侧下肢，在膝关节伸展状态下，使患侧大腿围绕冠状轴在矢状面上缓慢地向腹部运动［图 2-57（2）］。

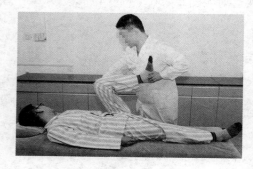
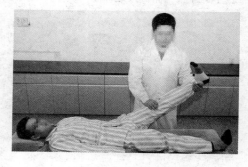

（1）屈膝屈髋 　　　　　　　　　　　　　　（2）伸膝屈髋

图 2-57　髋关节前屈

②髋关节后伸：患者取健侧卧位，患肢在上，膝关节屈曲。操作者位于患者身后，一手放于患侧髂部固定骨盆，另一手从下方托持膝关节前部，并用前臂托住患侧小腿，然后用力使患侧下肢围绕冠状轴在矢状面上缓慢地向背侧面（后方）运动［图 2-58（1）］。患者取俯卧位。操作者立于患侧，一手放于骨盆后上方固定骨盆，另一手从下方托持膝关节前部，并用前臂托住患侧小腿，然后用力使患侧下肢围绕冠状轴在矢状面上缓慢地向背侧面（上方）运动［图 2-58（2）］。

③髋关节内收和外展：患者取仰卧位。操作者位于患侧，一手按压膝关节，另一手握持踝关节后方，然后使患侧下肢缓慢地向内运动（内收）或向外运动（外展）（图 2-59）。

④髋关节内旋和外旋：患者取仰卧位，下肢至屈膝 90°。操作者位于患侧，一手放在膝关节上，另一手握持足跟，引导小腿以患侧膝关节为轴心，围绕矢状轴在冠状面上缓慢地向外进行运动（内旋）或向内进行运动（外旋）（图 2-60）。

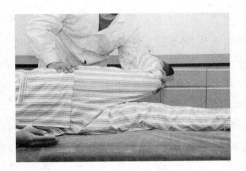

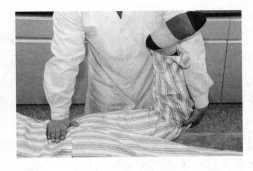

（1）健侧卧位

（2）俯卧位

图 2 - 58 髋关节后伸

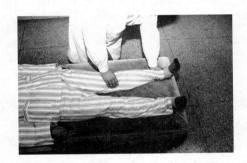

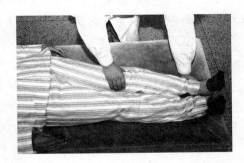

（1）起始

（2）内收

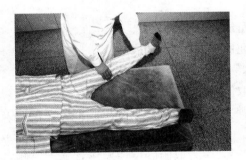

（3）外展

图 2 - 59 髋关节内收和外展

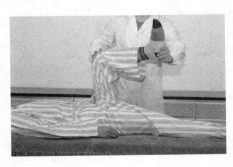

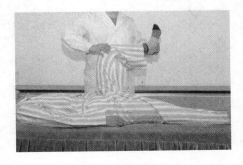

（1）内旋

（2）外旋

图 2 - 60 髋关节内旋和外旋

［主动－辅助关节活动技术］

①自我辅助关节活动技术：患者将健侧下肢插入患侧下肢后方，用足抬起患侧膝关节，并用健侧手抓住膝关节帮助大腿向腹部靠近，以训练髋关节屈曲的活动幅度，改善关节活动范围。患者将健侧下肢插入患侧下肢后方，用足抬起患侧下肢，帮助其完成向外、向内的运动，以训练髋关节外展和内收的活动幅度，改善关节活动范围。

②器械辅助关节活动技术：可选用滑轮、套袋、吊环训练器、功能牵引网架等进行训练。例如，髋关节屈曲训练：患者取仰卧位，操作者将滑轮套袋套在踝关节上，再将绳索穿过位于正前上方的滑轮，另一端固定于把手，患者抓握把手用力下拉，带动完成髋关节的屈曲运动。髋关节的外展、内收训练：患者取健侧卧位，操作者将滑轮套袋套在踝关节上，再将绳索穿过位于正前上方的滑轮，另一端固定于把手，患者抓握把手用力下拉，带动完成髋关节的外展、内收运动。

［主动关节活动技术］

髋关节的基本运动有：前屈－后伸、内收－外展、内旋－外旋等运动。

患者取双膝跪位，利用自身重量完成髋关节屈曲运动。

患者取前后弓步站位，患侧下肢伸展，健侧膝关节屈曲，双上肢伸展撑地，尽量挺起上身，利用躯干的压力使髋关节完成伸展运动。

患者取盘腿坐位，双足掌相对，双手下压双侧膝关节，完成髋关节外展、外旋运动。

要求动作平稳，每个关节必须进行全方位最大范围的活动，每日多次重复练习。

（2）膝关节

运动形式：膝关节可围绕冠状轴做屈、伸运动。

运动范围：膝关节屈曲0°～35°，伸展0°。

［被动关节活动技术］

膝关节屈伸：患者取仰卧位。操作者立于患侧，一手握持患侧膝关节外侧，另一手握持患侧足跟（或抓握踝关节处），然后抬起患侧下肢，在髋关节微屈曲状态下，使患侧小腿围绕冠状轴在矢状面上缓慢地进行屈曲运动，再在髋关节屈曲状态下完成膝关节伸展运动［图2-61（1）］。患者取俯卧位，操作者立于患侧，一手托持患侧膝关节前面，另一手握持患侧踝关节前面，然后使患侧小腿围绕冠状轴在矢状面上缓慢地进行屈曲运动，再在髋关节屈曲状态下完成膝关节伸展运动［图2-61（2）］。

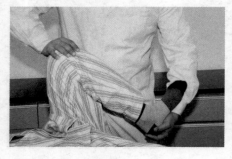
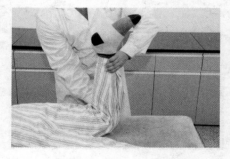

（1）仰卧位　　　　　　　　　　　　　　　　（2）俯卧位

图2-61　膝关节屈伸

［主动－辅助关节活动技术］

①自我辅助关节活动技术：用健侧手帮助患侧膝关节完成屈曲运动。

②器械辅助关节活动技术：可选用滑轮、套袋、吊环训练器、功能牵引网架等进行训练。

［主动关节活动技术］

患者可取仰卧位或坐位，主动进行膝关节屈伸运动。

要求动作平稳，每个关节必须进行全方位最大范围的活动，每日多次重复练习。

（3）踝关节

运动形式：踝关节可围绕冠状轴做跖屈、背屈运动，围绕矢状轴做内翻、外翻运动。

运动范围：踝关节跖屈 0°~45°，背屈 0°~20°，内翻 0°~35°，外翻 0°~25°。

［被动关节活动技术］

①踝关节背屈和跖屈：患者取仰卧位，下肢伸展。操作者立于患侧，一手抓握踝关节上方（胫、腓骨远端），另一手托持足跟，用前臂掌侧面抵住足底，在牵拉跟腱的同时，利用前臂及上肢力量使足向小腿方向靠近，做踝关节的背屈运动［图 2－62（1）］。患者取仰卧位，下肢伸展。操作者立于患侧，一手抓握踝关节上方（胫、腓骨远端），另一手托持足跟，用掌根抵住足跟向头端推动，做踝关节跖屈运动［图 2－62（2）］。患者取仰卧位，下肢伸展，操作者一手托持足跟，另一手握住足背下压，做踝关节跖屈运动［图 2－62（3）］。

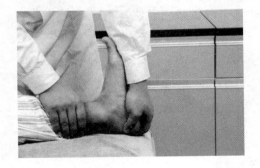
（1）背屈

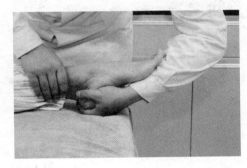
（2）跖屈（一）

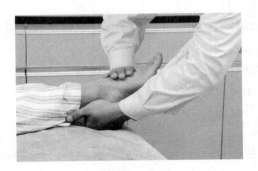
（3）跖屈（二）

图 2－62　踝关节背屈和跖屈

②踝关节内翻和外翻：患者取仰卧位，下肢伸展，操作者一手抓握踝关节上方（胫、腓骨远端），另一手托持足跟，用前臂掌侧面抵住足底（桡侧与足底内侧缘贴合、尺侧与足底外侧缘贴合），利用前臂旋前、旋后动作，带动踝关节内翻、外翻运动（图2-63）。

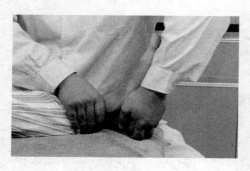
（1）内翻

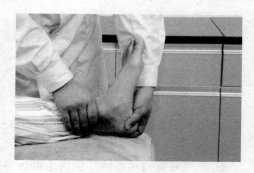
（2）外翻

图2-63 踝关节内翻和外翻

③跖趾关节屈伸：患者仰卧位，下肢伸展，操作者一手握住跖骨，另一手放在趾骨处，将足趾向足底方向或向足背方向活动，完成跖趾关节屈伸运动（图2-64）。

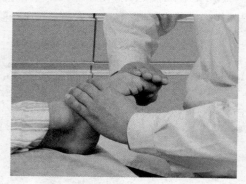
（1）屈曲

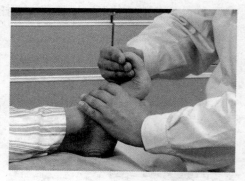
（2）伸展

图2-64 跖趾关节屈伸

[主动-辅助关节活动技术]

①自我辅助关节活动技术：患者用健侧手握住患侧足背，帮助患足做运动练习，以训练踝关节做跖屈及背屈运动、内翻及外翻运动。

②器械辅助关节活动技术：可选用踝关节训练器、踏步器等。患者取坐位，双足放在训练器上，用绑带固定足前部，双手抓握助力杆做前后摆动、左右摆动，做踝关节跖屈及背屈运动、内翻及外翻运动。

[主动关节活动技术]

患者可取卧位或坐位，主动进行跖屈-背屈、内翻-外翻运动。

要求动作平稳，每个关节必须进行全方位最大范围的活动，每日多次重复练习。

3. 颈部及躯干关节活动技术

（1）颈部

运动形式：颈部可围绕冠状轴做前屈、后伸运动，围绕矢状轴做侧屈运动，围绕垂直轴做旋转运动。

运动范围：前屈、后伸、侧屈均 0°~45°，旋转 0°~60°。

正常成人颈部的最大活动范围，前屈时下颌部可以抵触胸壁；后伸时面部可以接近水平，下颌部与喉结可接近处于同一垂直线上；侧屈时耳朵可与肩部相接触；左右旋转时下颌部可接近肩部。

［被动关节活动技术］

患者取仰卧位，下肢伸展，操作者立于患者头部上方，双手固定头部两侧，依次做颈部前屈、后伸、左右侧屈运动（图 2－65）。

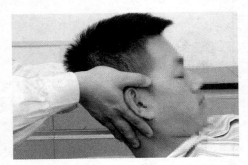
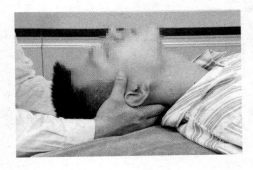

（1）前屈 　　　　　　　　　　　　　　（2）后伸

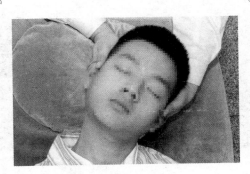

（3）左右侧屈

图 2－65　颈部关节活动

［主动关节活动技术］

患者可取立位或坐位，主动进行前屈、后伸、左右侧屈和旋转运动。

要求动作平稳，进行全方位最大范围的活动，每日多次重复练习。

（2）躯干（胸腰部）

运动形式：可围绕冠状轴做前屈、后伸运动，围绕矢状轴做侧屈运动，围绕垂直轴做旋转运动。

运动范围：前屈 0°~80°，后伸 0°~30°，侧屈 0°~40°，旋转 0°~45°。

[被动关节活动技术]

①躯干前屈：患者取仰卧位，下肢膝关节屈曲，操作者一手扶持患者双肩背部，另一手扶持患者双膝，协助患者缓慢向上做躯干前屈运动［图2-66（1）］。

②躯干后伸：患者取俯卧位，操作者一手置于骨盆，一手托住患者前胸，缓慢向上做躯干后伸运动［图2-66（2）］。

③躯干侧屈：患者取侧卧位，膝关节伸直，操作者一手置于腰部（肋骨下缘），另一手穿过双下肢下方，于床面上托起双侧下肢，向上方抬起，做躯干侧屈运动［图2-66（3）］。

④躯干旋转：患者取侧卧位，上方膝关节屈曲，下方膝关节伸直。操作者一手固定患者上方髋关节，另一手放在腰部（肋骨下缘），双手向相反方向旋转，于终末处停留数秒，做躯干旋转运动［图2-66（4）］。患者取坐位，操作者双手固定患者双侧肩部，通过双手使肩部与骨盆向相反方向旋转，于终末处停留数秒，做躯干旋转运动［图2-66（5）］。

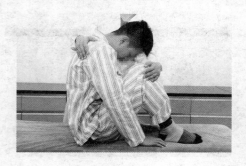

（1）躯干前屈

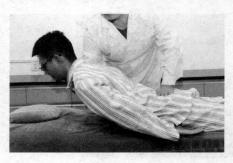

（2）躯干后伸

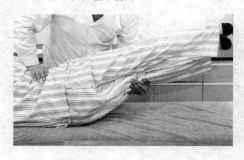

（3）躯干侧屈

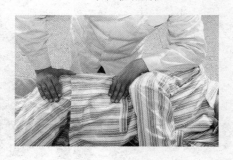

（4）侧卧位躯干旋转

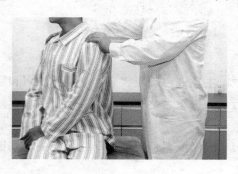

（5）坐位躯干旋转

图2-66　躯干关节活动

［主动关节活动技术］

患者可取立位，主动进行躯干前屈、后伸、侧屈和旋转运动。

要求动作平稳，进行全方位最大范围的活动，每日多次重复练习。

（五）临床应用

1. 适应证

（1）被动关节活动技术　不能主动活动的患者，如昏迷、完全卧床等；避免关节挛缩、肌萎缩、骨质疏松和心肺功能降低等并发症的患者；主动关节活动导致明显疼痛的患者。

（2）主动和主动－辅助关节活动技术　能主动收缩肌肉，但因各种原因所致关节粘连或肌张力增高而使关节活动受限的患者，以及肌力较弱者。

2. 禁忌证　各种原因所致关节不稳、骨折未愈合又未做内固定、骨关节肿瘤、全身情况极差、病情不稳定等患者。

3. 注意事项

（1）患者应在舒适的体位下进行训练，并尽量放松，必要时脱去妨碍治疗的衣物或固定物。

（2）应在患者无痛或微疼痛、能忍受的范围内进行训练，避免使用暴力，以免发生损伤。

（3）感觉功能障碍的患者，应在有经验的操作者指导下进行训练。

（4）关节活动训练时，依次从远端向近端的顺序逐个关节或数个关节进行。

（5）关节活动训练中，如配合药物和理疗等镇痛或热疗措施，可增加疗效。

二、关节松动技术

关节松动技术是治疗者在关节活动允许范围内完成的手法操作技术，属于被动运动范畴，用于治疗关节功能障碍、疼痛或僵硬等，具有针对性强、见效快、患者痛苦小、容易接受等特点。该技术又称"澳式手法"或"麦特兰德手法"。

（一）基本概念

关节松动技术的基本操作手法包括关节的生理运动和附属运动。

1. 生理运动　指关节在生理活动允许的范围内完成的运动。生理运动可由患者主动完成，也可由治疗者被动完成，如肩关节的前屈、后伸、水平内收、外展、内旋、外旋等。

2. 附属运动　指关节在自身及其周围组织允许范围内完成的运动，是维持关节正常活动不可缺少的一种运动，一般不能由患者主动完成，需要他人或健侧肢体的帮助才能完成。附属运动是关节在生理范围之外、解剖范围之内的一种被动运动，如掌指关节的轴向分离和颈椎的分离牵引。临床操作中常用的附属运动有滚动、滑动、旋转、分离和牵引等。

（二）治疗作用

1. 缓解疼痛　当关节因肿胀或疼痛等原因导致关节不能进行全范围活动时，关节松动可以促进关节液的流动，增加关节软骨和软骨盘无血管区的营养，缓解疼痛；同时防止因活动减少引起的关节退变，这些是关节松动技术的力学作用。关节松动技术的神经作用表现在可以抑制脊髓和脑干致痛物质的释放，提高痛阈。

2. 保持组织伸展性和改善关节活动范围　长时间关节制动或活动范围减少可引起组织纤维增生，关节内粘连，肌腱、韧带和关节囊挛缩。关节松动术，尤其是Ⅲ、Ⅳ级手法，由于直接牵拉关节周围的软组织，可保持或增加其伸展性，改善关节的活动范围。

3. 增加本体反馈　关节松动直接活动关节，牵伸关节周围的韧带、肌腱和关节囊，刺激位于关节周围韧带、肌腱和关节囊中的本体感受器，可提供关节的静止位置、运动速度及其变化、关节运动的方向、肌肉张力及其变化等本体感觉信息。

（三）手法分级

关节松动技术在操作时实施手法分级。手法分级是以关节活动的可动范围为标准，根据手法操作时活动关节所产生的活动范围大小，将关节松动技术手法分为Ⅰ~Ⅳ级（图2-67）。这种分级具有一定的客观性，不仅可用来记录治疗结果，也可用于临床研究。

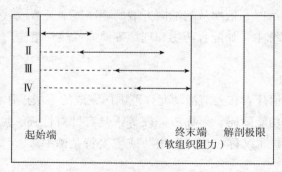

图2-67　关节松动术手法分级

Ⅰ级：操作者在关节活动的起始端，低幅度、节律性地来回松动关节。

Ⅱ级：操作者在关节活动允许范围内，高幅度、节律性地来回松动关节，但不接触关节活动的起始端和终末端。

Ⅲ级：操作者在关节活动允许范围内高幅度、节律性地来回松动关节，每次均接触到关节活动的终末端，并能感觉到关节周围软组织的紧张。

Ⅳ级：操作者在关节活动的终末端，低幅度、节律性地来回松动关节，每次均接触到关节活动的终末端，并能感觉到关节周围软组织的紧张。

以上4级手法中，Ⅰ、Ⅱ级用于治疗因疼痛引起的关节活动受限；Ⅲ级用于治疗关节疼痛并伴有僵硬；Ⅳ级用于治疗因周围组织粘连、挛缩而引起的关节活动受限。手法分级范围随着关节活动范围的大小而变化，当关节活动范围减少时，分级范围相应减少，当治疗后关节活动范围改善时，分级范围也相应增大。

（四）临床手法操作程序

1. 患者体位　治疗时，患者应处于一种舒适、放松、无疼痛的体位，常用体位为卧位或坐位，尽量暴露所治疗的关节并使其放松，以达到关节最大范围的被动松动。

2. 操作者体位　治疗时，操作者应靠近所治疗的关节，可一手或借助治疗带、他人固定所治疗关节的一端，另一只手松动其另一端。

3. 治疗前评估　手法操作前，对拟治疗的关节先进行评估，分清具体的关节，找出存在的问题（疼痛、僵硬）及其程度。根据问题的主次，选择有针对性的手法。当疼痛和僵硬同时存在时，一般先用小级别手法（Ⅰ、Ⅱ级）缓解疼痛后，再用大级别手法（Ⅲ、Ⅳ级）改善活动。治疗中要不断询问患者的感觉，根据患者的反馈来调节手法强度。

4. 手法操作要求

（1）手法操作的运动方向　操作时手法运用的方向可以平行于治疗平面，也可以垂直于治疗平面。治疗平面是指垂直于关节面中点旋转轴线的平面（图2-68）。一般来说，关节分离垂直于治疗平面，关节滑动和长轴牵引平行于治疗平面。

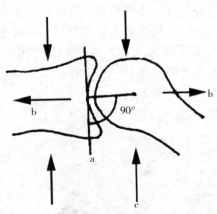

a. 关节面；b. 关节分离手法运用方向；c. 关节滑动和长轴牵引手法运用方向

图2-68　手法操作的运动方向

（2）手法操作的程度　在治疗时，不论是生理运动还是附属运动，手法操作均应达到关节活动受限处。如治疗疼痛时，手法应达到痛点，但不超过痛点；治疗僵硬时，手法应超过僵硬点。操作过程中，手法要平稳、有节奏，并持续30~60秒。不同的松动（推动）速度产生的效应不同，小范围（低幅度）、快速度可抑制疼痛；大范围（高幅度）、慢速度可缓解紧张或挛缩。

（3）手法操作的强度　一般来说，活动范围大的关节如肩、髋、腰椎，手法的强度可以大一些；活动范围小的关节，如腕和颈椎，手法的强度可以小一些。

（4）治疗时间　治疗时每一种手法可以重复 3～4 次，每次治疗的总时间在 15～20 分钟。根据患者对治疗的反应，可以每日或隔日治疗 1 次。

5. 治疗反应　治疗后及下次治疗前应对患者的关节活动、疼痛等进行再次评估。治疗后患者症状即有不同程度的缓解，如治疗后有轻微的疼痛多为正常的治疗反应，通常在 4～6 小时后消失。如治疗后 24 小时疼痛仍未减轻甚至加重，说明手法强度过大，应调整治疗强度、缩短治疗时间或暂停治疗 1 天；如果经 3～5 次的正规治疗，症状仍无缓解或反而加重，应重新评估，调整治疗方案。

6. 综合治疗　关节松动技术只是关节功能障碍治疗方案中的一部分。在临床治疗过程中，应结合患者实际情况将关节松动技术、肌肉牵伸技术、蜡疗和电疗法等治疗方法配合使用。

（五）脊柱及四肢各大关节松动技术

1. 脊柱

（1）颈椎关节　颈椎关节的生理运动包括前屈、后伸、侧屈、旋转运动，附属运动包括相邻颈椎的分离牵引、滑动及旋转。分离是颈椎沿着长轴的牵伸运动，滑动是相邻椎体间的前后及侧方的移动，而旋转则是指相邻椎体间或横突间的转动。常见的颈椎关节松动技术有：

①分离牵引：患者去枕仰卧位，头部伸出治疗床外，头置于操作者的手掌上，颈部中立位。操作者位于床头，一手托住患者头后部，另一手放在下颌处。双手将头部沿长轴纵向牵拉，持续约 15 秒，然后放松还原，重复 3 次（图 2-69）。颈椎上段病变在颈部中立位牵引，中下段病变在颈部前屈 10°～15°位牵引。操作者施加的牵拉力量可分 3 次进行，依次为全力的 1/3、2/3、3/3。

作用：一般松动，缓解疼痛。

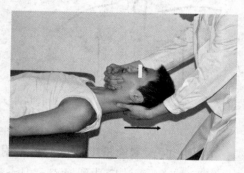

图 2-69　分离牵引

②屈伸摆动：患者及操作者位体同上。操作者一侧大腿前屈支撑患者头后部，双手放在颈部两侧，患者被动做颈椎前屈、后伸。

作用：增加颈椎屈、伸的活动范围。

③侧屈摆动：患者及操作者位体同上。向右侧屈时，操作者的右手放在患者的枕后部，食指和中指放在患者颈椎左侧拟发生侧屈运动的相邻椎体横突上，左手托住患者下

颌。操作时操作者上身稍微向左转动，使患者颈椎向右侧屈。向左侧屈时手法操作相反。

作用：增加颈椎侧屈的活动范围。

④旋转摆动：患者及操作者位体同上。向右旋转时，操作者的左手放在患者枕部托住其头部，右手放在患者下颌部，双手同时使头部向右缓慢转动（图2－70）。向左旋转时手法操作相反。

作用：增加颈椎旋转的活动范围。

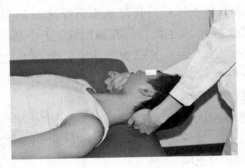

图2－70　旋转摆动

⑤垂直按压棘突：患者去枕俯卧位，双手五指交叉，掌心向上放在前额处，下颌稍内收。操作者面对患者头部站立，双手拇指指腹并置于同一椎体的棘突上，将棘突向腹侧垂直推动（图2－71）。由于C2和C7的棘突在体表比较容易摸到，操作时可以C2或C7的棘突为标准，进行棘突的定位。

作用：增加颈椎屈、伸的活动范围。

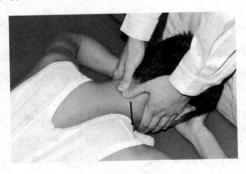

图2－71　垂直按压棘突

⑥垂直按压横突：患者及操作者位体同上。操作者双手拇指放在同一椎体的一侧横突上，拇指指背相接触，将横突垂直向腹侧推动。可以双手拇指同时推动，或内侧手拇指固定，外侧手推动。

作用：增加颈椎旋转的活动范围。

⑦垂直松动椎间关节：患者及操作者位体同上。操作者双手拇指放在横突与棘突之间，向腹侧推动。如果在此体位上一时不能摸准，可先让患者头部处于中立位，操作者

一侧手拇指放在棘突上，另一侧手拇指放在同一椎体的横突上，然后让患者头向患侧转动约30°，操作者双手拇指同时向中间靠拢，此处即相当于椎间关节处。

作用：增加颈椎侧屈和旋转的活动范围。

（2）胸椎关节 胸椎的生理运动包括屈、伸、侧屈和旋转。附属运动包括垂直按压棘突、侧方推棘突、垂直按压横突等。常见的胸椎关节松动技术有：

①垂直按压棘突：患者去枕俯卧位，上段胸椎（T1～T4）病变时，头中立位，双手五指交叉，手掌向上放在前额；中段（T5～T8）、下段（T9～T12）胸椎病变时，头偏向一侧，上肢放在体侧或上肢外展，前臂垂于治疗床两侧，胸部放松。上段胸椎病变，操作者面向患者头部站立，双手拇指放在胸椎棘突上，指尖相对或指背相接触，其余四指自然分开放在胸椎背部。中、下段胸椎病变，操作者站在体侧，一侧手掌根部（相当于豌豆骨处）放在胸椎棘突。操作时借助上身前倾的作用力将棘突向腹侧按压。

作用：增加胸椎的屈、伸活动范围。

②侧方推棘突：患者体位同上。操作者站在患侧，双手拇指重叠放在拟松动棘突的侧方，其余四指分开放在胸背部。拇指固定，双上肢同时用力将棘突向对侧推动。

作用：增加胸椎旋转活动范围。

③垂直按压横突：患者及操作者体位同上。操作者双手拇指放在拟松动胸椎的一侧横突上，指背相接触或拇指重叠将横突向腹侧推动。

作用：增加胸椎旋转及侧屈活动范围。

④旋转摆动：患者坐在治疗凳上，双上肢胸前交叉，双手分别放在对侧肩部。操作者面对患者站立，向右旋转时，操作者左手放在患者右肩前面，右手放在患者左肩后面。操作者双上肢同时用力，使患者胸椎随上体向右转动。向左旋转时操作者手法操作相反。

作用：增加胸椎旋转活动范围。

（3）腰椎关节 腰椎的生理运动包括前屈、后伸、侧屈和旋转，附属运动包括垂直按压棘突、侧方推棘突、垂直按压横突及旋转摆动等。常见的腰椎关节松动技术有：

①垂直按压棘突：患者去枕俯卧位，腹部可以垫一小枕，使腰椎生理性前屈变平，上肢放在体侧或垂于治疗床沿两侧，头转向一侧。操作者站在患侧，一只手的掌根部（相当于豌豆骨处）放在拟松动的棘突上，五指稍屈曲，另一只手放在其手腕背部，双手固定。操作者上身前倾，借助上身前倾的作用力将棘突垂直向腹侧按压。

作用：增加腰椎屈、伸活动范围。

②侧方推棘突：患者体位同上。操作者站在患侧，双手拇指分别放在相邻棘突一侧，指腹接触棘突，拇指尖相对或拇指相互重叠，其余四指自然分开放在腰部，双手固定。操作者上身前倾，借助上肢力量将棘突向对侧推动。

作用：增加腰椎旋转活动范围。

③垂直按压横突：患者体位同上。操作者站在患侧，双手拇指放在拟松动腰椎的一侧横突上，指背相接触或拇指重叠，双手固定。操作者上身前倾，借助上肢力量将横突

向腹侧推动。

作用：增加腰椎侧屈及旋转活动范围。

④旋转摆动：患者健侧卧位，患侧下肢屈髋、屈膝。屈髋角度根据松动的腰椎节段而定，松动上段腰椎，屈髋角度偏小；松动下段腰椎，屈髋角度偏大。操作者面向患者站立，一侧肘部放在患者的肩前，另一侧肘部放在髂嵴上，双手食指分别放在拟松动椎体相邻椎体的棘突上，同时反方向（肩向后，髂嵴向前）来回摆动。

作用：增加腰椎旋转活动范围。

2. 上肢

（1）肩部关节　肩关节的生理运动包括前屈、后伸、内收、外展（包括水平内收、外展）、内旋、外旋；附属运动包括分离、长轴牵引、挤压、前后向滑动等。常见的肩关节松动技术有：

①分离牵引：患者仰卧位，上肢处于休息位，肩稍外展，前臂中立位。操作者站在患者体侧，外侧手托住上臂远端及肘部，内侧手拇指放在腋前，其余四指放在腋窝下肱骨头内侧。内侧手向外侧持续推肱骨约10秒钟，然后放松。重复3~5次。操作中要保持分离牵引力与关节盂的治疗平面相垂直（图2-72）。

作用：一般松动，缓解疼痛。

②长轴牵引：患者仰卧位，上肢稍外展。操作者站在患者体侧，外侧手握住肱骨远端，内侧手放在腋窝，拇指放在腋前。外侧手向足的方向持续牵拉肱骨约10秒，使肱骨在关节盂内滑动，重复3~5次。操作中要保持牵引力与肱骨长轴平行（图2-73）。

作用：一般松动，缓解疼痛。

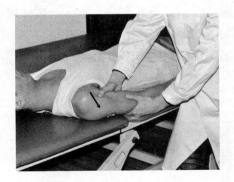

图2-72　肩关节分离牵引

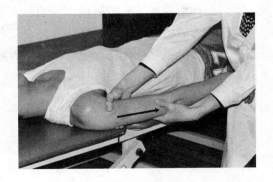

图2-73　肩关节轴牵引

③上下滑动：患者仰卧位，上肢稍外展。操作者站在患者躯干一侧，双手分别握住肱骨近端的内外侧，内侧手稍向外做分离牵引，同时，外侧手将肱骨上下推动。该手法是上述两种手法的结合。

作用：一般松动，缓解疼痛。

④前屈向足侧滑动：患者仰卧位，上肢前屈90°，屈肘，前臂自然下垂。操作者站在患者体侧，内侧手握住上臂近端内侧，外侧手握住肱骨远端外侧，内侧手向足的方向

牵拉肱骨（图2-74）。

作用：增加肩前屈活动范围。

⑤外展向足侧滑动：患者仰卧位，上肢外展90°，屈肘，前臂旋前放在操作者下侧手前臂内侧。操作者站在患者体侧，下侧手握住肘关节内侧，上侧手虎口放在肱骨近端外侧，拇指在上，其余四指向下。操作者下侧手稍向外牵引，上侧手向足的方向推动肱骨（图2-75）。

作用：改善肩外展活动范围。

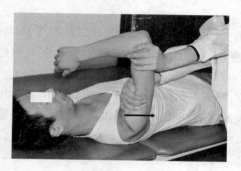

图2-74 肩关节前屈向足侧滑动

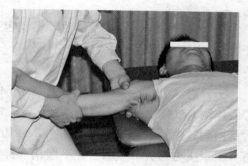

图2-75 肩关节外展向足侧滑动

⑥前后向滑动：患者仰卧位，上肢休息位。操作者站在患者体侧，上方手放在肱骨头上，下方手放在肱骨远端内侧将肱骨托起，如关节疼痛明显，也可将双手拇指放在肱骨头上操作。下方手固定，上方手将肱骨头向后推动（图2-76）。

作用：增加肩前屈及内旋的活动范围。

⑦后前向滑动：患者俯卧位，患肩放在治疗床边缘，肩前方垫一毛巾，上肢外展，上臂靠在操作者内侧大腿上。操作者站在患者外展的上肢与躯干之间，内侧手放在肱骨近端后面，外侧手托握住肱骨远端。操作者身体前倾，外侧手固定，内侧手借助于上身及上肢力量将肱骨向前推动（图2-77）。

作用：增加肩后伸和前屈的活动范围。

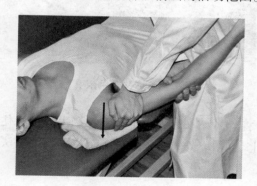

图2-76 前后向滑动

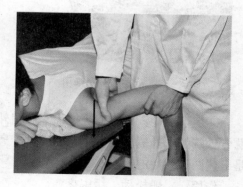

图2-77 后前向滑动

⑧外展摆动：患者仰卧位，肩外展至关节活动受限处，屈肘90°，前臂旋前。操作

者站在患者外展上肢与躯干之间，内侧手从肩背部后方穿过，手指放在肩上，以防耸肩的代偿作用；外侧手托住肘部，并使肩稍外旋和后伸。外侧手将肱骨在外展范围内摆动。

作用：增加肩关节外展、外旋活动度。

⑨侧方滑动：患者仰卧位，上肢前屈90°，屈肘，前臂自然下垂。操作者站在患者体侧，内侧手握住肱骨近端内侧，外侧手握住肱骨远端及肘部。外侧手固定，内侧手向外侧推动肱骨（图2-78）。如果关节僵硬明显，操作者也可以用双手握住肱骨近端，颈肩部抵住肱骨远端外侧，松动时，双手向外，肩部向内同时推动肱骨。

作用：增加肩关节水平内收活动度。

⑩后前向转动：患者健侧卧位，患侧在上，肩稍内旋，稍屈肘，前臂放在身后。操作者站在患者身后，双手拇指放在肱骨头后面，其余四指放在肩部及肱骨近端前面。双手拇指同时由后向前转动肱骨。

作用：增加肩内旋活动范围。

⑪松动肩胛胸壁关节：患者健侧卧位，患侧在上，肩稍内旋，稍屈肘。操作者站在患者身前，上方手放在肩部，下方手拇指与四指分开，固定肩胛骨下角。双手同时使肩胛骨做向上、向下、向前、向后及旋转运动（图2-79）。

作用：改善肩胛胸壁关节的活动度。

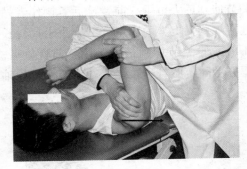

图2-78 侧方滑动

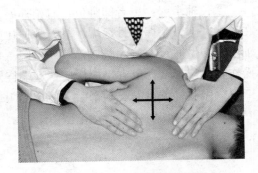

图2-79 松动肩胛胸壁关节

⑫水平内收摆动：患者坐位，患肩前屈90°，屈肘，前臂旋前，手搭在对侧肩上。操作者站在患肩后方，同侧手托住患侧肘部，另一手握住患者搭在对侧肩部的手。操作者双手同时将患侧上肢做水平内收摆动。

作用：增加肩水平内收活动范围。

⑬内旋、外旋摆动：患者坐位或仰卧位，患肩外展90°，屈肘90°。操作者站在患肩后外方，内侧手握住肱骨远端，外侧手握住前臂远端及腕部。内侧手固定，外侧手将前臂向下后来回摆动，使肩内旋或外旋。

作用：内旋摆动时增加肩内旋活动范围；外旋摆动时增加肩外旋活动范围。

（2）肘部关节　肘关节的生理运动主要是屈、伸，桡尺近侧关节与桡尺远侧关节共同作用可以旋转（包括内旋、外旋）；附属运动包括分离、长轴牵引及侧方滑动等。

常见的肘关节松动技术有：

①分离牵引：患者仰卧位，屈肘至最大范围，前臂旋后。操作者站在患侧，下方手放在肘窝，手掌接触前臂近端，掌根靠近尺侧，上方手握住前臂远端和腕部背面尺侧。上方手固定，下方手向足的方向推动尺骨，做肱尺关节的分离牵引［图2-80（1）］。患者屈肘至最大范围，前臂中立位。操作者体位和手放置方位不变，上方手固定，下方手向足的方向推动桡骨，做肱桡关节的分离牵引［图2-80（2）］。

作用：缓解疼痛，增加肘屈伸活动范围。

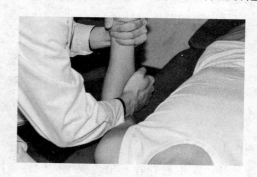
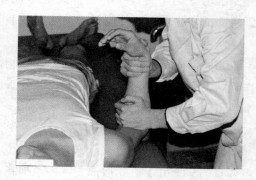

（1）肱尺关节分离牵引　　　　　　　　　　　（2）肱桡关节分离牵引

图2-80　分离牵引

②长轴牵引：患者仰卧位，肩稍外展，肘关节伸到最大范围，前臂旋后。操作者站在患侧，上方手握肱骨远端，下方手握住前臂远端尺侧。上方手固定，下方手沿尺骨长轴牵引，做肱尺关节的长轴牵引［图2-81（1）］。肘关节伸到最大范围，前臂旋后。操作者体位不变，上方手握住前臂远端桡侧，下方手固定肱骨远端，上方手沿桡骨长轴牵引，做肱桡关节的长轴牵引［图2-81（2）］。

作用：增加肘屈伸活动范围。

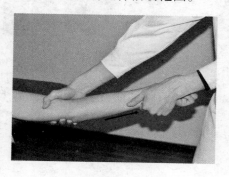
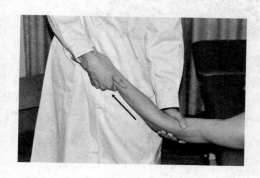

（1）肱尺关节长轴牵引　　　　　　　　　　　（2）肱桡关节长轴牵引

图2-81　长轴牵引

③侧方滑动：患者仰卧位或坐位，肩外展，伸肘，前臂旋后。操作者站或坐在患侧，上方手握住患者肱骨远端外侧，下方手握住前臂近端尺侧，把尺骨向桡侧推动（图2-82）。或上方手握住患者肱骨远端内侧，下方手握住前臂近端桡侧，把桡骨向尺侧推动。

作用：增加肱尺关节和肱桡关节的活动范围。

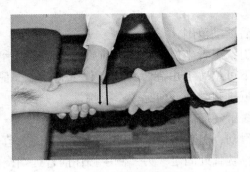

图 2-82　肘关节侧方滑动

④屈伸摆动：患者仰卧位或坐位，肩外展，屈肘，前臂旋前或旋后。操作者站或坐在患肢的外侧，上方手放在肘窝固定，下方手握住前臂远端，并将前臂稍做长轴牵引后再屈曲肘关节。做伸肘摆动时，操作者在患者伸肘活动受限的终点摆动前臂。

作用：增加屈、伸肘的活动范围。

⑤桡尺近端关节长轴牵引：患者仰卧位或坐位，屈肘，前臂旋后。操作者站或坐在患侧，双手分别握住桡骨或尺骨的远端。一侧手固定，另一侧手将桡骨或尺骨沿长轴牵引。

作用：一般松动，缓解疼痛。

⑥桡尺近端关节前后向滑动：患者仰卧位或坐位，伸肘，前臂旋后。操作者面向患者站或坐位，双手分别握住桡骨和尺骨的近端，拇指在上，其余四指在下。操作者一侧手固定尺骨，另一侧手向背侧推动桡骨。

作用：增加前臂旋前的活动范围。

⑦桡尺近端关节后前向滑动：患者仰卧位或坐位，肩稍外展，屈肘，前臂中立位。操作者面向患者站或坐位，上方手拇指或掌根部放在桡骨小头处，其余四指放在肘窝，下方手握住肘关节下方。下方手固定，上方手向掌侧推桡骨小头。

作用：增加前臂旋后活动范围。

⑧前臂转动：患者仰卧位或坐位，屈肘90°，前臂中立位。操作者站或坐在患侧，上方手握住肱骨远端，下方手握住前臂远端掌侧。上方手固定，下方手将前臂旋前或旋后摆动。

作用：增加前臂旋转活动范围。

（3）腕部关节　腕关节的生理运动包括屈腕（掌屈）、伸腕（背伸），桡侧偏斜（外展）、尺侧偏斜（内收）及旋转等；附属运动有分离牵引、前后向滑动、后前向滑动、侧方滑动等。常见的腕关节松动技术有：

①桡尺远端关节前后向滑动：患者仰卧位或坐位，前臂旋后。操作者站或坐在患侧，双手分别握住桡骨和尺骨的远端，拇指在掌侧，其余四指在背侧。握住尺侧的手固定，握住桡侧手的拇指将桡骨远端向背侧推动。

作用：增加前臂旋前活动范围。

②桡尺远端关节后前向滑动：患者仰卧位或坐位，前臂旋前。操作者位于患侧，双

手分别握住桡骨和尺骨远端，拇指在背侧，其余四指在掌侧。桡侧手固定，尺侧手拇指将尺骨远端向掌侧推动。

作用：增加前臂旋后活动范围。

③桡腕关节分离牵引：患者坐位，前臂旋前放在治疗床或治疗台上，腕关节中立位伸出床沿或桌沿，前臂下可垫一毛巾卷。操作者位于患侧，一侧手握住前臂远端固定，另一侧手握住腕关节的近排腕骨处并向远端牵拉腕骨。

作用：一般松动，缓解疼痛。

④桡腕关节前后向滑动：患者坐位或仰卧位，前臂和腕关节中立位。操作者位于患侧，一侧手握住手背近排腕骨处固定，另一侧手握住前臂远端桡侧掌面，并向背侧推动桡骨。

作用：增加屈腕活动范围。

⑤桡腕关节后前向滑动：患者坐位或仰卧位，屈肘90°，前臂和腕关节中立位。操作者位于患侧，一侧手握住近排腕骨掌侧固定，另一侧手握住前臂远端桡侧背面，并向掌侧推动桡骨。

作用：增加伸腕活动范围。

⑥桡腕关节尺侧滑动：患者坐位或仰卧位，伸肘，前臂和腕关节中立位，伸出治疗床或治疗台缘。操作者位于患侧，一侧手固定前臂远端，另一侧手握住近排腕骨桡侧，并向尺侧推动。

作用：增加腕桡侧偏斜的活动范围。

⑦桡腕关节桡侧滑动：患者坐位或仰卧位，肩关节外展、内旋，伸肘，前臂旋前或旋后位，腕关节中立位。操作者位于患侧，一侧手固定前臂远端尺侧，另一侧手握住近排腕骨尺侧，并向桡侧推动。

作用：增加腕尺侧偏斜的活动范围。

⑧腕骨间关节前后向滑动：患者坐位，前臂旋后，腕中立位。操作者面向患者坐位，双手拇指分别放在相邻腕骨的掌面，食指放在相应腕骨的背面。一侧手固定，另一侧手向背侧推腕骨。

作用：增加腕骨间关节的活动范围，增加屈腕活动范围。

⑨腕骨间关节后前向滑动：患者坐位，前臂旋前，腕中立位。操作者面向患者坐位，双手拇指分别放在相邻腕骨的背面，食指放在相应腕骨的掌面。一侧手固定，一侧手向掌侧推动腕骨。

作用：增加腕骨间关节活动范围，增加伸腕活动范围。

3. 下肢

（1）髋关节　髋关节的生理运动包括屈、伸，内收、外展，内旋和外旋；附属运动包括分离牵引、长轴牵引、前后向滑动、后前向滑动及旋转摆动等。常见的髋关节松动技术有：

①长轴牵引：患者仰卧位，下肢中立位。助手双手按住患者双侧髂嵴部位，以固定患者身体；或患者双手抓住床头，以固定身体；或用治疗带将患者骨盆固定于治疗

床上。操作者面向患者站立于患侧，双手握住大腿远端，将小腿夹在内侧上肢与躯干之间。操作者双手同时用力，身体向后倾，将股骨沿长轴向足部方向牵拉（图2－83）。

作用：一般松动，缓解疼痛。

②分离牵引：患者仰卧位，患侧屈髋90°，屈膝并将小腿放在操作者的肩上；患者双手抓住床头，以固定身体，或用治疗带将患者骨盆固定于治疗床上。操作者面向患者站立于患侧，上身稍向前弯曲，肩部放在患腿的腘窝下，双手五指交叉抱住大腿近端。操作者上身后倾，双手同时用力将股骨向足部方向牵拉（图2－84）。

作用：一般松动，缓解疼痛。

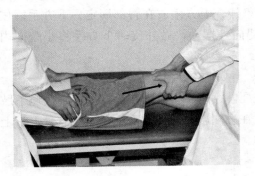

图2－83 髋关节长轴牵引

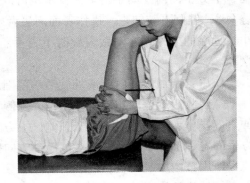

图2－84 髋关节分离牵引

③前后向滑动：患者仰卧位，患侧下肢稍外展。操作者站在患腿内侧，上方手掌放在大腿近端前外侧，下方手放在腘窝外侧。下方手将大腿稍托起，上方手不动，借助身体及上肢力量将股骨向下（背侧）推动（图2－85）。

作用：增加屈髋和髋外旋活动范围。

④后前向滑动：患者俯卧位，健侧下肢伸直，患侧下肢屈膝。操作者面向患者患侧站立，上方手放在大腿近端后面，下方手托住膝部和大腿远端。操作者下方手稍向上抬起，上方手固定，上身稍前倾，借助上肢力量将股骨向腹侧推动。

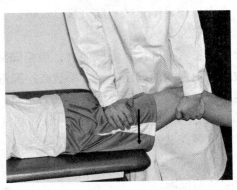

图2－85 髋关节前后向滑动

作用：增加髋后伸及内旋活动范围。

⑤屈曲摆动：患者仰卧位，患侧下肢屈髋、屈膝，健侧下肢伸直。操作者面向患者患侧站立，上方手放在膝关节上，下方手托住小腿。双手同时将大腿向腹侧摆动，使患侧下肢髋关节发生被动屈曲。

作用：增加髋屈曲活动范围。

⑥旋转摆动：患者仰卧位，患侧下肢分别屈髋、屈膝90°，健侧下肢伸直。操作者面向患者患侧站立，上方手放在髌骨上，下方手握住足跟，将小腿抬起。做内旋旋转时，上方手向内摆动大腿，下方手向外摆动小腿；做外旋旋转时，上方手向外摆动大腿，下方手向内摆动小腿。该技术也可以采用以下体位操作：患者俯卧位，患侧下肢屈膝90°，健侧下肢伸直。操作者面向患者站在患侧，上方手放在臀部固定，下方手握住小腿远端的内外踝处。做内旋时下方手将小腿向外摆动，做外旋时下方手将小腿向内摆动。

作用：增加髋的内旋或外旋活动范围。

⑦内收内旋摆动：患者仰卧位，患侧下肢屈髋、屈膝，足放在治疗床上，健侧下肢伸直。操作者面向患者站立于患侧，上方手放在患侧髋部，下方手放在患膝髌骨上。上方手固定，下方手将大腿向对侧髋部方向摆动。

作用：增加髋内收、内旋活动范围。

⑧外展外旋摆动：患者仰卧位，患侧下肢屈髋、屈膝，足放在对侧膝关节上方，呈"4"字状，健侧下肢伸直。操作者面向患者站立于患侧，上方手放在对侧骨盆上，下方手放在患侧膝关节。上方手固定，下方手将膝关节向下摆动。

作用：增加髋外展、外旋活动范围。

（2）膝部关节　　　膝关节的生理运动包括屈和伸，在屈膝位小腿可内旋（足尖向内）和外旋（足尖向外）；附属运动包括长轴牵引、前后向滑动、后前向滑动、侧方滑动等。常见的膝关节松动技术有：

①股胫关节长轴牵引：患者坐在治疗床上，患侧屈膝垂于床沿，腘窝下可垫一毛巾卷，身体稍后倾，双手在床上支撑。操作者面向患者下蹲或坐在低治疗凳上，双手握住小腿远端，利用上肢和上身力量向足端牵拉小腿（图2-86）。

作用：一般松动，缓解疼痛。

②股胫关节前后向滑动：患者仰卧位，下肢伸直，患侧腘窝下垫一毛巾卷。操作者面向患者站立，上方手放在大腿远端的前面，下方手放在小腿近端前面，虎口位于胫骨结节稍上方。上方手固定，上身前倾，借助身体及上肢力量将胫骨向背侧推动（图2-87）。也可在患者坐位下操作：患者坐位，患侧下肢屈膝，腘窝下垫一毛巾卷。操作者面向患者坐位，一手虎口或掌根部放在小腿近端大约胫骨结节处，一手握住小腿远端，将胫骨近端向背侧推动。

作用：增加膝关节伸的活动范围。

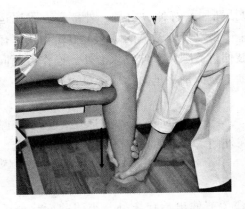

图2-86 股胫关节长轴牵引

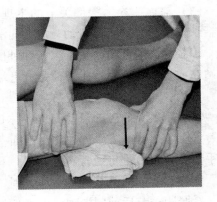

图2-87 股胫关节前后向滑动

③股胫关节后前向滑动：患者仰卧位，患侧下肢屈髋、屈膝，足平放床上，健侧下肢伸直。操作者坐在治疗床一侧，大腿压住患者足部，双手握住患侧小腿近端，拇指放在髌骨下缘，其余四指放在腘窝后方。操作者双手固定，身体后倾，将胫骨向前拉动。

作用：增加膝关节屈曲活动范围。

④股胫关节侧方滑动：患者仰卧位，下肢伸直。操作者站立于患侧，双手将患侧下肢托起，内侧手放在小腿近端内侧，外侧手放在大腿远端外侧，将小腿夹在内侧前臂与躯干之间。外侧手固定，内侧手将胫骨向外侧推动。

作用：增加膝关节活动范围。

⑤伸膝摆动：患者仰卧位，患侧下肢稍外展、屈膝。操作者面向患者足的方向站立于患侧，双手抬起患侧下肢，将其置于内侧上肢与躯干之间。双手握住小腿远端，稍将小腿向下牵拉，并同时将小腿向上摆动。

作用：增加膝关节伸的活动范围。

⑥旋转摆动：患者坐位，小腿垂于治疗床沿。操作者面向患者坐在一低凳上，双手握住小腿近端，并稍向下牵引。内旋时，向内转动小腿；外旋时，向外转动小腿。

作用：增加膝关节内、外旋活动范围。

⑦髌股关节分离牵引：患者仰卧位，稍屈膝，可以在腘窝下垫一毛巾卷。操作者站立于患侧，双手拇指与食指分别放在髌骨两侧。双手握住髌骨，同时向上拉动髌骨。

作用：一般松动，增加髌骨活动范围。

⑧髌股关节侧方滑动：患者仰卧位，稍屈膝，可以在腘窝下垫一毛巾卷。操作者站立于患侧，双手拇指放在髌骨外侧，双手食指放在对侧。双手固定，同时将髌骨向外侧或内侧推动。

作用：一般松动，增加髌骨活动范围。

⑨髌股关节上下滑动：患者仰卧位，稍屈膝，可以在腘窝下垫一毛巾卷。操作者立于患侧。向下滑动时，双手拇指放在髌骨上端，其余四指放在髌骨两侧。向上滑动时，双手拇指放在髌骨下端，双手同时用力将髌骨向上或向下推动。

作用：增加伸、屈膝活动范围。

（3）踝部关节　踝部关节的生理运动包括跖屈、背伸，内翻、外翻等；附属运动包括长轴牵引、前后向滑动、后前向滑动、上下滑动等。常见的踝部关节松动技术有：

①胫距关节分离牵引：患者仰卧位，下肢伸直，踝关节伸出床沿外。操作者面向患者站在或坐在床尾，双手握住足背近端，借助上肢力量将足向远端牵引。

作用：一般松动，缓解疼痛。

②胫距关节前后向滑动：患者体位同上。操作者面向患者站在床尾，上方手握住内、外踝前方，下方手握住距骨前面，拇指在外侧，其余四指在内侧。上方手固定，下方手借助上肢力量将距骨向后推动。

作用：增加踝关节背伸活动范围。

③胫距关节后前向滑动：患者俯卧位，踝关节伸出治疗床外，小腿前面垫一毛巾卷。操作者面向患者站在床尾，上方手握住内、外踝后面，下方手虎口放在距骨后面。上方手固定，下方手借助上肢力量将距骨向前推动。

作用：增加踝关节跖屈活动范围。

④胫距关节向内侧滑动：患者俯卧位，下肢伸直，踝关节伸出治疗床外，小腿前面垫一毛巾卷。操作者面向患者站在患足外侧，上方手握住内、外踝后面，下方手握住跟骨及距骨。上方手固定，下方手借助上肢力量将跟骨及距骨向内侧推动。

作用：增加踝关节外翻活动范围。

⑤胫距关节向外侧滑动：患者患侧卧位，患肢伸直，踝关节伸出治疗床外；健侧下肢屈髋、屈膝。操作者面向患者站立，上方手握住内、外踝后面，下方手握住跟骨及距骨。上方手固定，下方手借助上肢力量将跟骨及距骨向外侧推动。

作用：增加踝关节的内翻活动范围。

⑥屈伸摆动：患者俯卧位，患侧下肢屈膝90°，健侧下肢伸直。操作者面向患者站立，上方手握住内、外踝后面，下方手握住足底。上方手固定，下方手将足做屈、伸摆动。

作用：增加踝关节屈、伸活动范围。

⑦翻转摆动：患者俯卧位，患侧下肢屈膝90°，健侧下肢伸直。操作者面向患者站立，上方手握住足跟后部，下方手握住足跟前部。内翻摆动时，双手将跟骨向内侧翻转；外翻摆动时，双手将跟骨向外翻转。

作用：增加踝关节内、外翻活动范围。

（六）临床应用

1. 适应证　主要适用于任何因力学因素（非神经性）引起的关节功能障碍，包括关节疼痛、肌肉紧张及痉挛、可逆性关节活动降低、进行性关节活动受限、功能性关节制动。对于进行性关节活动受限、功能性关节制动，其主要作用是维持现有的活动范围，延缓病情发展，预防因不活动或活动减少引起的其他不良反应。

2. 禁忌证　主要包括关节松弛或习惯性脱位、关节因外伤或疾病引起的肿胀（渗出增加）、关节的急性炎症、关节部位的恶性肿瘤或结核、未愈合的关节内骨折。

三、软组织牵伸技术

软组织牵伸技术是指利用外力（人工或机械/电动设备）牵伸短缩或挛缩的软组织并使其延长，做轻微超过软组织阻力和关节活动范围内的运动。其目的是重新获得关节周围软组织的伸展性，降低肌张力，改善或恢复关节活动范围。软组织是指肌肉及其辅助装置肌腱、筋膜、滑膜囊、腱鞘和关节辅助装置关节囊、韧带及皮肤等。

（一）软组织挛缩的概念和类型

1. 概念 软组织挛缩是指各种原因引起软组织的适应性短缩，表现为被动或主动牵伸有明显的抵抗，关节活动范围降低。挛缩的常见原因包括疾病导致肢体的长期制动，长期保持异常的姿势，拮抗肌之间张力的不平衡，骨骼肌和神经肌肉的损伤，神经肌肉挛缩，软组织有创伤、炎症、疼痛，软组织的重复劳损，先天或后天畸形。

2. 类型 根据挛缩发生的致病因素、组织及其性质，可分为以下几种类型：

（1）肌静力性挛缩 是指肌肉、肌腱缩短，关节活动范围明显受限，但没有明确的组织病理学表现。在这种情况下，紧张的肌肉可以被拉长，但不能达到肌肉的最大长度。正常人如不经常进行肌肉的伸展性锻炼，会引起肌肉轻微的挛缩或紧张。肌静力性挛缩用牵伸治疗有较好的效果。

（2）瘢痕粘连 瘢痕如果发生在肌肉、肌腱、韧带或者皮肤等软组织中，可以形成粘连，引起软组织的活动范围降低，从而限制关节的活动和功能。肌肉、肌腱、关节囊或皮肤的瘢痕组织粘连可引起组织挛缩。临床上大部分由瘢痕组织粘连引起的挛缩都可以通过锻炼来预防或减轻。

（3）纤维性粘连 因软组织的慢性炎症和纤维性改变而形成的挛缩称为纤维性粘连。纤维性粘连可明显限制关节活动。纤维挛缩时间越长，正常的肌肉组织被粘连组织、瘢痕组织取代得越多，缓解就越困难。

（4）不可逆性挛缩 正常软组织或结缔组织如果由于某些病理性原因被大量的非伸展性组织如骨、纤维组织所替代，使软组织永远失去伸展性，称为不可逆性挛缩，常见于关节长期慢性炎症、异位骨化、骨化性肌炎。不可逆性挛缩通常不能通过保守治疗来缓解，需要手术松解。

（5）假性肌静力性挛缩 中枢神经损伤引起的肌张力增高可使肌肉处于一种不正常的持续收缩状态而引起关节活动受限，称为假性肌静力性挛缩。

（二）基本原理和治疗作用

1. 基本原理 肌肉具有收缩性、伸展性、弹性及黏滞性等物理特性。当缓慢持续牵拉肌肉时，高尔基腱器（肌肉的张力感受器，位于肌肉－肌腱结合处）兴奋，激发抑制反应，使肌肉张力降低，肌肉放松，长度变长，从而逐步恢复肌肉的柔韧性（即肌肉的伸展性和弹性）。当快速牵拉肌肉时，肌梭（肌肉的长度感受器）兴奋，刺激传入神经纤维，增加肌肉张力，这一过程称为单突触牵张反射。限制关节活动的软组织可以是挛缩的肌肉、结缔组织和皮肤。当对这些组织施加牵伸时，牵伸的速度、强度和持续时间将影响不同软组织对牵伸力的反应。

2. 治疗作用

（1）增加关节活动范围　由于肢体长期制动，可导致肌肉紧张、软组织挛缩、关节活动受限。不良的生活习惯和工作姿势，导致肌肉的伸展性缺乏锻炼，也会引起肌肉轻微的挛缩或紧张，特别是下肢的腘绳肌、股直肌等。通过牵伸治疗可预防或改善肌肉、肌腱及关节囊等软组织挛缩，改善和恢复关节的活动范围。

（2）防止组织发生不可逆性挛缩　组织创伤导致的炎症和疼痛可使软组织出现挛缩现象，早期可采用主动抑制技术，通过反射机制来松弛紧张的肌肉，预防和治疗纤维粘连等不可逆性挛缩。早期应尽量避免被动牵伸，以免增加疼痛和紧张度。在肌肉紧张明显好转后，可用被动牵伸技术进一步拉长挛缩的肌肉，恢复生理性肌力平衡，增加关节活动范围。

（3）调节肌张力　长期制动或异常的姿势使肌肉、肌腱的弹性回缩力和伸展性降低，肌肉萎缩。牵伸可以刺激肌肉内的感受器——肌梭，来调节肌张力，增加肌力。中枢神经系统损伤导致的肌张力增高、肌肉痉挛、关节活动受限也可以通过牵伸技术降低肌张力。

（4）阻断恶性循环，缓解疼痛　长期制动导致韧带等纤维组织基质中的水分减少，黏弹性减弱，纤维之间润滑作用减弱；同时纤维之间的距离缩短，接触时间延长，致使化学横键形成，纤维之间出现粘连；若同时存在组织的炎症水肿，常有新生细纤维形成，而且排列紊乱，与原有纤维任意粘连，截面面积增加，限制其相对滑动。牵伸技术可使韧带等结缔组织在牵伸应力作用下逐渐延长，应力作用能促进胶原纤维的合成，并能使胶原纤维沿其纵轴重新排列，阻断恶性循环，缓解疼痛。

（5）提高肌肉的兴奋性　对于肌肉张力低下的肌群，在适当的静态牵伸延长肌肉后，可直接或间接反射性地提高肌肉的兴奋性，增强肌力。

（6）预防或减少肌肉、肌腱损伤　在肢体做某项体育运动前，应先做关节和软组织的牵伸活动，使肌肉力量、弹性、伸展性和关节的灵活性增加，可预防或减少软组织的损伤和疼痛。

（三）基本技术分类

根据牵伸力量来源、牵伸方式和持续时间，软组织牵伸技术分为以下几类：

1. 被动牵伸技术　是利用外力如操作者、器械或患者自身力量来牵伸的一种方法。根据是否使用器械又分为手法被动牵伸和机械被动牵伸。

（1）手法被动牵伸　操作者对发生紧张或挛缩的组织、活动受限的关节，通过手力牵伸，并通过控制牵伸方向、速度和持续时间，来增加挛缩组织的长度和关节活动范围。手法被动牵伸是临床最常用的牵伸技术。在临床治疗时，操作者应缓慢、轻柔、循序渐进地对肌肉进行牵伸，每次牵伸持续 10～30 秒，重复 3～5 次。手法被动牵伸不容易引起肌肉的牵伸反射和增加已被拉长的肌肉张力，也称静态牵伸。在徒手牵伸时切忌不要采用大强度、短暂的"跳跃性"牵伸，这种牵伸可迅速拉长肌梭，刺激牵伸反射，引起被牵伸的肌肉张力增加，并很容易导致新的肌肉损伤。

（2）机械被动牵伸 是指借助机械装置，增加小强度的外部力量，较长时间作用于缩短组织的一种牵伸方法。其牵伸力量通过重量牵引、滑轮系统或系列夹板而发生作用。牵伸时间至少要持续 20~30 分钟甚至数小时，才能产生治疗效果。例如，可以利用将沙袋、哑铃直接或间接地放在患者的肢体上的方法进行伸张，操作者可根据患者治疗的状况，逐渐加大或减少重物的重量或延长牵伸的时间来伸张关节。

2. 主动抑制技术 是指在牵伸肌肉之前，患者有意识地放松该肌肉，使肌肉收缩机制受到人为地抑制，此时进行牵伸的阻力最小。主动抑制技术只能放松肌肉组织中具有收缩性的结构，而对结缔组织则无影响。这种牵伸主要用于肌肉神经支配完整、患者能自主控制的情况下，而对那些由于神经－肌肉障碍引起的肌无力、痉挛或瘫痪，则无太大作用。临床上常用的主动抑制技术有：

（1）收缩－放松

操作步骤：①操作者被动活动患者关节至关节活动受限处，使欲牵伸的肌肉处于舒适无痛的位置。②牵伸的肌肉先进行等长抗阻收缩约 10 秒，使肌肉感觉疲劳。③患者主动放松肌肉。④操作者牵伸肌肉达关节最大活动范围。⑤休息 10 秒后重复上述过程 1~2 次。

注意事项：①要在无痛的状态下进行紧张肌肉的等长抗阻收缩。②牵伸时要有清晰的语言诱导。③亚极量、较长时间的等长抗阻收缩可以有效地抑制紧张肌肉，也便于操作者控制。所以在牵伸前，紧张肌肉不需要进行最大强度的等长抗阻收缩。

应用举例（肱二头肌紧张致伸肘活动受限）：①操作者将肘关节伸直到无痛的最大限度，使肱二头肌紧张。②操作者一手固定肱骨下端，另一手握住前臂下方并向足的方向施加阻力。③患者屈肘抗阻等长收缩约 10 秒。④肱二头肌放松。⑤操作者牵伸肱二头肌达肘关节伸肘到最大范围。⑥休息 10 秒后重复上述过程 1~2 次。

（2）收缩－放松－收缩

操作步骤：①操作者被动活动患者关节至关节活动受限处，使欲牵伸的肌肉处于舒适无痛的位置。②牵伸的肌肉先进行等长抗阻收缩约 10 秒，使肌肉感觉疲劳。③患者主动放松肌肉。④紧张肌肉的拮抗肌做向心性收缩至关节活动的最大限度，以对抗紧张的肌肉，增加关节活动范围。⑤休息 10 秒后重复上述过程 1~2 次。

注意事项：同"收缩－放松"技术。

应用举例（肱二头肌紧张致伸肘活动受限）：①至④步骤与"收缩－放松"相同。⑤患者主动做伸肘到最大范围。⑥休息 10 秒后重复上述过程 1~2 次。

（3）拮抗肌收缩

操作步骤：①将紧张的肌肉被动拉长到一个舒适无痛的位置。②紧张肌肉的拮抗肌做等张收缩。③对收缩肌肉施加轻微的阻力，但允许关节运动；当关节运动时，由于交互抑制的作用，紧张的肌肉被放松。④操作者被动活动关节至最大限度，以牵伸紧张肌肉。⑤休息 10 秒后重复上述过程 1~2 次。

注意事项：①避免施加的阻力太大，因其可以引起紧张肌肉的张力扩散而限制关节运动，或引起疼痛。②当肌肉痉挛限制了关节运动时，也可应用此技术。如果患者不能在"收缩－放松"技术中完成紧张肌肉无痛范围内的强力收缩，应用该技术很有帮助。

应用举例（屈肘疼痛、紧张）：①患者将肘关节置于一个舒适的体位。②肱三头肌（伸肘肌）主动收缩。③操作者在前臂下端向头的方向施加轻微的阻力，但允许关节的运动。④操作者将肘关节伸展到最大限度，牵伸肱二头肌。⑤休息 10 秒后重复上述过程 1~2 次。

3. 自我牵伸技术 是患者自己完成的一种肌肉伸展性训练，可以利用自身重量作为牵伸力量。操作者指导患者在处于固定而舒适的体位下进行牵伸训练，教会患者自我调节牵伸的方向、力量和持续的时间等，是巩固牵伸疗效的主要措施。

辅助方法：①热疗：肌肉的物理特性受温度的影响。当肌肉温度升高时，肌肉的黏滞性下降，伸展性和弹性增加。牵伸治疗之前在肢体局部先进行热疗，有利于肌肉等软组织的放松和牵伸。常用的热疗有蜡疗、热敷、超短波等。②按摩：做肢体的按摩可以增加局部的血液循环，降低肌痉挛和肌紧张，使软组织放松，改善其伸展性。③关节松动术：牵伸前，先进行关节松动术，恢复关节内正常的相互关系，可以缓解关节的疼痛和关节周围软组织的痉挛。④支具：在牵伸之后应用支具或动力夹板，使肌肉保持在最大有效长度，进行长时间持续的牵伸，可以防止牵伸过后关节功能的反弹，用于巩固治疗。

（四）临床操作程序

1. 牵伸前评估 牵伸治疗之前，操作者要对患者进行系统的检查和评估，了解患者关节活动范围受限的部位、性质、原因及功能情况。如软组织挛缩是关节功能受限的主要原因，可用软组织牵伸技术；如果是关节本身的原因，可用软组织牵伸技术加关节松动术。一般情况下，可先用关节松动术恢复关节内正常的相互关系，再用软组织牵伸技术。

2. 向患者解释牵伸目的、步骤 在牵伸之前，应选定最有效或最佳的牵伸方法，并向患者解释牵伸的目的、步骤及注意事项，以取得患者的配合。患者和操作者都应尽量保持舒适、放松、安全的体位，并充分暴露被牵伸部位。应鼓励患者积极主动参与康复训练，如患者保持被牵伸部位放松，主动配合操作者，可使牵伸治疗更容易完成。

3. 牵伸技术参数

（1）**牵伸方向** 牵伸力量的方向应与肌肉紧张或挛缩的方向相反。先以主动、小强度牵伸软组织；在可控制的关节活动范围内活动；缓慢移动肢体至关节受限的终末端；固定关节近端，活动远端肢体，以增加肌肉长度和关节活动范围。

（2）**牵伸强度** 牵伸力量必须足够拉紧软组织的结构，但不引起明显的疼痛或损伤。在牵伸过程中患者有轻微的疼痛感是正常的，但要以患者能够耐受为度。当患者感到明显疼痛或剧痛难忍，则视为负荷过度，易造成被牵伸组织损伤，应及时调整牵伸强度，以免造成医源性损伤。过度牵拉导致的疼痛可用冰疗进行处理。临床上常用低强度长时间的持续牵伸。

（3）牵伸时间　被动牵伸时间为每次 10～15 秒，也可达 30～60 秒，休息 15 秒，再重复 5～10 次，关节各方向依次进行牵伸。机械牵伸每次在 15～20 分钟，也可根据患者情况采用更长时间的持续牵伸。每日 1～2 次，10 次为 1 个疗程，一般需 3～5 个疗程。如规范治疗 1 个星期无明显疗效，应重新评估，及时调整参数或改用其他治疗方法。

（4）治疗反应　一般行牵伸治疗后患者感到被牵伸部位关节周围软组织放松，关节活动范围得到改善。如果第 2 天被牵伸部位依然明显肿胀或疼痛，甚至症状加剧，说明上次牵伸治疗的强度过大，应及时降低牵伸强度或暂停治疗 1 天。不同的部位、不同的病情，其牵伸的强度、时间及疗程等均不一样，治疗中应根据患者的具体情况及时进行评估，并制订合理的牵伸参数。

（五）常用的牵伸技术

软组织牵伸技术较为复杂，需要有扎实的运动学和运动解剖学基础，本书只介绍徒手被动牵伸技术。

1. 肩部肌肉　肩关节周围肌群有前屈、后伸、外展、内收、内旋和外旋等肌群，且许多肌肉都附着于肩胛骨上，因此牵伸肩部肌肉时须固定肩胛骨，使肩胛骨保持在没有外展、外旋的位置上。在牵伸肩部肌肉时，要防止出现肩胛骨的代偿性运动，否则很容易引起肩部肌肉过度牵伸。

（1）增加肩前屈活动　牵伸肩后伸肌群：患者仰卧位，上肢前屈，屈肘，前臂及手放松。操作者面向患者立于牵伸侧，上方手置于肩胛骨腋缘固定肩胛骨，下方手握住肱骨远端。操作者将肱骨被动前屈到最大范围。

（2）增加肩后伸活动　牵伸肩前屈肌群：患者俯卧位，上肢放在体侧，前臂及手放松。操作者面向患者立于牵伸侧，上方手固定肩胛骨，下方手握住肱骨远端，前臂托住牵伸侧上肢。操作者下方手将肱骨被动后伸至最大范围。

（3）增加肩外展活动　牵伸肩内收肌群：患者仰卧位，肩外展，屈肘 90°。操作者面向患者立于牵伸侧，下方手托住肘关节，上方手置于肩胛骨腋缘固定肩胛骨。操作者下方手将肱骨被动外展至最大范围。

（4）增加肩外旋活动　牵伸肩内旋肌群：患者仰卧位，肩外展 90°，屈肘 90°。操作者面向患者站在牵伸侧。上方手握住肱骨远端，下方手握住前臂远端。操作者下方手将前臂向床头被动运动至最大范围。

（5）增加肩内旋活动　牵伸肩外旋肌群：患者仰卧位，肩外展 90°，屈肘 90°。操作者面向患者的足部站在牵伸一侧。内侧手握住肱骨远端，外侧手握住前臂远端。操作者外侧手将前臂向床尾运动至最大范围。当牵伸肩内、外旋肌肉时，施加的牵伸力通过肘关节达到肩关节，须确保肘关节稳定、无痛和较低的牵伸强度，尤其是骨质疏松的患者要特别注意。

（6）增加肩水平外展活动　牵伸胸肌：患者仰卧位，患侧肩位于床沿，上肢外展

90°。操作者面向患者站在牵伸一侧。上方手握住肱骨远端，下方手握住前臂远端。操作者双手将上肢水平外展至最大范围。

（7）增加肩胛骨的活动 牵伸肩胛提肌：患者坐在椅子上，头转向非牵伸侧，稍向前屈，直至颈部后外侧有酸胀感。牵伸侧上肢外展，屈肘，手放在头后部。操作者站在患者身后牵伸侧，外侧手从前面托住患者前臂远端，内侧手放在牵伸侧颈肩部交界处。操作者外侧手向上抬，内侧手向下压，同时让患者深吸气后深呼气。

注意：为了更好地起到牵伸作用，以上每个牵伸动作达到关节活动的最大范围后要保持 15~30 秒，每个动作重复 3~5 次。

2. 肘部肌肉 牵伸肘部肌肉时，应注意要在前臂旋前、旋后和中立位进行牵伸，达到对不同屈肘肌（肱二头肌、肱桡肌）的牵伸。肘部肌肉牵伸时应避免暴力，以免引起肌肉创伤，导致骨化性肌炎的发生。尤其是儿童肘部肌群的牵伸，手法应轻柔、缓慢，采用长时间、牵拉力量较小的牵拉方式或应用主动抑制技术。

（1）增加伸肘活动 牵伸屈肘肌群：患者仰卧位，上肢稍外展。操作者面向患者头部站在牵伸侧，内侧手放在肱骨近端，外侧手握住前臂远端掌侧。操作者使患者伸肘至最大范围，并保持 15~30 秒，重复 3~5 次。

（2）增加屈肘活动 牵伸伸肘肌群：患者仰卧位，上肢稍外展。操作者面向患者站在牵伸侧，一手握住前臂远端掌侧，另一手托住肘部。操作者使患者屈肘至最大范围。

患者也可取坐位，手放在颈后部。操作者站在牵伸侧后方，外侧手握住肘部向上牵伸，内侧手握住腕部向下牵伸。此法对牵伸肱三头肌长头的效果较好。

（3）增加前臂旋前、旋后活动 牵伸旋后/旋前肌群：患者仰卧位，上肢稍外展，屈肘 90°。操作者面向患者站在牵伸侧，一手握住前臂远端掌侧，另一手握住肘关节以固定肱骨。操作者使患者肘关节旋前或旋后至最大范围。牵伸时，应固定肱骨以防止肩关节内、外旋的代偿运动，牵伸的力量使桡骨围绕尺骨旋转。

注意：为了更好地起到牵伸作用，以上每个牵伸动作达到关节活动的最大范围后要保持 15~30 秒，每个动作重复 3~5 次。

3. 髋部肌肉 髋部肌肉附着于骨盆和脊柱上，在进行髋部肌肉牵伸时，应固定好骨盆，以减少不必要的代偿运动，使牵伸力量更好地作用于髋部肌肉。

（1）增加屈膝时的屈髋活动 牵伸臀大肌：患者仰卧位，下肢稍屈髋、屈膝。操作者面向患者站在牵伸侧，一手握住足跟，另一手托住股骨远端。操作者双手托起下肢，被动屈髋、屈膝至最大范围。

（2）增加伸膝时的屈髋活动 牵伸腘绳肌：患者仰卧位，下肢伸直，牵伸侧下肢放在操作者肩上。操作者面向患者头部站在牵伸侧，内侧肩部托住患者下肢，双手放在股骨远端以固定股骨及骨盆。牵伸时操作者保持患者膝关节伸直，同时尽量屈曲髋关节至最大范围。

（3）增加伸髋活动 牵伸髂腰肌：患者俯卧位，牵伸侧下肢屈膝，非牵伸侧下肢伸膝。操作者面向患者站在牵伸侧，一只手放在臀部固定骨盆，另一手放在髌骨前方托住大腿。牵伸时操作者托住大腿并将大腿抬离床面，后伸髋至最大范围。

如果患者不能俯卧位，也可以取仰卧位。牵伸侧下肢伸直置于治疗床沿，非牵伸侧下肢屈髋、屈膝置于床面上。操作者面向患者站在治疗床边，一只手放在非牵伸侧髌骨下方，另一只手放在牵伸侧髌骨上方。牵伸时牵伸侧手向下压大腿，使髋后伸至最大范围，以牵伸髂腰肌。

（4）增加髋外展活动　牵伸髋内收肌群：患者仰卧位，下肢伸直。操作者面向患者站在牵伸侧，一只手放在对侧大腿内侧，另一手从腘窝下托住牵伸侧大腿。牵伸时操作者托住牵伸侧大腿并将下肢外展至最大范围。

（5）增加髋内收活动　牵伸髋外展肌群：患者侧卧在床边，牵伸侧在上。下方下肢屈髋、屈膝90°，上方下肢髋稍后伸，屈膝。操作者站在患者背后，一只手放在髂嵴上固定骨盆，另一只手放在股骨远端。牵伸时疗师托住大腿并内收髋至最大范围。

（6）增加髋旋转　牵伸髋内旋肌群或外旋肌群：患者俯卧位，牵伸侧下肢屈膝90°，非牵伸侧下肢伸直。操作者面向患者站在牵伸侧，一只手放在臀部固定骨盆，另一只手握住小腿远端外踝处。增加髋外旋时，操作者将小腿向内转至最大范围；增加髋内旋时，操作者将小腿向外转至最大范围。

注意：为了更好地发挥牵伸作用，以上每个牵伸动作达到关节活动的最大范围后要保持15～30秒，每个动作重复3～5次。

4. 膝部肌肉

（1）增加屈膝活动　牵伸伸膝肌群：患者俯卧位，牵伸侧下肢屈膝，在大腿下垫一毛巾卷，防止牵伸时挤压髂前上棘和髌骨受到挤压，非牵伸侧下肢伸直。操作者面向患者站在牵伸侧，一只手放在臀部固定骨盆，另一只手握住小腿远端内、外踝处。牵伸时操作者使患者被动屈膝至最大范围。

牵伸伸膝肌群也可在坐位进行：患者坐在床沿，屈髋90°，尽量屈膝。操作者位于牵伸侧的下肢外侧，一只手放在大腿远端固定，一只手握住内、外踝上方，尽量向后推小腿。

上述两种体位，俯卧位对增加屈膝90°～135°效果较好，坐位对增加屈膝0°～90°效果较好。

（2）增加伸膝活动　牵伸屈膝肌群：患者俯卧位，下肢伸展，在大腿远端垫一毛巾卷。操作者面向患者足部站在牵伸侧，一只手放在大腿后方固定骨盆及股骨，另一手握住小腿远端内、外踝处。牵伸时操作者将患者小腿向下压至最大范围。

如果伸膝在末端活动受限，患者可取仰卧位。操作者站在牵伸侧，一只手放在髌骨上方固定大腿，另一手握住小腿远端内、外踝处，向上抬小腿。

注意：为了更好地发挥牵伸作用，以上每个牵伸动作达到关节活动的最大范围后要保持15～30秒，每个动作重复3～5次。

5. 踝部肌肉

（1）增加踝背伸活动　牵伸踝跖屈肌群：患者仰卧位。操作者站在牵伸侧下肢外侧，一只手握住内、外踝处固定小腿，另一只手握住足跟，前臂掌侧抵住足底。牵伸时操作者使患者尽量踝背伸到达最大范围。

（2）增加踝跖屈活动　牵伸踝背伸肌群：患者坐位或仰卧位。操作者站在牵伸侧下肢外侧，一只手握住内、外踝处固定小腿，另一只手握住足背。牵伸时操作者使踝被动跖屈到达最大范围。

（3）增加踝的内、外翻活动　踝内翻时牵伸外翻肌群，踝外翻时牵伸内翻肌群：患者仰卧位，下肢伸直。操作者站在牵伸侧下肢外侧，一只手握住内、外踝下方的距骨处，另一只手握住足跟。当牵伸外翻肌群时，使踝关节被动内翻到最大范围；牵伸内翻肌群时，使踝关节被动外翻到最大范围。

注意：为了更好地发挥牵伸作用，以上每个牵伸动作达到关节活动的最大范围后要保持 15～30 秒，每个动作重复 3～5 次。

6. 颈部肌肉

（1）增加颈椎前屈活动　牵伸颈部伸肌群：患者坐位，操作者站立位，上方手置于患者顶枕部，下方手置于上段胸椎部位。牵伸时操作者下方手固定脊柱，上方手轻柔地向下压使颈部屈曲至最大范围。

（2）增加颈椎后伸活动　牵伸颈部屈肌群：患者坐位，操作者站立位，上方手置于患者前额部，下方手置于上段胸椎部位。牵伸时操作者下方手固定脊柱，上方手轻柔地向后推使颈部后伸至最大范围。

（3）增加颈椎侧屈活动　牵伸颈部对侧侧屈肌群：患者坐位，操作者站立位，上方手置于牵伸侧的颞部，下方手置于同侧肩部。牵伸时操作者下方手固定牵伸侧肩部，上方手缓慢地向对侧推动头部，使颈椎侧屈至最大范围。

注意：为了更好地发挥牵伸作用，以上每个牵伸动作达到关节活动的最大范围后要保持 15～30 秒，每个动作重复 3～5 次。

7. 腰部肌肉

（1）增加腰椎前屈活动　牵伸腰部伸肌群：患者站立位，操作者站于患者侧方，上方手于患者后背部，下方手置于腰骶部。下方手固定腰骶部，上方手轻轻向下压使腰椎前屈至最大范围。对于有骨质疏松的老年患者应特别注意，要低强度、缓慢地进行牵伸，避免爆发力或大强度牵伸，以免椎体发生压缩性骨折。

（2）增加腰椎后伸活动　牵伸腰部屈肌群：患者站立位，操作者站于患者侧方，上方手置于患者胸骨部，下方手置于腰骶部。下方手固定腰骶部，上方手轻轻向后推使腰椎后伸至最大范围。牵伸动作要缓慢进行，注意保持患者的平衡，让患者逐渐靠在操作者身上，避免摔倒。

（3）增加腰椎侧屈活动　牵伸腰部对侧侧屈肌群：患者站立位，操作者站于患者侧方，上方手置于患者牵伸侧肩膀，下方手置于对侧髂部。牵伸时操作者下方手固定对侧髂部，上方手缓慢地向对侧推，使腰椎侧屈至最大范围。

注意：为了更好地发挥牵伸作用，以上每个牵伸动作达到关节活动的最大范围后要保持 15～30 秒，每个动作重复 3～5 次。

（六）临床应用

1. 适应证

（1）躯干或四肢软组织的挛缩、粘连或瘢痕形成，引起肌肉、结缔组织和皮肤短缩，关节活动范围受限。如长时间制动、失用、烧伤、软组织挫伤等导致的挛缩、粘连或瘢痕形成，关节活动范围下降。

（2）中枢神经系统受损后，肌张力异常增高而导致的肌肉痉挛或挛缩。

（3）体育运动前后进行牵伸，有利于预防肌肉骨骼损伤，减轻运动后的肌肉疼痛，促进身体恢复。

2. 禁忌证 严重的骨质疏松；短缩或挛缩的软组织造成关节的固定，形成不可逆性挛缩；关节内或关节周围组织各种急性炎症、感染、结核或肿瘤；新近发生的骨折或骨折未愈合；肌肉或肌腱的损伤；神经损伤或神经吻合术后 1 个月内；活动关节或肌肉被拉长时疼痛剧烈；肌麻痹或严重肌无力患者。

3. 注意事项

（1）牵伸治疗前先进行评定，明确功能障碍的情况，选择合适的牵伸方式，使治疗更具有针对性。因水肿组织在牵伸后水肿易扩散，增加疼痛和肿胀，应避免牵伸水肿组织。避免过度牵伸肌力较弱的肌肉，应将牵伸和肌力训练结合起来，使患者在伸展性和力量之间保持平衡。

（2）牵伸治疗前可先进行热疗、按摩或关节松动术，增加挛缩组织的伸展性，缓解关节疼痛和周围组织的痉挛。

（3）避免挤压关节，对关节可稍加分离牵引力，牵伸力量要适度、轻柔、缓慢、持久，达到一定力量、持续一定时间。应避免暴力牵伸和跳跃性牵伸，以免刺激牵伸肌肉引起牵张反射。

（4）要及时了解患者的治疗反应，牵伸后肌肉酸胀属正常反应，但如果肌肉酸胀持续超过 24 小时，甚至引起关节疼痛，说明牵伸强度过大，须调整牵伸参数或休息 1 天。牵伸后应注意肢体的保暖，或佩戴支具，以巩固牵伸效果。

四、肌力和肌肉耐力训练技术

肌肉力量和耐力下降引起的运动功能障碍是临床常见的症状之一，可以通过训练达到发展肌力和肌肉耐力，从而恢复和增强运动能力的目的。

（一）基本概念

1. 肌力 指肌肉收缩时所能产生的最大力量。

2. 耐力 指有关肌肉为某项特定任务而进行持续的等长收缩或多次的等张（速）收缩的能力，其大小可以用从开始收缩直到出现疲劳时已收缩了的总次数或所经历的时间来衡量。主要与肌纤维的类型、酶的多少及肌力的大小等有关。耐力与所进行的运动强度有一定的关系，即运动强度越大，肌肉耐力就越小。

3. 向心性收缩 肌肉收缩时，肌肉的起止点之间的距离缩短产生的加速运动，如屈肘时的肱二头肌收缩。

4. 离心性收缩 肌肉收缩时，肌肉起止点的距离被动延长，肌肉同时产生较大的张力，如下蹲时的股四头肌收缩、上肢负重屈肘时缓慢放松肱二头肌的收缩，都是离心性收缩。

5. 等长（静力）收缩 肌肉收缩时，肌肉长度保持不变，不产生关节活动，但肌肉能产生的极大张力。在日常工作和生活中，等长收缩常用于维持特定体位和姿势。在训练中，等长收缩不受环境限制，简单易行，特别适用于骨折、关节炎或因疼痛关节不能活动的情况下进行的肌力增强训练，可用于肌力为 2~5 级的肌肉训练。

6. 等张（动力）收缩 肌肉收缩时，肌张力保持不变，肌肉长度改变并产生关节活动的一种训练方法。可分为向心性收缩和离心性收缩。通常离心性收缩产生的肌力要大于向心性收缩产生的肌力。

7. 等速运动 利用等速仪器设定速度，肌肉根据预先设定的恒定速度进行的运动。

（二）影响因素和分类

1. 影响因素

（1）肌肉的横断面积 肌力的大小与肌肉的横断面积成正比，即横断面越大，肌纤维的数量越多、越粗，产生的肌力越大。

（2）肌肉的初长度 即肌肉收缩前的长度。当肌肉被牵拉至其静息长度的 1.2 倍时，产生的肌力最大。

（3）肌纤维的类型 肌肉力量的大小取决于骨骼肌纤维中的快肌和慢肌纤维在肌肉中所占比例。快肌纤维比例高，肌力大；慢肌纤维比例高，肌肉耐力大。

（4）肌肉收缩的形式和速度 不同的收缩形式产生不同的肌力，一般是离心性收缩产生的肌力最大，其次为等长收缩，最小为向心性收缩。速度越慢产生的肌力越大。

（5）肌肉的募集 肌肉收缩时受中枢神经系统功能的影响，运动神经发出的神经冲动愈大，频率愈高，参与收缩的运动单位的数量就愈多，肌力就越大。缺乏训练的人只能募集 60% 的肌纤维，而训练良好的人可募集 90% 以上肌纤维参与。

（6）年龄和性别 肌力在 20 岁达高峰，之后随着年龄的增长逐渐下降。男性肌力较女性大，女性肌力约为男性肌力的 2/3，考虑与雄性激素有关。

（7）心理因素 通过积极的训练，训练者的肌力比自主最大收缩力增加 20%~30%。

2. 分类

（1）根据训练目的分类 可分为增强肌力训练和增强肌肉耐力训练两种。当增强肌力训练时，募集含肌原纤维较多的快肌纤维，应加大负荷量，加快运动速度及缩短训练的时间；而增强肌肉耐力训练时，募集较多的慢肌纤维，则负荷量应相对较少，一般为最大收缩强度的 40%，重复次数应增加，训练的时间应延长。

（2）根据肌力大小分类 可分为意想训练、被动运动训练、辅助主动运动训练、主动运动、抗阻主动运动等。

（3）根据肌肉收缩方式分类　可分为等长训练、等张训练和等速训练。

（三）基本原则

为达到增强肌力的目的，训练时应遵循以下训练原则：

1. 阻力原则　阻力的施加是增强肌力的重要原则。阻力主要来自于肌肉本身的重量、肌肉在移动过程中所受到的障碍大小、纯粹的外加阻力等。当肌力大于 3 级，考虑抗阻训练。

2. 超常负荷原则　即训练时运动必须超过一定的负荷量和保证超过一定的时间。除非使肌肉的负荷超过日常的活动，否则就不能改善肌力。肌群经过训练后，产生适度的疲劳，肌肉先经过疲劳恢复阶段，再经过超量恢复阶段，即超负荷可能引发超量恢复机制。这种超量负荷的巩固和叠加，逐步实现肌肉形态的发展和肌力的增强。持续训练 6 周，才可取得明显的效果。训练者要满足一定的运动强度、训练的持续时间、运动频率、一定的运动间期和根据肌肉收缩的形式选择相应的训练方法 5 个基本条件。

3. 肌肉收缩的疲劳原则　即训练时应遵循使肌肉感到疲劳但不应该过度疲劳的原则，也是控制超常负荷不至于过度的一个主观限制指标。如果训练时间足够，又出于患者自愿，训练应持续到感到疲劳为止，在训练的中间最好不要休息。训练中一定要注意不要过度疲劳。过度疲劳的表现：运动速度减慢、运动速度下降，肢体出现明显的不协调动作，或主诉疲乏劳累。

（四）常用的肌力训练方法

肌力训练前要对相关肌肉进行肌力评定，根据患者原有肌力水平选择合适的肌力训练方式。常用的训练方法如下：

1. 意想训练　又称传递神经冲动训练，适用于肌力为 0~1 级的患者。是操作者引导患者做主观努力，通过意念的方式，竭力引发瘫痪肌肉收缩的训练方法。此时大脑皮质运动区发放冲动，通过脊髓前角细胞向周围传递，活跃神经轴突流，增强神经营养作用，促进神经再生，使瘫痪肌肉逐步恢复功能。意想训练与被动运动训练结合进行，效果较好。

2. 辅助主动运动训练　适用于肌力为 1~2 级的患者。患者肌力较弱不能独自主动完成动作，在操作者、器械、水的浮力或患者健侧肢体提供的外力辅助下，通过患者主动收缩肌肉来完成动作，逐步增加肌力。注意在训练时随着肌力的恢复要不断改变辅助的方法和辅助量。具体分以下几种方法：

（1）徒手辅助主动运动训练　当肌力为 1 级或 2 级时，操作者运用手法帮助患者进行主动运动。例如，当股四头肌肌力为 2 级时，让患者侧卧位，训练一侧下肢在下方，膝关节屈曲，操作者面向患者站立，一只手拖起上方下肢，让患者主动伸展下方下肢的膝关节，同时操作者的另一只手在下方下肢小腿后方稍加辅助力量。随着患者主动运动能力的改善，操作者的辅助量要逐步减少，以增强训练效果。

（2）滑面上辅助主动运动训练　在光滑的板面上利用撒滑石粉或固定小滑车等方

法减少肢体与滑板之间的摩擦力，进行滑面上的辅助运动；也可通过垫毛巾或加大滑板的倾斜度等方法加大摩擦力在板上做滑动运动。此训练是在克服一定阻力下进行的，比徒手和悬吊的辅助方法难度有所提高。

（3）滑车和重锤辅助主动运动训练　徒手辅助和滑面上辅助主动运动训练均是在水平面上进行的，而滑车和重锤辅助运动训练是在垂直面上进行的，是利用滑车、重锤减轻患者肢体的自身重量。此方法适用于拮抗肌可拉起重锤的患者，且只适用于髋、肩、膝等大关节，不能用于手指、手、肘和踝等关节的训练。

（4）浮力辅助主动运动训练　是利用水对肢体的浮力，进行辅助主动运动的训练。

3. 主动运动训练　适用于肌力达3级以上的患者。是在不借助外力，也无外阻力的情况下，患者主动用力完成的训练。训练中应取正确的体位和姿势，将肢体置于抗重力位，防止代偿运动，并需根据患者的情况调整训练的速度、次数、间歇。

4. 抗阻主动运动训练　抗阻主动运动适用于肌力已达4级或5级、能克服重力和阻力来完成运动的患者。抗阻主动运动训练需要克服徒手施加、滑车、重锤、弹簧、摩擦力、流体阻力等外加阻力。常用的抗阻主动运动训练有：

（1）徒手抗阻主动运动训练　让患者处于适合训练的舒适体位，告诉患者尽最大努力但在无痛范围内完成训练，将阻力置于肢体关节的远端，确定阻力的方向，一般为所需运动的相反方向。提供的阻力应适合患者现有的肌力水平，初始为轻微阻力，以后逐渐增大阻力；每一种运动可重复8～10次，并有一定的休息时间，逐渐增加训练次数。

（2）加重物抗阻主动运动训练　直接用手拿重物或把重的东西系在身体某部位进行训练。例如，膝伸展动作时，将沙袋固定在脚上进行训练。

（3）重锤与滑车抗阻主动运动训练　此方法以重锤为阻力，用滑车改变牵引的方向，牵引方向与肢体应成90°角，肌肉可发挥最大力量。运动时速度不宜过快，肌肉收缩到极限后应暂停2～3秒，无论是向心性或离心性收缩，每个动作都要缓慢进行。

（4）弹簧抗阻力主动运动训练　以弹簧的弹性为阻力。

（5）摩擦阻力抗阻主动运动训练　一般不常用。

（6）水中抗阻主动运动训练　浮力可协助运动，对抗浮力的运动就是抗阻运动。例如，在四肢末端系上浮子，再向下方运动克服浮力的阻力。

抗阻训练可采用渐进性的方法进行，以大负荷、少重复为原则。例如，DeLorme（德洛姆）法：即先测定重复10次运动的最大负荷，称为10RM值。用10RM的1/2运动强度运动，重复10次，间歇60秒；再以10RM的3/4运动强度重复训练10次，间歇60秒，再进行10RM运动强度重复10次，每周根据患者情况适当调整10RM的量。又如Oxford（奥克斯福德）法：是将德洛姆法中负荷顺序颠倒，即第1、2、3组训练负荷量分别为1、3/4及1/2的10RM。

另外，抗阻训练亦可采用短暂最大负荷练习。这是由Rose提出的一种等张和等长收缩相结合的肌肉训练方法，即在最大负荷下以等张收缩完成关节运动，并在完成时接着做等长收缩5～10秒，然后放松，重复5次，每次增加负荷0.5kg。等长收缩不能维持 5 ~ 10 秒者，则不加大负荷。

5. 悬吊训练　悬吊训练是近年发展起来的一种技术系统，对于肌力 1 ~ 5 级的患者，可分别进行助力主动运动和抗阻主动运动训练。悬吊训练可利用绳索、挂钩、滑轮等简单装置，将运动的肢体悬吊起来，以减轻肢体的自身重量，然后在水平面上进行训练。如训练股四头肌肌力时，患者患侧在上，可在膝关节垂直方向的上方置一挂钩，另一端用吊带在踝关节处固定，用绳索悬吊，使小腿悬空，让患者完成膝关节的全范围内屈伸运动。随着肌力的改善可以调节挂钩的位置、改变运动面的倾斜度、用手指稍加阻力或用重锤做阻力，以增加训练难度。

6. 等长肌力训练　也称静力性训练，适用于肌力 2 ~ 5 级的患者。肌肉等长抗阻收缩时，肌张力明显升高，肌力显著提高，但不产生明显的关节运动。等长肌力训练主要适用于关节不能或不宜运动时（如关节石膏或夹板固定、关节创伤、炎症或关节肿胀等情况）的肌力训练，以延缓和减轻肌肉废用性萎缩。等长肌力训练是增强肌力的最有效的方法。

7. 等速肌力训练　可根据肌力恢复的程度，选择不同的训练模式：对于 3 级以下的肌力，可先在持续被动活动模式下进行助力运动训练；对于 3 级以上肌力可选用向心性肌力训练和离心性肌力训练。等速肌力训练在专门的等速训练器上进行，训练前设定运动速度、间歇时间、训练组数和关节活动范围等。训练中运动速度不变，但遇到的阻力则随着用力的程度而变化，以使运动肢体肌肉的肌张力保持最佳状态，从而达到最好的训练效果。但等速肌力训练也有以下方面的不足：必须借助较昂贵的仪器，不宜普及；较费时费力，操作者需花一定的时间进行器械的使用培训等。

8. 其他训练方法

（1）振动肌力训练　是一种新兴的肌肉力量训练方法，多与传统抗阻训练同时进行。原理是通过外界的振动刺激引起 Ia 传入纤维兴奋，同时激活快肌纤维和慢肌纤维，最大限度地募集运动单位参与运动。振动肌力训练分为局部和全身振动肌力训练两种。局部振动肌力训练是将振动器放于局部肌腹和肌腱上，全身振动肌力训练是患者单腿或双腿站立在训练平台上进行。振动肌力训练能够提高肌肉的爆发力和运动控制能力，可用于肌力下降和脑卒中平衡训练。

（2）中枢性损伤的肌力训练　中枢性损伤患者的肌力训练重点是增强软弱无力肌群的力量。痉挛期患者应避开会加重痉挛肌群的肌力训练，以多轴位、多关节、多组肌群参与的综合肌力训练练。中枢性损伤的肌力训练时间不宜过长，以免诱发肌痉挛。

（五）常用的肌肉耐力训练方法

肌力训练的同时已有肌肉耐力训练，但两者在训练方法上有所不同：为了迅速发展肌力，要求在较短的时间内对抗较重负荷，重复次数较少；而发展肌肉耐力则需在较轻负荷下，在较长时间内多次重复。临床上常将肌力训练与肌肉耐力训练结合起来进行，从而使训练更为合理。常用的增加肌肉耐力的方法有：

1. 等张训练法　先测定重复 10 次运动的最大负荷，即 10RM 值。用 10RM 的 80%

量作为训练强度，每组练习 25 次，重复 3 组，每组间隔 2 分钟。亦可采用 5cm 宽、1m 长的弹力带进行重复牵拉练习。弹力带的一头固定于床架或其他固定物上，根据需要进行某一肌群的耐力练习，尽量反复牵拉弹力带直至肌肉疲劳，休息 2 分钟，重复 3 组，每日 1 次。

2. 等长训练法　取 20%~30% 的最大等长收缩阻力，做逐渐延长时间的等长收缩练习，直至出现肌肉疲劳为止。每日 1 次，每周练习 3~5 天。

3. 等速训练法　在等速训练仪上选择快速运动速度，然后做快速重复运动，对增强肌肉耐力效果明显。每次重复运动 100 次为 1 个训练单位，根据肌肉功能适应情况，逐渐增加到 2 个或 3 个训练单位，每组间休息 2 分钟，直至出现肌肉疲劳为止。每日 1 次，每周练习 3~5 天。

4. 全身耐力训练　即有氧运动训练，运动时间一般为 20~30 分钟，强度不宜过大。可采用慢跑、划船、登山及练五禽戏和八段锦等。以每日或隔天训练为宜。

（六）临床应用

1. 适应证　①失用性肌萎缩：由制动、运动减少或其他原因引起的肌肉失用性改变，导致肌肉功能障碍。②肌源性肌萎缩：肌肉病变引起的肌萎缩。③神经源性肌萎缩：由神经病变引起的肌肉功能障碍。④关节源性肌无力：由关节疾病或损伤引起的肌力减弱，肌肉功能障碍。⑤健康人或运动员的肌力训练。⑥其他：由于其他原因引起的肌肉功能障碍等。

2. 禁忌证　各种原因所致关节不稳、骨折未愈合又未做内固定、骨关节肿瘤，以及全身情况较差、病情不稳定、严重的心肺功能不全者等。

3. 注意事项

（1）选择适当的训练方法　适当的方法可有效增强肌肉的力量。应根据功能的需要和训练的可能性，选用适当的负荷量、肌肉收缩的类型、动作进行的速度、重复次数等。具体应考虑以下因素：肌力的训练目的、肌力恢复的现有程度、关节活动是否受限，以及有无疼痛、姿势与体位是否受限等。

（2）选择合适的地点　肌力增强训练在任何地点都可进行，但以环境安静、患者能集中精力训练及便于调整训练体位和姿势的地点为宜。

（3）注意调节阻力　增强肌力训练的关键点之一是阻力的施加及调整是否得当。

（4）掌握正确的运动量　训练量应根据患者的身体状况，从较小的负荷开始，然后逐渐增大负荷量。每次训练均要引起一定程度的肌肉疲劳，才能通过超量恢复达到增强肌力的目的，但原则上以训练后的第 2 天患者不感到疲劳和疼痛为宜。

（5）对患者进行讲解和鼓励　向患者说明训练目的、方法及肌力加强后对患者产生的作用，让患者掌握正确的训练方法和要领，使其配合及努力训练，提高训练的效果。

（6）防止出现代偿运动　选取适于运动的姿势、体位及能防止代偿性运动的体位。在增强肌力训练时不准许代偿动作，操作者应利用徒手或固定等方法抑制患者出现代偿动作。

（7）做好正确详细的训练记录 认真记录患者的训练情况，包括训练时患者的运动负荷、运动量、肌力的情况，并根据患者的状况随时调整训练的强度、时间等。

（8）注意心血管反应 等长抗阻力运动，特别是对抗较大的阻力时，具有明显的升血压反应，加之等长运动伴有憋气，对心血管造成额外的负荷。因此，有高血压、冠心病或其他心血管疾病者应禁忌在等长抗阻运动时过分用力或憋气。

五、平衡和协调功能训练

（一）平衡功能训练

1. 基本概念 平衡是指人体受到各方向的作用力和反作用力大小相等的一种稳定状态。不论处在何种位置、进行何种运动，或受到外力作用时，能自动地调整并维持的能力，即当人体重心垂线偏离稳定的支持面时，能立即通过主动或反射性的活动使重心垂线返回到稳定的支持面内，这种能力称为平衡能力。平衡是人体保持体位，完成起居动作和步行等日常生活活动的基本保证。平衡训练是为提高患者维持身体平衡能力所采取的各种训练方法。通过平衡训练，能激发姿势反射，加强前庭器官的稳定性，从而改善平衡能力，并且有助于运动能力的提高。

2. 平衡的分类 分为静态平衡、动态平衡两大类。

（1）静态平衡 又称一级平衡，是指在无外力的作用下，人体或人体的一部分处于某种特定的静态姿势（如坐或站等姿势），自身能控制及调整身体的平衡，保持稳定状态。

（2）动态平衡 分为两类：①自动态平衡：又称二级平衡，是指人体在无外力作用下进行各种自主活动，从一种姿势调整到另外一种姿势时，能重新获得稳定状态的能力。②他动态平衡：又称三级平衡，当外力作用于人体或身体的原有平衡被破坏后，人体产生反应，及时地调整身体的姿势来恢复稳定状态的能力。

3. 引起平衡障碍的原因 主要有中枢神经系统功能障碍、肌力与肌肉耐力低下、关节的灵活度和软组织的柔韧度下降、视觉障碍、前庭功能紊乱、本体感觉障碍等。

4. 基本原则

（1）安全性原则 是平衡训练的首要原则，在操作者的监护下，将患者被动地向各个方向移动到失衡或接近失衡的点上，然后让患者自行返回到平衡的位置上。要严密监控防止意外，又不能帮扶患者，一定让患者有安全感，否则会因害怕诱发联合反应影响平衡。

（2）循序渐进原则 ①从静态平衡到动态平衡：开始使患者保持安静状态的平衡，然后逐渐给予外力刺激，如从患者的前面、后面、侧面或对角线方向推拉患者，逐步加大平衡难度，增加其对抗干扰的能力，使患者在动态情况下也能保持平衡。注意由轻及重使用外力。②稳定极限由大到小：训练时支撑面积逐渐由大变小，初时可以在支撑面积较大或使用辅助器具较多的体位进行训练，当患者的稳定性提高后，则减小支撑面积或减少辅助器具的使用。例如，开始时进行坐位训练，再逐步过渡至站位，站位训练时两足之间距离逐渐变小至并足，然后单足站立再到足尖站立，逐渐增加平衡训练的难度。开始训练时除了支撑面由大变小外，还应由硬而平整的支撑面逐步过渡到软而不平整的支撑面进行。例如，开始时在治疗床上进行训练，平衡功能改善后，过渡到软垫上和治疗球上训练。③身体重心由低到高：操作者通过改变患者的体位训练来变换身体的重心高度。仰卧位→前臂支撑下的俯卧位→肘膝跪位→双膝跪位→半跪位→坐位→站立位，这样重心由低到高，逐渐增加平衡训练的难度。④从睁眼到闭眼状态下训练：视觉对平衡功能有补偿作用，因而开始训练时可在睁眼状态下进行，当平衡功能改善后，可在闭眼状态下进行。⑤逐渐增加训练的复杂性：为增加难度，可在训练中增加上肢、下肢和躯干的扭动等。

（3）综合训练原则　存在平衡功能障碍的患者往往同时具有肌力、肌张力、关节活动度或步态等异常，还可能存在认知、言语等功能障碍。因此，在平衡训练的同时，也要进行肌力、言语、认知、步态等综合性训练，如此也能促进平衡功能的改善。

（4）个体化原则　每个患者的病因不同，平衡障碍的类型和程度也不同，要坚持个体化原则。

5. 常用的平衡训练的方法　平衡训练时，一般先从卧位开始。因为卧位的支撑面最大、最稳定，患者比较容易掌握平衡技巧。逐渐过渡到最不稳定的体位（如站立位）。不论在什么体位下训练，首先需要控制头部的稳定，其次是颈部和躯干肌肉的协同收缩，以保持躯干的稳定性。

（1）仰卧位平衡训练　这种体位适合于偏瘫患者的平衡训练，桥式运动是其主要采用的训练方法。桥式运动可提高腰背肌力量和骨盆的控制能力，缓解躯干及下肢的痉挛，诱发下肢分离运动，提高躯干肌肌力和平衡能力。应鼓励患者在病情稳定后尽早进行桥式运动训练。

桥式运动的训练方法：患者仰卧位，双手放于体侧，或双手交叉手指相握，患手大拇指放在上面，以对抗其内收和屈曲。下肢屈曲支撑于床面，患者将臀部抬离床面，尽量抬高，即完成伸髋、屈膝、足平踏于床面的动作，双侧下肢同时完成此动作为双桥运动（图2-88），单侧下肢完成此动作为单桥运动（图2-89）。当患者不能主动完成抬臀动作时，可给予适当的帮助。操作者双手拍打患者臀部，刺激臀肌收缩，帮助患髋伸展（图2-90）。在进行桥式运动时，患者两足间的距离越大，伸髋时保持屈膝所需的分离性运动成分就越多。随着患者控制能力的提高，可由双桥运动过渡到单桥运动，增加难度。

（2）前臂支撑下的俯卧位平衡训练　主要适合于截瘫患者，是上肢和肩部的强化训练及持拐步行前的准备训练。主要包括：①静态平衡训练：患者取俯卧位，前臂支撑，保持静态平衡。平衡保持时间达30分钟后，再进行动态平衡训练。②自动态平衡训练：患者取俯卧位，前臂支撑，患者自己向各个方向活动并保持平衡。③他动态平衡训练：患者取俯卧位，前臂支撑，操作者向各个方向推动患者的肩部。使患者失去静态平衡的后，又能够在干扰后恢复到平衡的状态，并逐渐增加推动的力度和范围。

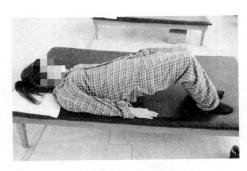

图 2 – 88　双桥运动

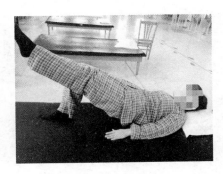

图 2 – 89　单桥运动

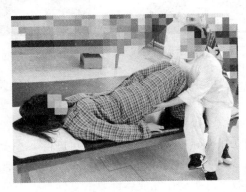

图 2 – 90　辅助桥式运动

（3）跪位平衡训练　①手膝位平衡训练：此种训练体位主要适合于截瘫患者，也适用于运动失调症和帕金森综合征患者。患者保持手膝跪位，由手部和膝部作为体重支撑点，在能保持静态平衡后，患者自己向前、后、左、右各个方向活动身体并保持平衡，也可上、下活动躯干并保持平衡。然后可指示患者将一侧上肢或下肢抬起并保持平衡。随着稳定性的增强，再将一侧上肢和另一侧下肢同时抬起并保持平衡，如此逐渐增加训练的难度和复杂性。②双膝跪位和半跪位平衡训练：这两种训练体位主要适合于截瘫患者。双膝跪位平衡掌握后，再进行半跪位平衡训练。患者取双膝跪位（图 2 – 91）或半跪位，然后保持平衡。静态平衡保持达到半小时后，可进行动态平衡训练。患者自己向各个方向活动身体，然后保持平衡（图 2 – 92）。也可进行抛接球训练：操作者从各个方向向患者抛球，患者接到球后，再抛给操作者，如此反复。抛球的距离和力度可逐渐加大，以增加训练难度。然后操作者向各个方向推动患者。无论是患者自己活动，还是抛接球训练，一般是先在治疗床上进行，然后在平衡板上进行，以增加平衡训练的复杂性。

（4）坐位平衡训练　对于截瘫的患者，在进行平衡训练时应该由前臂支撑下的俯卧位、手膝跪位、双膝跪位、半跪位逐渐过渡到坐位和站位。而对于偏瘫患者则主要是进行坐位和站位的平衡训练。坐位平衡训练主要包括长坐位平衡训练和端坐位平衡训练。

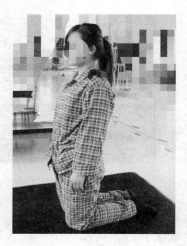
图 2-91 跪位静态平衡

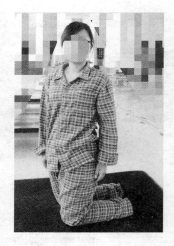
图 2-92 跪位动态平衡

1）长坐位平衡训练：一般来说截瘫患者多采用长坐位（髋关节屈曲90°、双下肢伸直）进行平衡功能训练。主要包括：①静态长坐位平衡训练（图2-93）：患者取长坐位，在患者前方放一面姿势矫正镜，操作者位于患者的后方，辅助患者保持静态平衡，逐渐减少辅助力量，患者能够独立保持静态平衡半小时后，再进行下一步的动态平衡训练。②自动态长坐位平衡训练（图2-94）：患者取长坐位，向各个方向活动，做头、颈、躯干的前倾、左右倾斜和旋转练习。每次动作完成后都要恢复到直立坐位。双上肢从前方或侧方抬起至水平位，或抬起举过头顶，并保持长坐位平衡。双手抓握，肘关节伸直，向前方伸出，以手触及下肢外侧的床沿为限。或让患者伸手向不同方向抓握或触摸一件物品，或让患者将球向不同的方向推，或将气球击向别人。每次动作后都要回到原位。亦可进行抛接球训练，以进一步增加患者的平衡能力，也可增加患者双上肢和腹背肌的肌力和耐力。在进行抛接球训练时要注意从不同的角度向患者抛球，同时可逐渐增加抛球的距离和力度来增加训练的难度。③他动态长坐位平衡训练（图2-95）：患者取长坐位。在治疗床上训练时，操作者从患者的前面、后面、左右两侧用手推动患者肩部，使患者倾斜，训练坐位动态平衡。患者也可坐在平衡板上，操作者向各个方向推动患者。

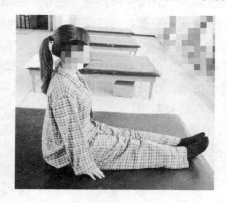
图 2-93 静态长坐位平衡训练

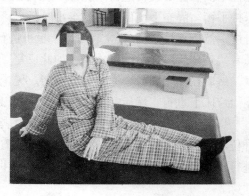
图 2-94 自动态长坐位平衡训练

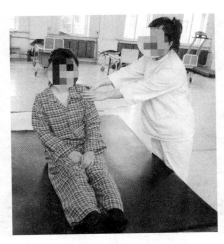

图 2 - 95 他动态长坐位平衡训练

2）端坐位平衡训练：偏瘫患者多采用端坐位平衡训练，即髋关节屈曲 90°、膝关节屈曲 90°、双足着地的坐位平衡训练。方法同上。

（5）立位平衡训练　无论是偏瘫、截瘫还是其他情况引起的平衡功能障碍，均应进行立位平衡训练，为步行做好准备。

1）静态立位平衡训练：①辅助静态立位平衡训练：在患者尚不能独立站立时，需首先进行辅助静态立位平衡训练。可以由操作者扶助患者，也可以由患者自己扶肋木、助行架、手杖或者患者站于平行杠内扶助步行。根据患者的静态平衡情况，可以减少辅助的程度，直至进行独立立位平衡训练。②独立立位平衡训练：训练时患者面对姿势镜，这有助于了解自己的姿势，在训练时可以提供视觉反馈，并且可以自我矫正异常姿势，保持正确姿势（图 2 - 96）。独立站立并可保持平衡达到一定的时间，就可以进行动态立位平衡训练。

2）自动态立位平衡训练：患者取站立位，面对镜子，操作者站于患者旁边：①躯体各方向移动训练：腰背伸直，肩部保持中立位，双下肢支撑体重，保持稳定。操作者嘱患者头和躯干向后转动，身体交替向侧方、前方或后方倾斜，然后回到中立位（图 2 - 97）。手分别伸向前方、侧方、正上方及后方抓握物品，然后回到直立位置。拿一物体放于地面上距离患者不同的地方，鼓励患者弯腰伸手去拿物体。②左右侧下肢交替负重：患者将身体重心向患侧移动，尽可能让患侧下肢负重，单独支撑体重，然后再用同样方法将重心回到双下肢同等量支撑体重。嘱患者用患侧下肢负重，将健腿分别向前、后和侧方迈一步，并将重心移到患腿上，使其逐渐能独立支撑体重。操作者需特别注意监护患者，以免发生跌倒，也需注意矫正不正确的姿势。③抛接球训练：在进行抛接球训练时操作者可从不同的角度向患者抛球，同时可逐渐增加抛球的距离和难度（图 2 - 98）。

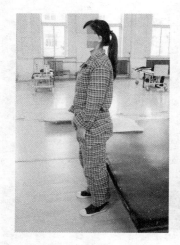 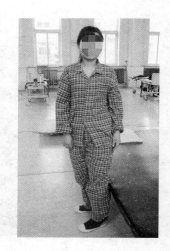

图 2 – 96　独立立位平衡训练　　　　　图 2 – 97　躯体各方向移动训练

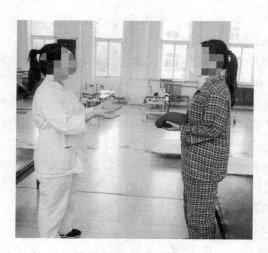

图 2 – 98　抛接球训练

　　3）他动态立位平衡训练：患者面对镜子保持独立站立位。操作者站在患者前面，用双手拉动患者双手向前、后及两侧来回推拉，要求患者恢复并保持立位平衡（图 2 – 99）。这种训练可根据患者不同的平衡能力分别在硬而大的支撑面上、软而小的支撑面上（气垫或软床垫）及活动的支持面（如平衡板）上循序渐进地进行。

　　（6）使用器械训练　①平衡板训练：为确保患者安全，平衡板可先置于平行杠内，操作者紧靠患者的患侧站立，双手调整患者的站立姿势并指导其进行双下肢重心转移。然后操作者用双足缓慢地摇动平衡板破坏身体的平衡，诱发患者头部及躯干的平衡反应（图 2 – 100）。②体操球训练：操作者帮助患者俯卧在一个大球上，然后持患者的双腿向前后拉，使患者的身体随球前后移动，运动中令患者尽量伸展双上肢和头部。③静/动态站立平衡训练仪训练：是平衡训练的专门设备，能进行评估和综合训练。静/动态站立平衡训练仪不仅仅是安全的站立，对于不能自己单独站立的活动受限制者，可帮助其约束双腿及腰部，使其可以在腰部的带动下向各个方向移动。

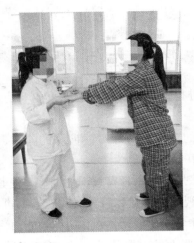
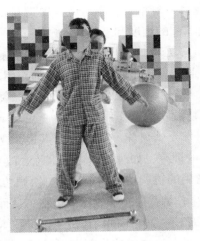

图 2 - 99　他动态立位平衡训练　　　　　图 2 - 100　平衡板训练

6. 注意事项　①训练前对患者进行评定，注意综合康复。②动态平衡训练一定要注意保护患者，要让患者有安全感，减少恐惧心理。③严格掌握运动量，不应使患者感到过度疲劳，训练中出现不协调运动应及时纠正。④严重的心肺疾患及生命体征不稳时，不宜训练。

（二）协调功能训练

1. 基本概念　协调是指人体产生平滑、准确、有控制地随意运动的一种能力。正常的随意运动由主动肌、拮抗肌、固定肌和协同肌的协调运动完成。所完成运动的质量应包括按照一定的方向和节奏，采用适当的力度和速度，达到准确的目标等。协调与平衡密切相关，是运动控制的有力指标。协调运动的产生需要完整的深感觉、前庭、小脑及锥体外系的参与，其中小脑对协调运动起着更为重要的作用。协调功能障碍又称为共济失调。

2. 协调的分类　根据中枢神经系统病变部位不同，可将协调功能障碍分为小脑性共济失调、大脑性共济失调、感觉性共济失调（脊髓后索病变引起的深感觉障碍）。

3. 协调的影响因素　协调训练强调动作的完成质量，要掌握协调训练方法，需先了解协调的影响因素。

（1）视觉、本体感觉　视觉对协调功能有补偿作用，本体感觉同样对协调有重要的维持作用。

（2）与协调有关的运动控制系统　中枢神经系统和肌肉骨骼系统的功能越接近正常，则协调功能越接近正常。

（3）动作的频率　协调动作的频率越低，越易保持协调；反之，协调动作的频率越高，则越易失去协调性。

（4）其他因素　如心理、认知和患者的主动性、注意力等，也会影响协调训练效果。

4. 基本原则

（1）由易到难，循序渐进　先进行简单动作的练习，掌握后再完成复杂的动作，逐步增加训练的难度和复杂性。

（2）重复性训练　每个动作都需重复练习，才能被大脑记忆，从而促进大脑的功能重组，起到进一步改善协调功能的作用。

（3）针对性训练　针对具体的协调障碍而进行针对性的训练，这样更具有目的性，起到恢复协调功能的作用。

（4）综合性训练　协调训练不是孤立进行的，在进行针对性训练的同时，也需要进行相关的训练，如改善肌力的训练、改善平衡的训练等。

5. 常用的协调功能训练方法　协调功能训练是通过患者有意识地训练，使其在神经系统中产生预编程序，形成运动记忆，从而利用视觉、听觉和触觉对随意运动进行管理。主要的训练方法是在不同的体位下进行肢体、躯干和手足的反复强化协调功能训练。

（1）双上肢协调功能训练的主要方法　①双上肢交替上举：上肢交替举过头顶，手臂尽量保持伸直，并逐渐加快练习的速度。②双上肢交替摸肩上举：左、右侧上肢交替屈肘、摸同侧肩，然后上举（图2-101）。③交替屈肘：双上肢起始位为向前平举，前臂旋后，然后左、右侧交替屈肘，手掌拍同侧肩部。逐渐加快速度。④双上肢交替前伸：上肢交替前伸至水平位，并逐渐加快速度。⑤前臂旋前、旋后：肩关节前屈90°，肘伸直，上肢同时进行前臂旋前、旋后的练习。或一侧练习一定时间，再换另一侧练习。⑥双手交替掌心拍掌背：双手放于胸前，左手掌心拍右手掌背，然后右手掌心拍左手掌背，如此交替进行，逐渐加快速度。⑦腕关节屈伸：双侧同时进行腕屈伸练习。⑧指鼻练习：左、右手交替以食指指鼻，或一侧以食指指鼻，反复练习一定时间，再换另一侧练习（图2-102）。⑨对指练习：双手相应的手指互相触碰，由拇指到小指交替进行；或左手的拇指分别与其余四个手指进行对指，练习一定时间，再换右手，或双手同时练习。以上练习同样要逐渐加快速度。⑩其他：画画、下跳棋等。

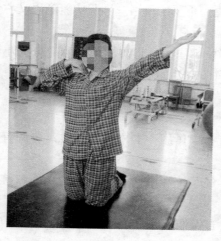

图2-101　双上肢交替摸肩上举

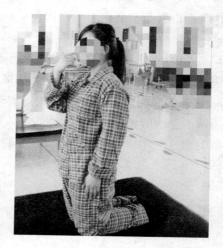

图2-102　指鼻练习

（2）双下肢协调功能训练的主要方法　①交替屈髋：仰卧于床上，膝关节伸直，双腿交替屈髋运动至90°，逐渐加快速度。②坐位交替踏步：坐位时双脚交替踏步，并逐渐加快速度。③交替伸膝：坐于床边，小腿自然下垂，双腿交替伸膝。④拍地练习：足跟触地，脚尖抬起做拍地动作，可以双脚同时或分别做。⑤原地踏步走：原地踏步的同时双上肢交替摆臂，逐渐加快速度。⑥原地高抬腿跑：高抬腿跑的同时双上肢交替摆臂，逐渐加快速度。⑦其他：跳绳、踢毽子等。

（3）手眼协调功能训练的主要方法　①插拔木棒：从大到小依次将木棒插入孔中，然后再将木棒拔出，反复多次练习。②抓物训练：如将小球放在桌子上让患者抓起，然后放在指定的位置；或者将花生、黄豆等排放在桌子上，让患者抓起放入小碗中。③画画或写字：无论画画或写字，开始可以让患者在已有的画上或字上描写，然后在白纸上画或写。④下跳棋、拼图或堆积木等，这些作业训练均有助于提高手眼协调能力。

6. 注意事项　①以上的轮替动作和方向性动作练习过程中，每一个动作练习都需要注意节律性，先慢后快反复多次练习，逐步改善协调能力。②协调功能评定的方法如指鼻试验、轮替试验等，既可以用来进行评定，又可以用来进行协调功能训练。③与其他训练同时进行。

（三）协调功能训练与平衡功能训练的区别

平衡功能训练侧重于身体重心的控制，以粗大动作、整体动作训练为主；协调功能训练侧重于动作的灵活性、稳定性和准确性，且以肢体远端关节的精细动作、多关节共同运动的控制为主，同时强调动作完成过程的质量，如动作的完成是否正确、准确，在完成过程中有没有出现肢体的震颤等。

六、体位转移训练

体位转移是人体从一种姿势转移到另一种姿势的过程。正常人在日常生活活动和工作中每日完成的各种体位转移活动有上千次之多，为使瘫痪患者完成各项日常活动，必须教会他们从卧位到坐位、从坐位到卧位、从坐位到立位、从床到轮椅、轮椅和椅之间、轮椅与坐厕之间的各种体位转移。

（一）体位转移训练的分类

体位转移一般分为独立转移、辅助转移和被动转移3大类。

1. 独立转移　指患者独自完成、不需要他人帮助的转移方法。

2. 辅助转移　指由操作者或护理人员协助的转移方法。

3. 被动转移　即搬运，是指患者因瘫痪程度较重而不能对抗重力完成独立转移及辅助转移时，完全由外力将患者抬起从一个地方转移到另一个地方。被动转移分为人工搬运和机械搬运。无论是人工还是机械搬运，都有帮助者的介入，也需要患者的配合。

（二）床上转移训练

病情平稳后，患者即应进行床上转移活动训练，以增强患者的肌力，提高平衡和协调能力。

1. 床上翻身训练

（1）偏瘫患者床上翻身训练

1）从仰卧位到患侧卧位：①患者屈髋、屈膝，健手握住患手，上肢伸肘上举大于90°。②健侧上肢带动患侧上肢摆动，当摆向患侧的同时，屈颈向患侧转动头部，利用摆动的惯性转动躯干，完成肩胛带、骨盆的运动。③健侧下肢跨过患侧，完成向患侧翻身动作。开始训练时，操作者可扶持患者健侧肩胛骨、骨盆，协助患者完成翻身动作。因向患侧翻身是由健侧完成的，患者多可独立完成。

2）从仰卧位到健侧卧位：①患者健手握住患手，上肢伸肘上举大于90°，健侧下肢屈曲，插入患侧小腿下方。②健侧上肢带动患侧上肢来回摆动，上肢摆动的同时，屈颈向健侧转动头部，依靠躯干的旋转，带动骨盆转向，同时利用健侧伸膝的力量带动患侧身体完成健侧的翻身动作。开始训练时，操作者可辅助患者患侧肩胛骨、骨盆旋转，协助完成翻身动作。逐渐让患者独立完成此动作（图2-103）。

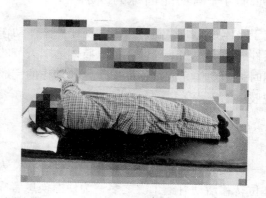

图2-103　仰卧位到健侧卧位翻身训练

（2）脊髓损伤患者床上翻身训练　脊髓损伤患者受累肢体瘫痪，翻身困难，如果患者在床上长期固定于一种姿势，容易出现压疮，也不利排痰，久之可造成肺部感染，所以应每1~2小时翻身1次，以防止发生并发症。对早期患者应避免做脊柱的旋转动作，以免影响脊柱的稳定。急性不稳定期过后，可开始翻身训练。主要有：①全辅助下翻身（急性期）：一般需7人帮助，一人站在患者头前方，将患者头部固定住；其余6人均匀站在患者两侧，将床单卷起至患者体侧，听号令一起将患者移向一侧。然后将翻向侧上肢外展，再听号令一起将患者翻向一侧，在头、背后、双上肢、双下肢间垫上枕头。②利用布带进行翻身：将布带系于床架或床栏上，患者腕部勾住布带，用力屈肘带动身体旋转，同时将另一侧上肢向翻身侧摆动，松开布带，位于上方的上肢前伸，完成翻身动作。③独立完成翻身动作：患者仰卧，双上肢上举并向身体两侧用力摆动，头转向翻身侧，同时双上肢用力向翻身侧甩动，借助惯性带动躯干旋转，位于上方的上肢用力前伸，完成翻身动作。

2. 床上卧位移动训练 患者仰卧，双腿屈曲，双脚平放在床上。操作者一手将患膝下压，另一手扶持患者臀部，嘱患者抬臀，并向一侧移动，然后患者移动肩部使身体成直线。患者也可采用此动作，向床头或床尾移动。反复练习可使患者自如地在床上进行上下或左右的移动。

3. 床上坐位前后移动训练 患者取坐位，双手交叉前伸，在操作者的帮助下，把重心转移到一侧臀部负重，另一侧向前或向后移动。两侧臀部交替进行移动操作，犹如患者用臀部行走。如有需要，操作者可站在患者偏瘫侧，扶住患者的大转子部位，帮助患者转移重心以促进"行走"动作。

4. 床上长坐位撑起运动训练 患者在床上取伸膝坐位，身体前倾，两手掌平放在床上，手掌下可用物品稍垫起，肘伸直，用力撑起，使臀部抬起离床，继而做前后或左右移动。患者也可在治疗床上训练。患者坐在治疗床上两个固定支撑物的中间，两手放在支撑物上进行操作（图2-104）。

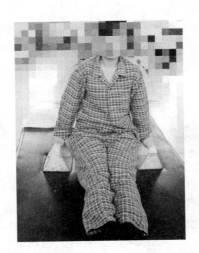

图2-104 床上长坐位撑起运动训练

（三）由卧位到床边坐位转移训练

1. 偏瘫患者坐起训练

（1）独立从健侧坐起 患者从仰卧位先翻身成健侧卧位，双腿交叉，用健腿将患腿移至床边，健肘屈曲于体侧，前臂旋前，用肘及手撑起身体坐起（图4-105）。这种方式患者较容易完成，并且较为安全，但是可引起患者出现联带运动模式，也容易使患者忽略其患侧。

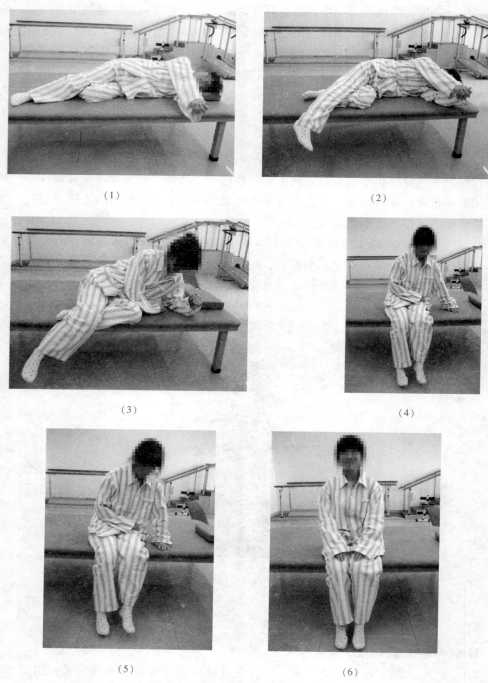

（1）　　　　　　　　　　　　（2）

（3）　　　　　　　　　　　　（4）

（5）　　　　　　　　　　　　（6）

图 2 - 105　独立从健侧坐起

（2）独立从患侧坐起　患者从仰卧位先翻身成患侧卧位，用健腿将患侧下肢移至床外，健手支撑于患侧床面，伸直健侧上肢，撑起身体从患侧坐起（图 2 - 106）。

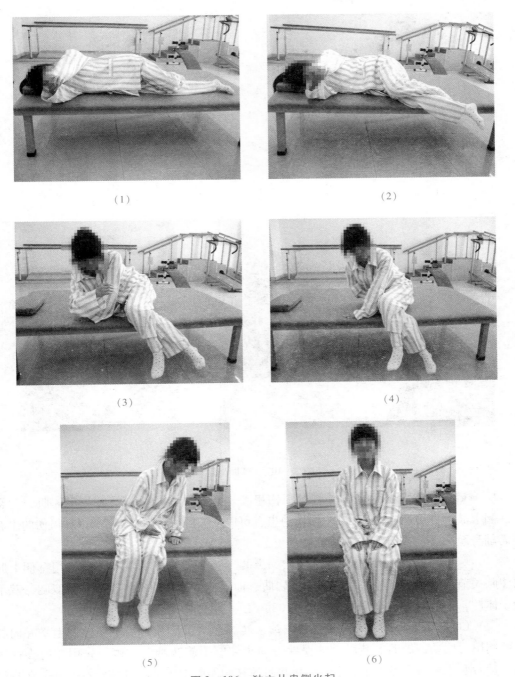

（1）　（2）　（3）　（4）　（5）　（6）

图 2 – 106　独立从患侧坐起

（3）辅助坐起　患者健足从膝关节下插到患腿下。操作者位于健侧，扶住患者的双肩。操作者将患者扶起的同时，患者用健侧肘支撑，抬起上身。患者将双下肢移至床下，伸展肘关节，支撑身体，坐起，调整姿势（图 2 – 107）。

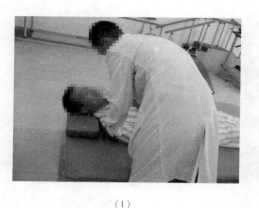 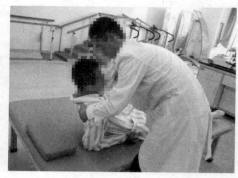

（1）　　　　　　　　　　　　　　　　（2）

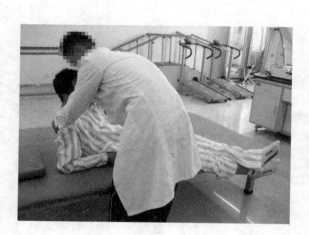 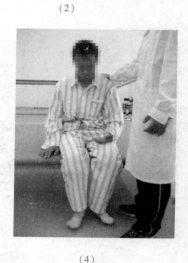

（3）　　　　　　　　　　　　　　　　（4）

图 2 - 107　辅助坐起

2. 脊髓损伤患者坐起训练　脊髓损伤患者坐起时，需要躯干具备一定的肌力和至少一侧上肢的伸展功能，所以 C7 损伤的患者可以从仰卧位直接坐起，而 C6 损伤的患者则需翻身至侧卧位或俯卧位后再坐起。

（1）C6 完全性损伤患者独立从侧卧位坐起　患者躯干屈曲靠近下肢，用一侧上肢勾住膝关节，同时反复将另一侧肘关节屈曲、伸展，通过此动作将躯干靠至双腿，双手置于体侧，伸展肘关节至坐位（图 2 - 108）。

（2）C6 完全性损伤患者独立从仰卧位坐起　患者仰卧位，双上肢伸展上举并向身体两侧用力摆动，借助上肢甩动的惯性带动头和躯干旋转翻向左侧，先用左肘支撑床面，然后变成双肘支撑，抬起上身。再将身体转向左肘支撑，同时外旋右上肢，在身体后伸展，右手支撑床面。调整身体位置使重心向右上肢转移，同样外旋左上肢，在身体后伸展，用左手支撑床面。慢慢交替将双手向前移动，直至体重移到双下肢上，完成坐起动作，保持长坐位（图 2 - 109）。

（3）C6 完全性损伤患者利用上方吊环由仰卧位坐起　患者仰卧位，用一侧腕勾住上方吊环，通过屈肘动作向吊环方向拉动身体，并依靠另一侧肘支撑体重，继续屈曲吊环侧的肘关节，并承重，同时将对侧肘移近躯干，使其在身体后侧外旋、伸肘支撑床面，重心移至该侧上肢，吊环中肢体取下，在身体后方外旋伸肘支撑于床面，双手从身后交替向前移动，直到躯干直立、上下肢承重，完成长坐位。

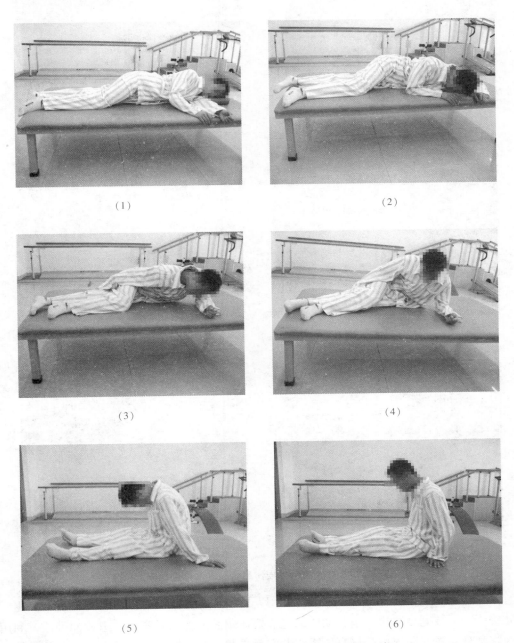

（1）　　　　　　　　　　　（2）

（3）　　　　　　　　　　　（4）

（5）　　　　　　　　　　　（6）

图 2 - 108　C6 完全性损伤患者独立从侧卧位坐起

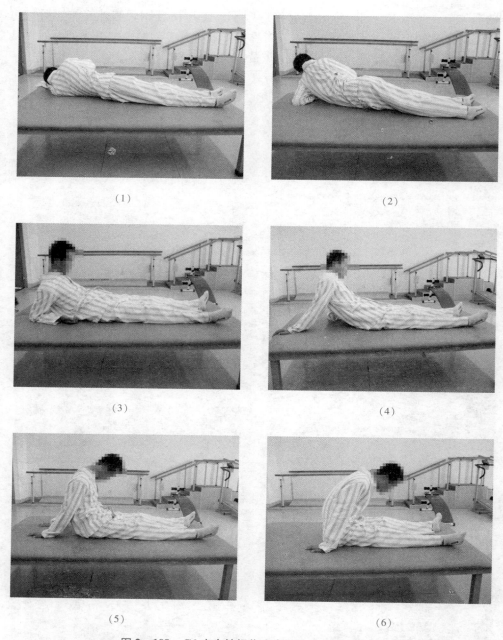

（1）　　　　　　　　　　　　　　　（2）

（3）　　　　　　　　　　　　　　　（4）

（5）　　　　　　　　　　　　　　　（6）

图2－109　C6完全性损伤患者独立从仰卧位坐起

（4）截瘫患者独立由仰卧位坐起　T1以下脊髓损伤患者上肢功能完全正常，躯干部分瘫痪，下肢完全瘫痪，坐起动作的完成要比颈髓损伤患者容易。患者仰卧位，利用向两侧翻身完成双肘支撑，将身体重心左右手交替变换，同时变成手支撑，调整身体位置，至长坐位。

（四）床边坐位到卧位转移训练

1. 偏瘫患者坐位至卧位

（1）独立从患侧坐位至卧位　患者坐于床边，患手放在大腿上。健手从前方横过身体，置于患侧髋部旁边的床面上，将健腿置于患腿下方，并将其上抬到床上，当双腿放在床上后，患者逐渐将患侧身体放低，最后躺在床上。

（2）独立从健侧坐位到卧位　患者坐于床边，患手放在大腿上，健腿置于患腿后方。躯干向健侧倾斜，健侧肘部支撑于床上，用健腿帮助患腿上抬到床上。当双腿放在床上后，患者逐渐将身体放低，最后躺在床上，并依靠健足和健肘支撑使臀部向后移动到床的中央。

2. 脊髓损伤患者从坐位至卧位

（1）颈6完全性损伤患者独立从坐位至卧位　患者在床上取长坐位，双手在髋后支撑，保持头、肩向前屈曲，身体向右后侧倾倒，用右肘承重，然后屈曲左上肢，将一半体重转移至左肘，仍然保持头、肩屈曲，交替伸直上肢直到躺平。

（2）胸、腰段脊髓损伤截瘫患者独立从坐位到卧位　与由仰卧位坐起的方法顺序相反。

（五）坐位与立位之间转移训练

以偏瘫患者为例：

1. 独立转移

（1）由坐位到立位　患者坐于床边，双足分开与肩同宽，两足跟落后于两膝，患足稍后，以利负重及防止健侧代偿。双手叉握，双臂前伸，躯干前倾，使重心前移，患侧下肢充分负重，臀部离开床面，双膝前移，双腿同时用力慢慢站起，立位时双腿同等负重（图2－110）。

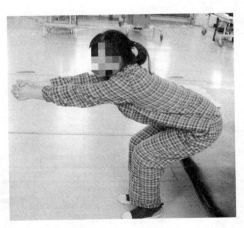

图2－110　独立坐位到立位

（2）由立位到坐位　与上述顺序相反。

2. 辅助转移

（1）由坐位到立位　患者坐于床边或椅子上，躯干尽量挺直，两脚平放地上，患足稍偏后。患者双手叉握伸肘，操作者位于患者偏瘫侧，指引患者躯干充分前倾，髋关节尽量屈曲，并引导患者体重向患腿移动，将重心向前移到足前掌部。操作者一手放在患膝上，重心转移时帮助把患膝向前拉，另一只手放在患者臀部帮助抬起体重。患者伸髋伸膝，抬臀离开床面后挺胸直立，起立后患者双下肢应对称负重。操作者可继续用膝顶住患膝以防"打软"（图2-111）。

（2）由立位到坐位　与上述顺序相反。

（六）床与轮椅之间转移训练

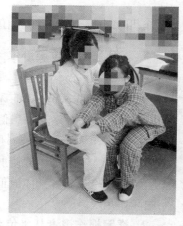

图2-111　辅助坐位到立位

1. 独立轮椅与床侧方转移　轮椅尽量靠近床沿并固定，使健侧与轮椅呈30°~45°角，用健手扶持轮椅的近床侧扶手，帮助健足站立，健手扶持床面，以健足为枢轴将臀部转向床，靠健手、健足支撑缓缓坐下，用健腿帮助患腿移于床上，或用双手将双腿分别抬于床上，调整身体到舒适位置（图2-112）。

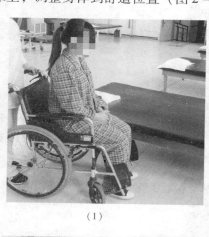

（1）

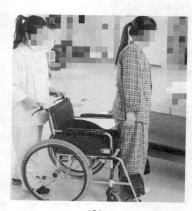

（2）

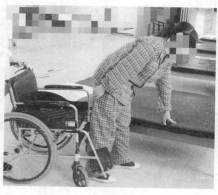

（3）

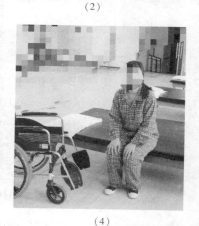

（4）

图2-112　独立轮椅与床侧方转移

2. 辅助轮椅与床侧方转移 操作者使患者健侧靠近床沿，轮椅与床成45°角，固定轮椅，移去脚踏板，使患者双足落地，两足距离约20cm左右，稍后于膝。操作者站在患者患侧前面，用自己的足和膝固定患者的足和膝，使患者直腰前倾。患者健手支在扶手上，操作者提伸患者后腰带，帮助患者完全站立。患者利用健腿做转身枢轴，操作者使患者臀部转向床，患足后移并靠近床沿，患者健手抓在床垫上，操作者使患者屈膝、屈髋坐下，并帮助患者摆正位置躺于床上。

3. 独立轮椅与床正面转移 主用于截瘫患者。轮椅置于床边，正对床侧沿，膝能接触到床边时，锁住车闸。患者头、躯干前屈，自动将下肢抬起放在床上，或用上肢等帮助将下肢抬到床上，将脚踏板搬开卸掉，打开车闸与床边对接，两手握住扶手，头、躯干上抬，撑起将身体移至床上，两手移至床上，整理坐姿或躺至床上（图2 - 113）。

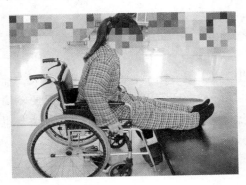
（1）

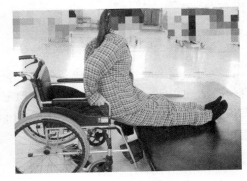
（2）

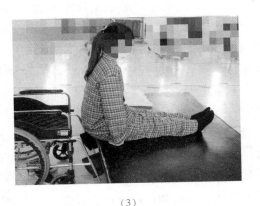
（3）

图2 - 113 由轮椅到床的正面转移

4. 利用滑板轮椅与床侧方平行转移 轮椅与床平行靠近，制动，卸下靠床侧扶手，将双下肢抬到床上；将滑板架在轮椅和床之间，滑板的一端插入患者臀下，患者一手支撑于置于轮椅坐垫上的滑板一端，另一手支撑于置于床垫上的滑板一端，抬起上身，将臀部通过滑板移至床上，然后撤去滑板。

（七）轮椅与椅之间转移训练

1. 成角转移　首先将两椅固定牢靠，互呈 60°角，拆除轮椅靠近椅侧的扶手，患者尽量向椅前缘坐，并使两足放好落地，力量较强的足靠后，患者一手握着出发椅的扶手，另一只手扶着目标椅的最远侧角，手足同时用力将臀部摆到目标椅子上面，两脚进行适当调整至舒适的位置。

2. 侧方转移　两椅并列，余同上。

3. 正面转移　两椅面相对，将轮椅的脚踏板拉向旁边或去掉，患者向目标椅子右（或左）侧迈双腿，使两椅尽可能靠在一起，患者向目标椅前移，将左（或右）手放在出发椅扶手上，右（或左）手放在目标椅座位后面，两手向下用力抬起臀部，然后摆过坐到目标椅上，把出发椅搬走（如果是轮椅，可将其推开），调整两脚及臀部，使其处于舒适位置。

（八）轮椅与坐厕之间转移训练

轮椅与坐厕之间转移的先决条件是厕所门够宽，没有门槛，其次空间应较大，让轮椅有一些活动空间，而且马桶应当十分稳定。最好马桶旁有可移动的扶手，以便轮椅靠近和患者抓握扶手起、坐。轮椅和坐厕之间的转移可采用轮椅与椅侧方转移方法，也可采用正面转移的方法。

（九）常用辅助扶抱技术

1. 床边坐起与躺下　患者健侧或患侧卧位，两膝屈曲。操作者先将患者双腿放于床边，然后一手托着下方的腋下或肩部，用前臂或上臂固定患者头部，另一手按住患者的股骨大转子、骨盆或两膝后方。嘱患者向上侧屈头部，操作者抬起下方的肩部或腋部，以臀部为轴旋转成坐位。在转移过程中，鼓励患者用健侧上肢支撑。此法用于偏瘫、下肢骨折患者。对于截瘫患者，操作者可面对患者，扶抱两肩部拉起患者成坐位。

2. 从坐位到站立

（1）**骨盆扶抱法**　患者尽量坐在椅子前边，身体稍前倾，两足分开，健侧足稍后放置。操作者面对患者，一膝顶着患者前面的膝部，另一足适当分开放置以保持稳定，双膝屈曲，腰背挺直。操作者双臂置双臀下，双手置于患者双髋下，或一只手置于患者髋下，另一只手抓住患者腰部的衣裤和腰带，嘱患者在口令下同时站起。

（2）**前臂扶持法**　如前所述患者做好站立的准备。操作者位于患者前面，双膝屈曲，用膝顶住患者一侧膝部，背伸直同时抬起双臂，把双前臂置于患者前臂下，双手置患者肘下扶住患者。嘱患者屈肘并听从口令站起。如果进行坐位之间的转移，操作者帮助患者站起后摆动双髋到另一个座位坐下。

（3）**臂链夹抱法**　如前所述患者做好站立的准备工作。嘱患者把双手置于扶手上，操作者位于患者侧方，双膝屈曲，用膝顶着患者的膝和足，然后一只手穿过患者较近侧的腋窝，放在患者肩胛上。另一只手稳定患者的骨盆或置于髋下帮助患者准备站起，嘱患者听口令一起站立。

（4）肩胛后扶抱法　患者坐在椅子的前沿，双肘前伸，双手合在一起放在双膝之间，受累侧拇指置于最上边。操作者面对患者，双膝屈曲，用一膝顶住患侧膝部，双手穿过患者双侧腋窝置于患者肩后，双手掌放在患者肩胛骨上，嘱患者听口令一起站立。

3. 两人帮助扶持法　两位操作者分别站在患者两侧，每人一条手臂绕过患者背后支撑，另一条手臂在患者屈曲的肘部、前臂和手掌下扶住。患者两脚向前触地，身体微向前倾，在两人帮助下站起。

（十）被动转移技术

1. 人工搬运

（1）标准式（椅式）抬起法　特别适用于胸部和上肢疼痛的患者，并能在整个过程中可观察到患者的表情和反应。患者坐直，交叉双臂于胸前或绕着操作者的肩部，两位操作者位于患者两侧，面对面站立，双脚前后分开，双膝屈曲，腰背挺直。两位操作者一只手扶着患者背部下端，另一只手通过患者股后部互相握腕，承托着大腿靠近臀部部分。操作者用下肢的力量站起将患者抬离床面。

（2）穿臂搬运法　患者在胸前两手交叉握住手腕，操作者站在患者后方，两手穿过患者腋下，握着患者前臂，身体贴近其背部。如果需要两人操作，则一人如上法操作，另一人站在患者的侧方，双手分别放在患者大腿、小腿下方。两人同时抬起患者并搬到需要的位置。使用此法，可由一人完成患者的床上转移，两人可完成患者床与椅、轮椅与坐厕等两地间的转移。

2. 借助升降机等机械的搬运　是借助器械的转移，主要是利用升降机提举并移动患者。升降机有固定与移动之分，除动力装置外，还有配套的吊带及坐套。常用升降机的种类有：移动式升降机、落地式固定升降机、上方固定式升降机等，可以将患者从一个地方转移到另一个地方。

（十一）临床应用

1. 适应证

（1）辅助体位转移训练适应证　脊髓损伤、脑血管意外、脑外伤等上运动神经元损伤后，肢体部分或完全瘫痪，完成转移动作相关的主要关键肌肉的肌力低于2级，无法完成独立转移和生活自理的患者。

（2）独立体位转移训练适应证　脊髓损伤、脑血管意外、脑外伤、脊髓灰质炎等上运动神经元损伤后，肢体部分瘫痪，完成转移动作相关的主要关键肌肉的肌力达到2~3级，要求恢复独立转移能力和提高生活自理能力的患者。

2. 禁忌证

（1）辅助体位转移训练禁忌证　合并其他情况，如骨折未愈合、关节不稳或脱位、骨关节肿瘤、重要脏器衰竭、严重感染和其他危重情况等。

（2）独立体位转移训练禁忌证　合并较为严重的认知功能障碍不能配合训练者，

其余同辅助体位转移训练禁忌证。

七、步行功能训练

（一）正常步态

正常步态是通过骨盆、髋、膝、踝和足趾的一系列活动完成的，其控制十分复杂，包括中枢命令、身体协调和平衡控制，涉及下肢各关节和肌肉的协同运动，也与上肢和躯干的姿态有关。正常步态应是平稳、协调、有节律的，双腿交替步行，是典型的模式化运动，具有个体特征。

1. 基本概念

（1）步态　是人体行走时的姿态，是人体通过髋、膝、踝、足趾的一系列连续活动使身体沿着一定方向移动的过程，是人类步行的行为特征。

（2）步态周期　从一侧足跟着地到同侧足跟再次着地所经历的时间称为一个步态周期。一个步态周期可分为支撑相和摆动相，其中支撑相占一个步态周期的60%，摆动相占一个步态周期的40%：①支撑相：又称站立相，是从一侧下肢足跟着地到同侧足尖离地的阶段，分为足跟着地、负重反应、站立中期、站立末期、摆动前期5个时期。②摆动相：又称迈步相，是从一侧下肢的足尖离地到同侧足跟着地的阶段，分为摆动前期、摆动中期、摆动末期3个时期。

2. 正常步态参数

（1）步宽　两侧足纵轴线之间的距离，正常人5～10cm。

（2）步幅长　一侧足跟（或足尖）迈步后到对侧足跟（或足尖）之间的距离，正常成人75～83cm。

（3）跨步长　一侧足跟（或足尖）到同侧足跟（或足尖）迈步后的距离，通常为步幅长的两倍，正常成人150～160cm。

（4）步频　单位时间内行走的步数。正常成人的步频95～125步/分。

（5）步速　即步行的速度，是指单位时间内行走的距离。步速＝距离/所需时间，正常成人步速为65～100m/min。

（6）重心转移　行走时，身体重心随着骨盆的移动而上下移动大约5cm，侧方移动约5cm。

3. 正常步态特征

（1）稳定性　以最小的能量消耗来获取最大的身体重心稳定。

（2）周期性和节律性　双下肢交替摆动，重复相同过程。

（3）方向性　使躯干沿一定方向运动。

（4）协调性　全身各关节、肌肉的参与，以及中枢神经系统对其的控制。

（5）个体差异　经后天学习获得，并随着年龄、性别、职业的不同而有所差异。

4. 正常步态周期中的肌肉活动　肌肉活动是步行的动力基础。参与步行控制的肌肉各司其职，其中臀大肌、股四头肌和足背屈肌主要在支撑相早期参与工作，起到伸髋、控制屈膝程度和控制足平放速度的作用。腓肠肌等小腿后肌群主要在足跟离地期参与工作，推动身体重心向上、向前。臀中肌和臀小肌等外展肌群主要在支撑相早期起到稳定骨盆的作用。腘绳肌主要在摆动相后期发挥屈膝、伸髋的作用以减速（表2-1）。

表2-1 正常步行周期中主要肌肉的作用

肌肉	步行周期
腓肠肌和比目鱼肌	支撑相中期至蹬离，首次触地
臀大肌	摆动相末期，首次触地至支撑相中期
腘绳肌	摆动相中期和末期，首次触地至承重反应结束
髂腰肌和股内收肌	足离地至摆动相早期
股四头肌	摆动相末期，首次触地至支撑相中期
	足离地至摆动相早期
胫骨前肌	足离地至再次触地

（二）异常步态

造成步态模式异常的原因众多，可以是肌肉骨骼和周围神经系统疾患，也可以是中枢神经系统疾患，包括关节活动受限、活动或承重时疼痛、肌肉软弱或无力、感觉障碍、协调运动丧失、截肢等。

1. 中枢神经损伤常见的异常步态

（1）偏瘫步态 患者常因股四头肌痉挛导致膝关节屈曲困难，小腿三头肌痉挛导致足下垂，胫后肌痉挛导致足内翻，多数患者摆动相时骨盆代偿性抬高，髋关节外展、外旋，患侧下肢向外侧划弧迈步，称为划圈步态。在支撑相，由于痉挛性足下垂限制胫骨向前运动，往往采用膝过伸的姿势代偿，同时由于患肢肌力下降，患者一般通过缩短患侧支撑时间来代偿。部分患者还会出现侧身，健腿在前、患腿在后，患足在地面拖行的步态。

（2）截瘫步态 脊髓损伤的患者，因损伤节段不同、治疗及时与否、方法是否得当，其步行能力有很大差异。截瘫患者如果损伤平面在 L3 以下，有可能独立步行，但由于小腿三头肌和胫前肌瘫痪，表现为跨槛步态。

（3）脑瘫步态 痉挛型脑瘫患者常见小腿三头肌和胫骨后肌痉挛导致足内翻和足下垂，股内收肌痉挛导致摆动相下肢向前内侧迈出，呈现跖足剪刀步态。严重的内收肌和腘绳肌痉挛患者表现为以髋屈曲、膝屈曲和外翻、足外翻为特征的蹲伏步态。共济失调患者由于肌张力的不稳定性，行走时经常通过增大足间距提高支撑相稳定性，通过增加步频控制躯干稳定性，通过上肢的摆动协助保持步行时的平衡。

（4）帕金森步态 帕金森病患者的步态常表现为步态短而快，有阵发性加速，不能随意立停或转向，手臂摆动缩小或停止，步行启动困难。

2. 肌无力引起的异常步态

（1）臀大肌步态 臀大肌是主要的伸髋及脊柱稳定肌。臀大肌无力时，伸髋障碍，躯干用力后仰，形成仰胸凸肚的姿态。

（2）臀中肌步态　臀中肌无力时，髋外展无力，不能维持髋的侧向稳定，患者在行走时支撑相身体向患侧侧弯，重力线通过髋关节外侧，依靠内收肌维持侧方稳定，同时防止髋部下沉并带动对侧下肢迈步。双侧臀中肌损害时，行走时身体左右摇摆，类似鸭行的姿态，又称为鸭步。

（3）股四头肌无力步态　股四头肌无力时，患肢支撑相不能维持稳定的伸膝，身体前倾，重力线在膝前方通过，使膝被动伸直。长期处于此状态将极大地增加膝关节韧带和关节囊的负荷，导致膝关节的损伤和疼痛。

（4）胫前肌无力步态　胫前肌无力时，患者表现为足下垂，在摆动相时通过增加髋、膝屈曲度来防止足拖地，形成跨槛步。

3. 骨关节疾病所致的异常步态

（1）短腿步态　患肢缩短达 2.5cm 以上者，该腿着地时同侧骨盆下降，导致同侧肩倾斜下沉，出现斜肩步。如缩短超过 4cm，则步态特点可改变为患肢用足尖着地以代偿。

（2）关节挛缩或强直步态　髋关节屈曲挛缩患者，站立时腰椎常过伸，骨盆前倾，行走时步幅缩短。膝关节屈曲挛缩者，如挛缩小于 30°，仅在快速行走时才呈现异常步态；如超过 30°，则在慢速行走时也出现异常。膝关节伸直挛缩者，由于患侧腿变得过长，该腿摆动时需髋外展及同侧骨盆上提。踝跖屈挛缩和马蹄足畸形者，行走时患侧足跟始终不能着地，且摆动时膝髋过度屈曲，以防足趾拖地，呈现跨槛步态。

（3）蹒跚步态　行走时左右摇摆如鸭步，见于先天性髋关节脱位、佝偻病、大骨节病、进行性肌营养不良等。

（4）疼痛步态　腰部疼痛时，躯干前屈，步幅变小，步行速度慢，躯干僵硬，可侧屈。髋关节疼痛时，患者尽量缩短患肢的支撑相，延长对侧支撑相，躯干侧方移动幅度增大，患侧呈外展屈曲位，步幅缩短，故又称短促步。膝关节疼痛时，膝关节屈曲，足趾着地。

（三）常用的步行功能训练方法

步行功能训练以矫治异常步态、提高患者的生活质量为目的，包括传统的训练方法和借助现代科技的训练方法。传统的训练方法要求患者需先具备站立平衡的能力，才可以开始步行训练。而现代科技的训练方法是一种跳跃式的训练方式，即将不具备站立平衡能力的患者，甚至尚不具备坐位平衡能力的患者，只要病情稳定，就可通过现代化手段将患肢悬吊起来，实施被动的步行训练，这种训练方法又称为减重步行训练或部分负重步行训练。

1. 传统的训练方法

（1）步行前训练　步行前训练主要包括以下几个方面：①增加肌力、协调性和关节活动度练习。②促进本体反馈。③增加姿势稳定性。④发展活动的控制能力。⑤发展动态平衡的控制、坐位和站立位的三级平衡训练。

（2）平行杠内训练　如患者手扶平行杠由坐位站起、坐下；重心的侧方及前后方转移；改变手的位置，前后变化，左右手交替（如手握对侧平行杠）；双手离开平行杠，肩前屈、外展、上肢摆过中线等；向前行走、向后行走、侧方走、转身等。

（3）室内行走　如患者能够完成平行杠内训练，即可开始练习室内行走。室内行走训练包括平地行走、上下楼梯、走斜坡及摔倒后如何自行站起等。

（4）室外行走　患者能够将在治疗室中学习的行走技能应用于室外，包括在平地行走、在不平整的地面上行走、斜坡上行走、上下楼梯、横穿马路、乘坐公共汽车等交通工具。

（5）使用助行杖行走　拐杖是指帮助人体稳定站立和行走的工具，通常分为手杖、腋杖和前臂杖 3 种：

拐杖除选择重量轻、手握部位宽阔外，适当的高度也十分重要：①手杖：自然站立，股骨大转子到地面的高度即为手杖的高度；或自然站立，屈肘 30°~40°，腕向上抬起约 25°，小足趾前外侧 5cm 处到手掌面的距离即为手杖的高度。②腋杖：自然站立，身高减去 41cm 即为腋杖的高度，股骨大转子的位置即为把手的位置；或自然站立，小足趾前外侧 15cm 处到腋窝的距离即为腋杖的高度，屈肘 30°，腕向上抬起处即为把手位置。③前臂杖：前臂杖以前臂和手共同承重，杖柄与臂托之间的距离应小于患者的前臂长度，即应小于掌心到肘关节的长度。

持杖行走的具体方法如下：

1）手杖步行：常用的有两点支持步行和两点、一点交替支持步行：①两点支持步行：行走顺序是手杖和患侧腿同时迈出，然后迈健侧腿。这种行走方式速度比较快，要求患者具备较好的平衡功能。②两点、一点交替支持步行：手杖一般放在健侧手，行走顺序为手杖→患侧腿→健侧腿，即先伸手杖，后迈患侧腿，最后迈健侧腿。这种行走方式由于总是有两点接触地面，故稳定性较好，但速度慢，多用于步态训练早期、长期卧床患者的开始起床活动及老年患者。

2）腋杖步行：常用的有三点步、四点步、摆至步、摆过步：①三点步：步行顺序为：双侧腋杖和患腿同时伸出→健侧腿迈出。这种步行方式适合于一侧下肢功能障碍，患侧腿完全不能负重或部分负重。完全不能负重的三点步，步行时患侧腿悬空。②四点步：四点步的步行顺序为：一侧腋杖→对侧腿→对侧腋杖→另一侧腿。这种步行方式接近于自然步行，稳定性好，但步行速度较慢。熟练后，可将一侧腋杖和对侧腿同时迈出，两侧交替向前，此为两点步。③摆至步和摆过步：摆至步的步行顺序为：两侧腋杖同时伸出→两腿同时摆动到腋杖附近，但不超过腋杖。熟练后，两腿同时摆动，超过腋杖，此为摆过步。摆过步在腋杖步行中速度最快，但有摔倒的危险，应在熟练掌握摆至步后，并在一定的监督下方可练习。

3）前臂杖步行：如为单杖，与手杖步行相同；如为双杖，与腋杖步行相同。

4）上下楼梯：只有单脚手杖、腋杖和前臂杖适合于上下楼梯，而多脚杖和助行器因其占地面积较大，上下楼梯不易操作，不够安全，一般不用：①单杖上下楼：不论是上楼还是下楼，不论患腿是左腿还是右腿，杖总是在外侧，内侧手抓住扶手楼梯。因此，外侧上肢要有一定的力量。单杖上楼的顺序为：内侧手先向前抓住上一级台阶的扶手→健腿向上→提起杖放在上一级台阶上→患腿向上。下楼时，内侧手先向前抓住下一级台阶扶手→提起杖放在下一级台阶上→患腿向下→健腿向下。②双杖上下楼：上楼时，健腿先向上→双杖和患腿同时向上。下楼时则相反，双杖和患腿同时向下→健腿向下。

2. 减重步行训练方法

（1）组成　由减重悬吊系统和活动平板两部分组成：①减重悬吊系统：包括悬吊系统、支撑架和背心吊兜。悬吊系统是一根金属吊带，起悬吊身体的作用，使患者在治疗中保持适当的直立姿势，提供平衡和安全，并允许患者的躯干上部及四肢活动。支撑架是一个类门框样的金属支架，其下端一般有轮可以水平移动，两侧的升降杆可以上下滑动，调节高度。背心吊兜上端通过固定带连接到头上方的横杆上与悬吊系统相连接，下端固定在骨盆、下腹部和腰部，有助于患者维持步态周期中的直立姿势，并通过稳定躯干保持平衡。训练时可以根据患者的自身能力，通过升降吊兜改变下肢负重的程度。②活动平板：类似于心血管运动试验中使用的跑台，提供水平方向的移动，其速度和倾斜度可调节，但调节的范围很大，可根据患者情况调节其运动速度。活动平板能促进患者伸髋，这对迈步初期起重要作用，并为迈步提供动力。

（2）训练参数　①减重程度：根据患者具体情况减去部分体重，如下肢骨关节炎可减去 20% ~ 40% 体重；脊髓损伤可减去 40% ~ 50% 体重；中风偏瘫一般减去 30% 体重。训练中可根据患者行走能力的改善，逐渐减少减重的程度。②减重步行速度：即活动平板的速度，目前没有统一的规定，应根据每个患者的具体情况设定，训练中需逐步调整。近年的一些研究建议，只有以接近正常的步速训练中枢神经系统损伤的患者，才能最大限度地增加患者的活动能力。美国加利福尼亚大学学者主张减重步行速度应接近于平时的正常行走速度，而大多数研究者提倡采用持续的慢速度，并不主张采用较高的功能性速度。③减重训练次数与持续时间：根据实际情况分节段进行，每次治疗分为3 ~ 4 个部分，早期、体弱或损伤较重的患者，每个部分持续 3 分钟，休息 5 分钟，每次治疗时间 30 分钟；需要减重较多的患者 <15 分钟。住院患者每日 1 次，门诊患者隔天1 次。

（3）存在的问题　减重步行训练有利于患者建立正常步态，是康复治疗的重要手段，但在临床普及应用上仍有一定的难度，体现在如下方面：①需要专门的设备，操作者也需要培训。借助减重系统患者可以尽早进行步行功能训练，因此在最初阶段可能需要几个人的帮助才能完成。②数量太小，缺乏多中心、随机的临床研究。③缺乏统一的训练参数。对减重步行系统非常关键的训练参数，如在一个步行周期中的减重量、持续时间、减重步行速度、训练持续时间等尚未明确和规范化。在减重步行训练时所需的最小运动功能尚未有明确的标准。④减重步行训练作为一种由操作者操作的特殊训练方法，可以作为步行功能障碍患者步行训练的有效辅助方法，但在现阶段仍然不能代替传统的步行训练手段。

临床工作中，操作者要根据患者实际情况，具体情况具体处理。如有些偏瘫患者行走时不愿以患肢承重，始终依赖手杖或其家属的帮助。对于这些患者，在康复过程中，操作者不应过早地给患者手杖的支持。如经训练后，患者仍不能恢复独立行走的功能，方可考虑给予手杖。总之，操作者一定要针对患者的不同情况进行特异性的功能训练，方可帮助患者最大限度地恢复其功能。

八、增强心肺功能的训练

（一）增强心脏功能训练

心脏功能训练是心脏病患者治疗中的一个重要环节，是对心血管疾病患者综合采用积极主动的身体、心理和社会活动的训练和再训练。其目的在于直接或间接地改善心功能储备，减轻或减少与活动有关的症状，减少不应有的残疾，提高生活质量。

1. 心脏功能训练机制 心血管病患者局部心肌血液灌注不足，不能满足机体的代谢需要，同时心肌收缩力弱，每搏量和心排出量减少，有不同程度的心功能减退。卧床休息后造成血容量减少，卧床休息时间过长还可导致血流缓慢，血液黏稠度增加和静脉顺应性减低，易发生血栓栓塞。心脏功能训练可产生中心效应和外周效应。

（1）中心效应 心脏功能训练后可促进心脏侧支循环的建立，使冠状动脉的血供增加，改善心肌收缩力。

（2）外周效应 心脏功能训练后心脏之外的组织和器官发生适应性改变，主要有：①交感神经兴奋性降低，血中儿茶酚胺物质减少。②肌肉的氧利用和代谢的能力提高：训练后肌细胞的线粒体数量、质量和氧化酶活性提高，骨骼肌的氧利用率和能量代谢的能力增强。③肌肉适应性改善：运动训练后肌肉毛细血管密度和数量增加，毛细血管开放的数量和口径增加，肌肉运动时血液-细胞气体交换的面积和效率相对增加，外周骨骼肌的摄氧能力提高。④最大运动能力提高：定量运动时外周肌群的血供需求减少，心脏负荷减轻，心肌耗氧量相对降低，最大运动能力提高。

2. 心脏功能训练方法

（1）有氧耐力训练 是改善心脏功能的最有效的方法之一。有氧耐力训练的目的是以安全有效的运动来提高机体心肺功能，产生肌肉和心血管适应，调节代谢，改善运动能力。其特点一般为中等强度，运动方式多为上下肢的大肌群、周期性的动力性运动，参与的肌群越多越大，训练效应就越明显。这类运动通常包括登山、游泳、步行、跳跃、慢跑、踏车、上下楼梯、滑雪、划船、球类运动等。有氧耐力训练要按照运动处方进行。

1）运动形式：根据患者的病情、体力、康复目标、运动习惯、个人兴趣及训练场地的环境和条件等因素来选择。

2）运动强度：是指单位时间内的运动量，是运动处方的最核心部分。主要的衡量指标有：最大耗氧量的百分数（% VO_2max）、靶心率、代谢当量（METs）及主观劳累计分。

3）运动持续时间：训练强度与时间成反比关系，训练强度越高，所需时间越少。患者年老体衰可采用短时间、每日多次、累计运动时间的方式活动。一般要求锻炼时运动强度达到靶心率后，至少应持续 20 ~ 30 分钟。

4）运动频度：指每周运动的次数，一般 2 ~ 3 次/周，或隔日 1 次即可。少于 2 次/周，常不能有效改善心肺机能，运动效果不佳。训练效果一般在 8 周后出现，坚持训练 8 个月达最佳效果。为增强耐力而训练时，可采用多次重复而运动强度较小的练习方法。

5）调整运动量：在训练过程中需要适时调整运动量以适合患者的需要。例如，调整运动负荷和心脏负荷，增加运动负荷的方式可以是延长训练时间而不增加强度，也可以是既增加强度又延长时间。心脏负荷的增加方式是适当增加靶强度，如原来采用 70% 最大心率作为靶强度，经过训练后可以调整为 80% ~ 85% 最大心率作为靶强度。

6）运动程序：分为准备运动、训练运动和整理运动 3 部分：①准备活动：指有氧训练之前进行的活动，防止因突然的运动应激导致肌肉损伤和心血管意外。运动强度一般为训练活动时的运动强度，时间 5 ~ 10 分钟。准备活动包括医疗体操、关节活动、肌肉牵张、呼吸训练或小强度的有氧训练。②训练活动：指达到靶强度的训练，一般为 15 ~ 40 分钟，是有氧运动的核心部分。根据训练安排的特征可分为持续训练、间断训练和循环训练。③整理活动：整理活动指靶强度运动训练后进行较低强度的训练，其运动强度、方法与准备活动相似，时间为 20 ~ 25 分钟。

（2）抗阻力量和等长运动训练　低、中强度的抗阻训练可改善心血管患者的力量和耐力，但不能单独作为增加心脏功能的训练，只能作为有氧训练的补充。训练原则为急性发作至少 7 ~ 8 周后才能进行这种训练。目前常用的抗阻训练方法为循环抗阻训练，其运动处方为：

1）运动方式：握拳、上举、屈肘、伸肘、抬膝、侧举、提举、下按等，抗重负荷常采用哑铃、沙袋、实心球、弹簧、橡皮条、多功能肌力训练器等。

2）运动量：强度一般为最大抗阻重量的 40% ~ 50%，在 10 秒内重复 8 ~ 10 次为 1 组，5 组左右为 1 个循环，每组运动之间休息 30 秒，一次训练重复 2 个循环。每周训练 3 次。

3）进度：训练开始时的运动强度应偏低，适应后重量每次可增加 5%。注意冠心患者做抗阻训练应避免用力屏气。对于左心功能低下、颈动脉窦反射敏感及功能储量小于 5MET 的患者禁用。

（3）医疗体操　以舒缓的牵伸性活动为主，包括太极拳、气功及降压舒心操等。可提高机体的柔韧性，减少运动损伤，一般用于有氧训练前的准备活动。

（4）职业运动或作业疗法　模拟各种职业运动及家务活动来达到训练目的。运动强度主要根据心肺功能评定情况，选择恰当的活动方式。

（5）娱乐活动　包括各种棋牌类活动和球类活动，可以提高患者的兴趣，调动参与的积极性，从而提高训练效果。但应避免任何竞争性活动，以免产生过强的心血管应激，活动强度不应大于有氧耐力训练的强度。

3. 临床应用

（1）适应证　心脏功能训练可以改善心血管的功能状态和提高生命质量，可根据不同的临床特点、心功能状况决定康复的类型和强度。其主要适用于：①冠心病，包括隐匿型冠心病、稳定型心绞痛、急性心肌梗死后无并发症、经皮冠状动脉腔内成形术后、冠状动脉旁路移植术后病情稳定等。②风湿性心脏病和先天性心脏病术后预后良好者、不能手术或损害过于复杂者、需长期抗凝和预防风湿热者。③其他心脏病，包括心脏起搏器安装者、心脏移植术后等。④慢性心衰和高血压病患者。

（2）禁忌证　不稳定型心绞痛和心肌梗死早期（<2天）、未控制的高血压（收缩压≥220mmHg或舒张压≥120mmHg）、肺动脉高压、急性心包炎或心肌炎、未控制的窦性心律失常（大于120次/分或小于60次/分）、未控制的房性或室性心律失常、未安装起搏器的三度房室传导阻滞、合并有严重的糖尿病、心力衰竭、骨关节疾病、急性全身性疾病和发热等。

（3）注意事项　①训练前患者做全面的医学检查及心脏危险因素调查，了解其心脏功能状况，掌握适应证和禁忌证。②严格按照运动处方的内容进行训练，要持之以恒。③防护措施要确保有效，训练场所要有医生和护士负责监护，应备有除颤器及抢救用药。

（二）增强呼吸功能训练

呼吸功能训练是肺疾病患者整体肺功能康复方案的一个组成部分，是指通过各种训练增强肺通气功能，提高呼吸肌功能，促进痰液排出；改善肺换气功能，促进肺与毛细血管气体交换；促进血液循环和组织换气，提高日常生活活动能力和社会交往能力。

1. 体位在呼吸功能训练中的作用　训练时可采用放松、舒适的体位，多采用前倾依靠位、椅后依靠位或前倾站位。上述体位主要通过让患者坐位或立位时保持躯干前倾20°~45°。为保持患者的身体平衡，可用手或肘支撑膝盖、桌面或椅背部。通过体位调整可放松辅助呼吸肌群，固定和放松肩胛肌群，减少上胸部活动，减少呼吸肌耗氧量，可以缓解患者的呼吸困难症状。

2. 呼吸功能训练方法

（1）腹式呼吸训练

1）膈肌的作用：膈肌是主要的呼吸肌，呼吸运动的70%由膈肌完成。横膈上下活动1cm，可增加250mL的通气量。膈肌容易受重力和体位的影响，仰卧位时位置最高，坐位或立位时位置较低。有肺部疾病者在呼吸时，容易使用上胸部、颈部及肩部的肌肉，因此造成腹肌紧张，影响膈肌的活动，这样的呼吸消耗体力且延长气促时间。

2）放松训练：用以放松辅助呼吸肌群，缓解呼吸困难。可采取上述前倾体位。身体前倾可以放松腹肌，使腹部在吸气时容易隆起，有助于膈肌的下降，改善腹式呼吸。

3）腹部加压暗示呼吸法：①患者前倾位坐位或站立，两手按压在上腹部或下胸部的两侧，集中注意力，用鼻缓慢地深吸气，同时腹部鼓起；在呼气时，两手用力挤压上腹部或下胸部，腹部塌陷。由于在呼气时增加腹部压力，从而使膈肌进一步上抬，有利于废气的排出。如此反复练习，可增加膈肌的活动。②用 5～10kg 的沙袋置于脐与耻骨中间，嘱患者练习腹式呼吸（吸气和呼气时间比 1:2），每次 30 分钟，每日 2 次，可以减少生理死腔，改善和提高呼吸效率。③抬臀呼吸法：患者取仰卧位，呼气时抬高臀部 20°，每次 20～30 分钟，每日 2 次。抬臀呼吸法有利用内脏对横膈的重力作用，推动膈肌，增加膈肌活动度。

（2）呼吸肌训练　呼吸肌训练可以缓解呼吸困难症状，改善呼吸肌的肌力和耐力，尤其强调吸气肌的训练。

1）吸气阻力训练：患者用手握式阻力训练器吸气，可以改善吸气肌的肌力和耐力。吸气阻力训练器有各种不同直径的管子提供吸气时不同的气流阻力，管子直径越窄则阻力越大。开始训练每次 3～5 分钟，每日 3～5 次，逐渐增加到每次 20～30 分钟。

2）抗阻呼气训练：抗阻呼气训练是指在呼气时施加阻力的训练方法，以减少肺内残气量。其包括：①缩唇呼气训练：在呼气时将嘴唇缩紧，增加呼气时的阻力，使呼吸道较长时间地打开，增加气体从肺泡内的排出，减少肺内残气量。呼气时主动放松，避免腹肌收缩。注意呼气时间要长于吸气时间 2 倍以上，呼吸频率每分钟不应超过 20 次。②吹瓶训练：用两个有刻度的玻璃瓶，瓶的容积为 2000mL，各装入 1000mL 的水。将两个瓶用胶管或玻璃管连接，在其中一个瓶中插入吹气用的玻璃管或胶管，另一个瓶中插入一个排气管。训练时用吹气管吹气，使另一个瓶中的液面提高 30cm 左右。以液面提高的程度作为呼气阻力的标志。每日逐渐增加呼气阻力。③吹蜡烛训练：将点燃的蜡烛放在口前 20cm 处，吸气后用力吹蜡烛使火焰飘动，每次 3～5 分钟，休息数分钟，反复进行。

（3）胸腔松动训练　胸腔松动训练是躯干或肢体结合深呼吸所完成的主动运动。其作用是维持或改善胸壁、躯体及肩关节的活动度，增强吸气深度或呼气控制。包括松动一侧的胸腔、松动上胸壁及牵张胸肌、纠正驼背姿势等。

（4）咳嗽排痰训练　有效的咳嗽是为了排除呼吸道阻塞物并保持肺部清洁，无效的咳嗽只会增加患者痛苦和消耗体力。有效的咳嗽训练包括：①让患者坐位或身体前倾，颈部稍微屈曲，先深吸一口气，短暂闭气约 1 秒钟。可以使气体在肺内得到最大分布，增加胸内压，使呼气时产生高速气流。②患者双手置于腹部且在呼气时做 3 次哈气以感觉腹肌的收缩。练习发 "K" 的声音，以感觉声带绷紧、声门关闭及腹肌收缩。③正确的咳嗽动作包括：深呼吸气，吸气后短暂闭气，声门关闭和声带紧绷，腹肌收缩和膈肌上抬，使腹内压升高，瞬间爆发呼气动作。注意尽量避免浅咳嗽和阵发性咳嗽。有脑血管破裂、栓塞或血管瘤病史者应避免用力咳嗽，可采用多次哈气来排除分泌物。胸部手术后患者咳嗽时可将双手置于伤口处，紧紧压住伤口，减轻咳嗽所引起的伤口疼痛；同时应用化痰药物或雾化吸入，以稀释痰液易于咳出。

（5）体位引流训练　痰较多的患者，有时需要进行体位引流，原则是将患处的肺段向支气管垂直引流；病变部位在高处以利于痰液从高处向低处引流。体位引流适宜身体衰弱或有术后并发症而不能咳出肺内分泌物者，以及慢性气道阻塞和急性肺脓肿者等。体位引流同时施加叩击手法可增加疗效，具体做法是：患者置于正确的引流姿势，操作者手指并拢，掌心窝成杯状，依靠腕部力量，在引流部位上双手轮流叩击拍打30~40秒，时间5~10分钟。叩击力量视患者的耐受力而定。以餐前引流为宜。引流治疗后患者应缓慢坐起休息，注意骨折部位、肿瘤部位、肺栓塞、心绞痛、胸腔手术后是叩击的禁忌证。

（6）全身训练　可以采用有氧训练和医疗体操。例如，提重物等进行上肢训练，快走、登山等进行下肢肌力和耐力训练，以及进行扩胸、弯腰、下蹲、伸展四肢等医疗体操。另外，中国传统康复方法如太极拳、八段锦、五禽戏等对呼吸功能有较好的作用。

3. 临床应用

（1）适应证　①阻塞性障碍：慢性支气管炎、慢性肺气肿等引起的气道障碍。②限制性障碍：胸膜粘连、肺结核后遗症、肺纤维症、肺结核、肺癌术后肺切除所致的肺泡障碍。③混合型障碍：支气管哮喘、支气管扩张症。④呼吸肌障碍：颈髓与上段胸髓损伤、进行性肌萎缩症、格林-巴利综合征引起的呼吸肌无力。⑤因手术造成的胸部或肺部疼痛。

（2）禁忌证　临床病情不稳定、感染未控制，肺动脉高压和呼吸衰竭，训练时可导致病情恶化的其他情况，如心肌梗死、认知障碍等。

（3）注意事项　①注意环境适宜，尽量用鼻呼吸，以增加吸入空气的温度和湿润度，减少粉尘和异物刺激。②训练方案个体化。③训练量适度。④注意促进心理康复的放松训练。

九、促通技术

促通技术又称神经促进技术或易化技术，是以神经生理学和神经发育学为理论基础，为促进中枢性瘫痪患者正常运动模式、姿势、控制力及平衡反应的形成，抑制和避免异常运动模式而采用的一系列训练方法。

（一）Brunnstrom 技术

Brunnstrom 技术是由世界著名运动疗法师 Signe Brunnstrom 于 20 世纪 50 年代提出的，作为脑卒中患者因偏瘫导致运动功能障碍的评价方法和治疗技术体系，1961 年开始应用并推广。Brunnstrom 技术通过多年临床分析，根据对脑卒中患者的运动功能恢复的详细观察、评定与治疗，提出颇具影响力的脑卒中后因偏瘫导致肢体运动功能障碍恢复的"六个阶段理论划分法"。该理论得到国际上的承认，成为评价偏瘫患者运动功能障碍的基本依据，也是偏瘫治疗的基础，至今仍被康复治疗界广为应用。在此理论基础上，日本学者进一步研发了上田敏评定法，北欧学者研发了 Fugl-Meyer 评定法。

1. 理论基础

（1）运动的控制与协调　①控制：是指在注意和意志的直接作用下，从皮质4区发出兴奋经皮质－脊髓锥体通路到达脊髓前角，激活某一块肌肉的运动单位，有选择地使这块肌肉收缩。因此，控制就是通过皮质－脊髓锥体通路随意地兴奋某一肌肉。②协调：是指较复杂的神经肌肉活动，参与活动的神经肌肉能按照一定的程序兴奋和抑制，配合恰当。这是因为中枢对运动易化的部分（锥体束、前庭脊髓束、网状脊髓束）和运动抑制的部分（大脑皮质抑制区、小脑抑制区、纹状体、延髓网状结构腹内侧部）的整合作用互相作用、互相制约，使运动功能能够协调起来。这种协调一般是在意志的控制下达到的，通过反复实践联系后，神经肌肉活动的印迹逐渐加强并复杂化，在没有感知时也能达到协调。③反馈：学习控制与学习协调都需要感觉反馈，关节和肌肉的感觉末梢受到牵拉所产生的本体感觉通过脊髓、小脑产生脊髓－小脑－大脑反馈，对运动进行调整、纠正错误。在运动的控制与协调中，大脑皮质是神经肌肉活动的整合中枢，大脑皮质能贮存和提取无数个能用于整合运动的感觉和感觉运动关系的信息，使运动更为协调、复杂，运动能力不断加强。

总之，运动系统是一个完整的体系。神经系统对运动进行分级控制，脊髓是低级中枢，脊髓水平的牵张反射闭环环路是随意运动的基础。脊髓上反射和网状结构的易化控制中枢是中级中枢，调节脊髓反射。大脑是高级中枢，统辖整个运动系统。大脑通过激活中级、低级中枢及锥体外系所传递的易化和控制活动来调节较低级的活动，并通过皮质－脊髓的锥体通路直接控制低级中枢，改变肌肉收缩的活动。在正常人体中，通过各级中枢的调节控制，人体才能完成随意的和协调的躯体运动。

（2）原始和异常的姿势反射（反应）

1）紧张性反射：紧张性反射是在人体发育的过程中建立起来并不断完善的，是由脑干调节的原始体位反射，可使人体保持整体平衡和局部平衡。正常时被高位中枢所抑制而不能表现出来；失去皮质控制时即释放而夸张地表现出来。可分为：①紧张性颈反射：因颈部的运动而引发的紧张性反射。反射的潜伏期一般为 1/3～6 秒，反射的表现形式有两种：非对称性紧张性颈反射是颈转向或倾斜向一侧时引起的变化，表现为面向侧的上下肢伸肌优势，对侧肢体的屈肌优势，形成拉弓射箭样姿势。如反射较弱，可不出现肢体运动而仅有肌张力的变化。对称性紧张性颈反射是当头前屈使下颌靠近胸时颈部屈曲或当头后伸颈部伸展时引起的变化，表现为颈前屈时上肢的屈肌优势，下肢伸肌优势；颈后伸时上肢的伸肌优势，下肢屈肌优势。如反射较弱，可不出现肢体运动而仅有肌张力的变化。②紧张性迷路反射：头部在空间的位置改变引起的变化，表现为仰卧位时产生上下肢伸肌优势，头后仰；俯卧位时产生上下肢屈肌优势。③紧张性腰反射：是由躯体上部相对于骨盆的位置关系发生改变所引起，表现为当上半身旋转向一侧时，同侧上肢屈肌优势、下肢伸肌优势，对侧上肢伸肌优势、下肢屈肌优势。

2）正支持反应：足趾触及地面时下肢伸肌紧张、下肢伸直，并且伸屈肌同时收缩，使下肢和关节稳定，以便支持站立、负重，这种反应称为正支持反应。可见于初生的婴儿，是婴儿站立、行走的基础。这是由于下肢远端屈肌的本体感受器接受刺激后所产生的信号传入脊髓，上行至脑干网状结构，再下行易化脊髓的伸肌反射的结果。高级中枢损伤时这个反射被释放出来，而呈过度的、不适宜的收缩状态。由于受刺激的肢体可随施加压力的手缓慢移开而伸展，犹如磁铁吸引一样，故正支持反应又称为磁反应。

3）本体感觉牵引反应：上肢任何一个关节屈肌的牵张可引起或易化其他各关节屈肌的收缩，这种反应称为本体感觉牵引反应，又称近端牵引反应。这种牵引反应可以被紧张性颈反射明显易化或抑制，也受身体翻正反射的影响，如患者侧卧，患肢在上时牵引反应受易化，患肢在下时牵引反应受抑制。

4）抓握反射：接触到手掌面中的许多部位可诱发抓握反射，由屈肌和内收肌群的部分收缩构成抓握部分，由已收缩肌肉的肌腱被牵张而出现握住部分并在肌腱牵张期一直持续下去。

5）本能的回避反应：敲击手的掌面时各手指过伸的反应称为本能的回避反应，可见于顶叶损伤及脑瘫患者。在皮质水平上，本能的抓握反应与本能的回避反应是一对拮抗反应。在病理状态下，这种平衡受到干扰。顶叶损伤时本能的抓握反应受抑制，本能的回避反应释放；相反，额叶损伤时本能的回避反应受抑制，本能的抓握反应释放。

6）苏克现象：患侧上肢肩屈曲超过 90° 或上举过头后，患侧手指易于伸开。Brunnstrom 技术中利用这一现象进行诱发随意收缩与随意运动。

以上各种反射（反应）是皮质下中枢所控制的反射，在正常人体中由于受到高级中枢的整合作用而相互协调，维持平衡。中枢神经系统发生损伤后，这些反射失去大脑皮质的抑制、控制，同时机体对外周刺激的敏感性提高，这些反射即较容易地释放、诱发出来，而呈过度的、夸张的表现，形成异常的姿势和反应。

（3）异常运动模式

1）联合反应：是脊髓水平异常的随意运动反应模式，受脊髓层次运动控制，高层次的抑制作用解除以后出现脊髓神经元左右联系的反应，出现在瘫痪恢复的早期。表现为患肢无随意运动，由于健肢的运动引起患肢的肌肉收缩。在上肢呈现对称性；下肢的内收、外展运动为对称性，而屈伸运动为相反的表现。Brunnstrom 技术中利用联合反应来诱发患肢的随意运动。联合反应的病理机制存在也会有助于导致形成脑损伤后的异常姿势，即 Mann – Wernicke 姿势，也是形成肌肉缩短及关节挛缩的病理原因。在出现联合反应时，患者无法用自我意识来制止。

Brunnstrom 在前述研究的基础上对偏瘫患者做了进一步的观察。使患者处于仰卧位，先使头处于中立位，然后转向左，再转向右，在正常侧肢体施加阻抗时所发生的联合反应有如下规律：①上肢的联合反应是患侧所出现的运动反应与正常侧的运动类型相同，即屈曲倾向于引起屈曲，伸展趋向于引起伸展，称为对称性联合反应。一般来说，上肢较易引起屈曲反应。②下肢的联合反应是患侧所出现的运动反应与正常侧的运动类型相反，即屈曲倾向于引起伸展，伸展趋向于引起屈曲，称为相反性联合反应。一般来说，下肢较易引起伸展反应。③上、下肢之间的联合反应：是上、下肢之间也可能发生同侧性联合反应。

此外，偏瘫患者打呵欠、打喷嚏或咳嗽时也可诱发联合反应。在打呵欠的吸气过程中，可诱发患侧上肢的屈肌协同运动，随着呵欠的结束，这种诱发的屈肌协同运动也逐渐消除。但在一些偏瘫患者，在睡醒后、坐起前伸懒腰、打呵欠时，患侧上肢可伸展开来，手指可以张开。

Simmis 发现，联合反应与紧张性颈反射有相互作用：偏瘫患者面部转向健侧，健侧手捏一物体时患侧上肢屈肌痉挛加强；面部转向患侧，健侧手捏一物体时患侧上肢可能展开。

Raimiste 在偏瘫患者身上发现了联合反应的新特点，即下肢的刺激与反应属于同一类型，这就是 Raimiste 反应：①外展现象：是指患者取仰卧位，正常侧下肢外展时在肢体外侧施加强阻抗，可出现患侧下肢的外展运动。②内收现象：是指患者取仰卧位，正常侧下肢内收时，在肢体内侧施加强阻抗，可出现患侧下肢的内收运动。下肢联合反应的内收现象比外展现象更容易出现。这可能是由于下肢的内收内旋肌是伸肌成分，容易受到易化。

Brunnstrom 在偏瘫患者上肢发现了胸大肌的双侧反应与 Raimiste 的内收现象有相似的特色，都属于联合反应。Brunnstrom 技术中将利用这一现象进行诱发随意收缩与随意运动。

联合反应是较原始的运动模式，是脊髓水平的反应，故两侧反应相似。

2）协同运动：由人们的主动意志所引起的，但只能按一定模式进行的肢体运动称之为协同运动。其组成部分为随意运动，部分为不随意运动，是由于中枢神经系统疾病造成的对脊髓水平的原始反射控制能力减弱，从而出现的异常动作范型。一般出现在瘫痪恢复的中期。其基本的运动模式为屈肌协同模式或伸肌协同模式，可见于上肢和下肢（表2-2）：①上肢屈肌协同：偏瘫患者的上肢屈肌协同可由对健侧肘的屈曲施加阻抗而引起。非对称性紧张性颈反射（头转向健侧）对这种模式有易化作用。在这种模式中肘屈曲是最强成分，出现早；而肩外展、外旋是最弱成分，出现晚，存在较持久，恢复晚而不充分。肘的屈肌与前臂的旋后肌在神经生理学上有紧密的联系。因此，肘屈曲与前臂的旋后趋向于同时发生，肩外展与前臂旋后之间也有较强的联系。②上肢伸肌协同：偏瘫患者的上肢伸肌协同可由对健侧肘的伸展施加阻抗而引起。在这种模式中胸大肌是最强成分，出现早，使肩内收、内旋，其次为前臂旋前。肘伸展是最弱成分。偏瘫患者患侧上肢的典型姿势常是屈肌协同的最强成分（肘屈曲）与伸肌协同的两个最强成分（肩内收、前臂旋前）的结合。③下肢屈肌协同：偏瘫患者的下肢屈肌协同可由对健侧踝的跖屈施加阻抗而引起。在这种模式中髋屈曲是最强成分，如在髋屈曲的同时出现了髋外展、外旋则力量减弱。踝背屈是最弱成分。④下肢伸肌协同：偏瘫患者的下肢伸肌协同可由对健侧踝的背屈施加阻抗而引起。在这种模式中，膝伸展、髋外展、髋内收、踝跖屈、踝内翻都是最强成分。其中以膝伸展为最强成分，髋伸展则是最弱成分。

表 2 - 2 肢体协同运动模式

部位		屈肌协同模式	伸肌协同模式
上肢	肩胛带	上抬、后撤	前突
	肩关节	屈曲、外展、外旋	伸展、内收、内旋
	肘关节	屈曲	伸展
	前臂	旋后	旋前
	腕关节	掌屈	背屈
	手指	屈曲	伸展
下肢	骨盆	上提、后缩	
	髋关节	屈曲、外展、外旋	伸展、内收、内旋
	膝关节	屈曲	伸展
	踝关节	背屈、内翻	跖屈、内翻
	足趾	背屈	跖屈

2. 脑卒中后运动恢复的 6 个阶段 根据 Brunnstrom 对脑卒中后运动功能恢复的观察，分为 6 个阶段：

第 Ⅰ 阶段 急性期发作后约数日到两周，患侧肢体失去控制，运动功能完全丧失，肢体处于弛缓性瘫痪，称为弛缓阶段。这个阶段既没有随意性肌肉收缩，肌肉无活动，也不出现联合反应、协同运动。

第 Ⅱ 阶段 发病两周以后，随着病情的控制，肢体开始出现运动，而这种运动伴随着痉挛、联合反应和协同运动的特点，出现在协同运动形式下的肌肉的初级活动，患侧肢体可以完成随意运动，上肢肌肉的随意收缩多见于胸大肌（肩关节内收），下肢多见于髋关节的内收肌群，逐渐出现肌肉痉挛，称为痉挛阶段。

第 Ⅲ 阶段 肢体的主动运动仅仅是以肢体的协同运动形式出现，肌肉痉挛增强，痉挛进一步加重，患侧肢体可以完成随意运动，但由始至终贯穿着协同运动的特点，因协同运动达到高峰，称为协同运动阶段。

第 Ⅳ 阶段 肌肉痉挛开始减轻，开始脱离协同运动模式，出现了部分分离运动，称为部分分离运动阶段。

第 Ⅴ 阶段 运动逐渐失去协同运动的控制，能出现对个别或单独关节活动的控制，出现了难度较大的分离运动，痉挛明显减轻，各关节运动大致正常，具有一定的协调性，称为分离运动阶段。

第 Ⅵ 阶段 由于痉挛的消失，各关节均可完成主动的分离运动，协调性、灵巧性和速度逐步恢复至接近正常的活动控制，称为基本正常阶段。

3. 基本治疗技术与方法

（1）Brunnstrom 治疗成人偏瘫的基本思路 与 Bobath 的理论（Bobath 认为脑卒中后出现的刻板的协同动作和联合反应等都是异常的运动模式，应设法抑制和避免）不同，Brunnstrom 则认为这些动作在运动发育早期是正常存在的，这些模式是在正常随意运动恢复之前患者必须经历的过程中的一个必然阶段。在脑卒中后，应视为功能恢复正常顺序的一部分，并认为脑卒中后高级运动功能的恢复也出现在这些粗大的屈伸协同之后。因此，Brunnstrom 认为，在恢复早期（第Ⅰ～Ⅲ阶段）应当帮助患者去控制和利用这些模式以获得一些运动反应，一旦这些协同动作能较随意和自由地进行，它们就可以被修正，最终才能摆脱这些模式而变为正常的模式。

Brunnstrom 在治疗技术方面主张利用联合反应、对称性紧张性颈反射、非对称性紧张性颈反射、紧张性腰反射、皮肤和本体反应等来引出协同运动模式，再训练患者控制、修正和利用协同运动模式，逐步地力图摆脱协同运动模式，形成分离运动，再促进向充分分离、自主的随意运动方向恢复。

（2）第Ⅰ～Ⅱ阶段　治疗目的是通过健侧肢体的抗阻运动，诱导出患侧肢体的联合反应或共同运动。方法有：①对健肢远端施加阻力，进行各个方向的活动，诱发患侧肢体的运动。②对患肢近端牵拉引起屈曲反应，牵拉前臂肌群引起伸肌的共同运动。③可利用本体神经刺激诱发患肢的运动。

（3）第Ⅲ阶段　治疗目的是训练对屈伸共同运动的控制，并将屈伸共同运动与日常生活的功能活动结合起来，方法如下：

1）肩和肘：①训练控制屈伸共同运动：从屈曲共同运动模式中的肩胛带上提开始，颈向患侧屈曲，当头肩接近时，对头肩施加分开的阻力，加强屈颈肌群和斜方肌、肩胛提肌的收缩。单侧肩胛上举，如不能主动完成，可通过叩击、按摩刺激斜方肌来促进。利用刺激健侧上肢的内收，并在健侧臂近端内侧加阻力，以诱发患侧胸大肌收缩。②促进伸肘反应：利用紧张性迷路反射，在仰卧位促进伸肌群的收缩。利用非对称性紧张性颈反射，使头转向患侧，降低患侧屈肌群张力，增加伸肘肌群的张力。前臂旋转，旋前时促进伸肘，旋后时促进屈肘。利用紧张性腰反射，躯干转向健侧，健肘屈曲，患肘伸展。轻叩肱三头肌，在皮肤上刷擦，刺激肌肉收缩。操作者与患者面对面双手交叉相握做划船动作，通过联合反应促进伸肘。③共同运动与日常生活活动相结合：如屈曲共同运动的患者拿东西；伸展共同运动的患者伸手取物、穿衣时患手拿衣服让健手穿入健侧衣袖中；屈伸交替共同运动的患者擦桌子、熨衣服、刮土豆皮、捡拾东西、进食、穿衣、洗脸、刷牙、梳头、清洗健侧肢体等。

2）手：大多数患者屈肌张力占优势。可以利用肢体近端牵引反应、手的抓握反射和牵引内收肩胛肌等，以及伸肌的共同运动模式保持伸腕。如操作者在让患者上抬臂时叩击伸腕肌；在保持臂外展的位置对手掌近端施加阻力；也可轻拍伸腕肌的同时让患者做伸腕动作；如患者能维持握拳状态时，操作者轻叩伸腕肌使握拳与伸腕同步，或握拳、伸腕时伸肘，屈腕时伸肘。

（4）第Ⅵ阶段　治疗目的是促进上肢共同运动的随意运动成分，方法如下：

1）肩和肘：①训练患者手放到腰后部：通过转动躯干，摆动手臂，抚摸手背及背后；在坐位上被动移动患手触摸骶部，或试用手背推摩同侧肋腹，并逐渐向后移动；也可用患手在患侧取物体，经背后传递给健手。②训练肩的前屈：拍打刺激三角肌并让患者前屈肩；做上肢的被动活动，在前屈90°让患者维持住，同时拍打刺激三角肌；如能保持住，让患者稍降低上肢后再缓慢前屈，并达到充分的前屈；前臂举起后按摩和刷擦肱三头肌以帮助充分伸肘。③锻炼在屈肘90°的情况下做前臂的旋前和旋后：伸肘时对前臂施加阻力，再逐步屈肘；或练习屈肘90°时翻转纸牌，抓牌时旋前，翻牌时旋后。

2）手：用共同运动锻炼其功能活动，包括伸、屈、抓握及放松。患者前臂旋后并保持拇指外展；掌指关节及指间关节被动屈曲以牵拉伸指肌，并刺激伸指肌皮肤；肩前屈90°以上，前臂的旋前可促进伸指；保持肩的前屈位，前臂旋前时可促进无名指和小指的伸指运动，而前臂的旋后可促进伸拇指，还可同时给予皮肤刺激，当能反射性伸指后，可进行握拳及放松的交替锻炼。

（5）第Ⅴ阶段　治疗目的是脱离共同运动，强化分离运动，增强手的功能。方法有：①肩部功能锻炼：通过进行上肢外展抗阻运动抑制胸大肌和肱三头肌的联合反应；被动肩前屈运动以推动肩胛骨的脊柱缘来活动肩胛带；强化前锯肌作用，逐渐增加肩前屈的活动范围。②加强肘及前臂的锻炼：训练前臂的旋前和旋后运动，肩前屈时的旋前和旋后运动。③强化手的随意运动：当手能随意张开，能完成拇指和各指的对指时，可开始手的抓握训练。

（6）第Ⅵ阶段　治疗目的是恢复肢体的独立运动。在这一阶段可以按正常的运动模式进行各种日常生活活动练习，加强上肢的协调性、灵活性及耐力的训练，并可运用多种器具训练手的精细活动。

（二）Bobath 疗法

Bobath 疗法是针对有中枢神经系统损伤致姿势张力、运动、功能障碍者进行评定与治疗的问题解决方法。由英国物理治疗师 Berta Bobath 和其丈夫 Karel Bobath 共同创立，已经发展成为当代小儿脑瘫和偏瘫患者康复治疗的主要方法之一，并在世界范围内被广泛应用。

1. 理论基础

（1）姿势张力　是由抗重力肌活动对抗重力使身体维持垂直方向的能力。姿势紧张要对重力保持一定的高度。在各种姿势中，起支持身体作用的肌群，一定要保持一定高度的姿势紧张，才能保证人体姿势的稳定。如抬举上肢不下落的悬空动作、维持坐位与立位时保持头、躯干的位置等都是姿势紧张起的作用。

（2）相反神经支配　英国的 Sherrington 将同时在四肢产生主动肌兴奋与拮抗肌抑制的机制称为脊髓水平的相反神经支配。正常情况下，相反神经支配正常姿势反射活动，保证姿势和运动的完成。临床上为了改善脑卒中后遗症患者的腕关节掌屈肌群缩短，可用手指对腕部的屈肌腱反复予以轻度振动而使屈肌腱放松并促进腕关节的背屈运动，这称为节律性振动及轻微牵张的治疗技术。

（3）姿势及运动控制　姿势控制中有两个构成因素：①为完成双脚步行必需的身体中枢部抗重力姿势与为了上下肢远端部的运动而保持肩胛带、骨盆带及髋关节周围的近端稳定性。②由姿势定向朝向对方及手掌、面部和胸部向够取运动的对象的定向活动。

（4）关键点控制（关键区）　关键点为在调整姿势张力的同时可促进更正常姿势

反应及运动的身体部分。躯干中心部的关键点（CKP）大致在 T8 上下及其高度的胸廓所在面。近端部的关键点（PKP）相当于头颈部、肩胛带、上臂、骨盆、大腿，在寻求近端部的稳定性时使用。远端部的关键点（DKP）相当于手、前臂、足、小腿。尤其是手掌、手指、足底、足趾存在许多感觉器官，因此在调整对线同时，为适应外环境也要在 DKP 进行可感受及导入各种感觉的治疗。

（5）支撑面　是人与环境间的向心性信息的相互作用中从功能上支撑身体的面，主要是本体感觉参与，同时知觉与识别也有参与。

（6）弛缓与张力过高　脑卒中后出现称为上运动神经元综合征的多种阳性症状与阴性症状，身体功能及认知功能等下降使日常生活难以自理。其中病态姿势张力的弛缓与张力过高问题大，成为功能障碍的背景，使姿势运动控制产生较大障碍。痉挛是上运动神经元障碍之一。脑卒中后痉挛不仅依赖于速度，而且感觉运动系统调整障碍会使骨骼肌张力不自主地处于亢进状态。这说明脑卒中后遗症患者来自于肌肉的向心性感觉与痉挛的出现及增减有关，对患者进行治疗时通过操作提供合适的肌肉感觉，易于调整患者神经源性因素的痉挛。

（7）联合反应　为从非瘫痪侧肢体向瘫痪侧上下肢扩散的定型的紧张性反应。当患者功能障碍轻微的部位做有目的的随意运动时，会引起身体其他部分肌张力增高。联合反应反复的结果是痉挛增强、软组织出现缩短及挛缩。

（8）协同运动　协同运动是协调性的运动及为此而限制运动自由度的过程。为了使脑卒中后遗症等中枢神经疾病患者从肢体病态协同运动重新获得协调的精细运动，Bobath 治疗中导入了姿势控制、核心控制，引入准备四肢近端部动态稳定性的感知觉，同时尝试改善上肢手的够取运动、手的精细运动、步行运动。

2. 基本治疗技术与方法

（1）促通的目的与原则　①促通功能动作是以多种有效方法，为了达到人与环境相关目标而进行的活动。如为改善步行、上肢手功能、进食吞咽、日常生活活动等功能动作，操作者就功能性运动的构成因素由活用脑可塑性尝试达到功能重组而进行促通。②促通目的在于更容易获得及重新学习功能动作。通过每个促通手法操作更易于练习的结果是患者能主动地自我再调整功能动作，发现其构成因素并促通其调整功能模式的能力。此时重视重复运动。

（2）促通对象　①姿势控制与功能动作调整：由于调整好骨盆、躯干、头颈部、肩胛带上肢排列的运动开始姿势的对称姿势及稳定正中位的促通，可易于进行面向功能动作的姿势调整。如为了上肢手够取运动的躯干非对称运动，首先从再获得抗重力位下对称性骨盆及躯干的姿势控制来诱导。②感知觉的促通：将脑卒中后躯干、四肢的无效排列整理成生理性对称排列时，使从四肢尤其是远端部手脚来的确切感觉信息予以输入，这个信息是脑形成正确知觉的条件。尤其是为了能反馈四肢运动调整而要将本体感觉系统的感觉从双侧平均导入。目标是患者不需努力就能更容易且正确地感知觉运动。③身体图示改善：身体图示是为了控制姿势运动将感觉输入与自己运动比较，校正肌肉活动的基本指标。为了身体图示恢复而重新学习，较合适的运动程序是由自主练习基础的外显学习完成。④不安及恐惧的减轻与消除：大多数脑卒中后遗症患者对活动都有着诸多不安与恐惧。使用促通手法操作时，帮助患者通过成功运动来提高其动机。⑤对周围神经肌肉的作用：患者应主动参与针对有肌肉、肌腱及关节囊等软组织缩短的运动治疗中，施加松动及牵张等以预防并减轻缩短及弱化，促进针对周围环境的肌肉适应性恢复。

3. 注意事项 ①为了患者能更容易地活动，促通中改变其关键点位置使操作者的帮助变少，逐渐离开关键点，由此诱导患者自身更主动地运动。重视调整姿势运动过程，注意支撑面与身体中心部关键点（CKP）、近端部关键点（PKP）、远端部关键点（DKP）的关系，确认动作中关键点之间排列合适。②练习如四肢相对于躯干的运动及躯干相对于四肢的运动等有同样部位、同样肌群的作用或类似但有多样性的组合模式。患者在更容易活动的过程中再认识运动的感知觉。③应注意患者对刺激即输入信息是否确切出现预计的反应。如对弛缓性瘫痪侧手肌施加刺激时不用一定的张力，则肌群及其皮肤难以感受压力刺激。这样的肌肉及皮肤张力由松动才能改善已缩短肌肉及皮肤的弹性。同时为了提高瘫痪侧手指运动，输入不稳定且不宜适应的强压刺激及引起大脑皮质调整的手指牵张刺激、摩擦的触觉，以激活手指的运动。

（三）Rood 技术

Rood 技术是由美国治疗师 Margret Rood 于 20 世纪 50 年代提出的，又称多种感觉刺激技术、皮肤感觉促进技术。临床多用于成人偏瘫、小儿脑瘫及其他有运动障碍的脑损伤患者的康复治疗。

1. 理论基础 Rood 技术的最大特点是强调有控制的感觉刺激，根据个体的发育顺序，利用运动来诱发有目的的反应。感觉刺激要适当，逐渐由低级感觉性运动控制向高级感觉性运动控制发展，有控制的感觉输入可以反射性地诱发肌肉活动，使肌张力正常，产生所需要的运动。利用患者要完成动作的有目的性，诱发神经肌肉系统的运动模式，使主动肌、拮抗肌、协同肌之间的作用更加协调。训练中应反复强调患者注意力集中在要完成的动作上，使其不断完善由感觉到运动的过程，这种训练对于肢体和躯干的治疗是一个很有效的方法。

2. 基本治疗技术与方法

（1）刺激皮肤和本体感受器诱发肌肉反应 ①触觉刺激：包括快速刷擦和轻触摸。快速刷擦的顺序是由肢体的远端向近端进行，应用软毛刷在患肢的皮肤上做连续刷擦，速度为 80～100 次／分，每次 3～5 秒，观察肌肉收缩反应，可以引起交叉性反射性伸肌反应。如 3～5 秒仍无反应，可重复刺激 3～5 次，亦可在相应的节段皮肤上刺激 5 秒。轻触摸是指用手轻轻触摸手指或脚趾间背侧的皮肤、手掌或足底部，可以引起肢体的回缩反应。②温度刺激：通常用冰刺激，局部刺激 3～5 秒后擦干，可促进肌肉收缩，引起与快速刷擦相同的效应。一般情况下，快速强冷刺激起兴奋作用，而持续强冷刺激则起抑制作用，冰刺激后的 30 秒左右常引起反跳现象，即由兴奋转为抑制。如将痉挛的手浸入冰水中 30 秒后痉挛即可缓解。③轻叩：轻叩皮肤，如轻叩手背指间或足背趾间背侧的皮肤、掌心和足底均可引起相应肢体的回缩反应；轻叩肌腹或肌腱，可引起肌肉收缩反应。④挤压：通过挤压关节，可引起关节周围的肌肉收缩，如仰卧位屈膝、屈髋的双桥动作，屈肘俯卧位、手膝四点跪位，站立位抬起一个或两个肢体使患肢负重等，都可以产生相似的效应。挤压肌腹可引起肌肉收缩。对骨突处加压具有促进与抑制的双向作用，如在跟骨内侧加压，可促进小腿三头肌的收缩，产生足跖屈动作；相反，在跟骨外侧加压，可促进足背屈肌收缩，抑制小腿三头肌的收缩，产生足背屈动作。⑤牵拉肌肉：快速、轻微地牵拉肌肉可引起肌肉收缩，如快速、轻微地牵拉内收肌群或屈肌肌群，可促进该肌群收缩而抑制其拮抗肌群的收缩。手或足的内部肌肉可以引起邻近固定肌的协同收缩。手用力抓握可以牵拉手部的内在肌，在负重体位下（肘、膝跪位）做这一动作，则可促进固定肘关节和膝关节肌群的肌肉收缩。⑥特殊感觉刺激：选用一些特殊的感觉（视、听、嗅觉等）刺激来促进或抑制肌肉的活动。

（2）利用感觉刺激来抑制肌肉反应　①缓慢地轻摩刷擦刺激：对痉挛性瘫痪肌肉，通过缓慢地轻刷擦可以诱发相应肌肉的反应，以抑制肌肉的紧张状态，放松肌肉。②挤压：轻微地挤压关节可以缓解肌肉痉挛。如在治疗偏瘫患者因痉挛引起的肩痛时，操作者应托起患肢肘部，使上肢外展35°~45°，然后把上臂向肩胛盂方向轻轻地推，使肱骨头进入关节窝，并保持片刻，可以放松肌肉，缓解疼痛。③牵拉：持续牵张或将已经延长的肌肉保持在该位置数分钟、数天或数周，也可将延长的肌肉通过夹板或石膏托固定进行持续牵拉，可以抑制和减轻肌肉痉挛。如将偏瘫患者屈曲痉挛的手指放置于分指板上固定数分钟持续牵伸，可以缓解手的屈曲痉挛，促进手指的伸展。④用有效的、轻的压力从头部开始沿脊柱直至骶尾部，反复对后背脊神经支配区域进行刺激，可以反射性抑制全身肌紧张，达到全身放松的目的。⑤缓慢地将患者从仰卧位或俯卧位翻到侧卧位，可缓解痉挛。⑥固定远端，运动近端：让患者取手膝位，手部和膝部位置不动，躯干做前、后、左、右和对角线式活动，可以放松肌肉。

（3）利用个体运动发育顺序促进运动控制能力　Rood 将个体运动的发育水平分为4个阶段：①第一阶段：为关节的重复运动。②第二阶段：是指大关节周围肌肉的协同收缩，是主动肌与其拮抗肌同时收缩的张力运动模式，即固定近端关节，发展远端关节技能。③第三阶段：远端关节固定，近端关节活动。④第四阶段：是技巧运动，是运动控制的最高水平，如爬行、行走、手的使用等。运动控制能力的顺序是先屈曲、后伸展，先内收、后外展，最后旋转。

在治疗运动控制障碍的脑损伤患者时，Rood 常采用个体运动发育顺序的 8 个运动模式：①仰卧屈曲：为仰卧位时躯体屈曲，双侧对称，交叉支配。②转体或滚动：为同侧上下肢屈曲转动或滚动身体。③俯卧伸展：俯卧位时，颈、躯干、肩、髋、膝伸展，身体中心位于 T10 水平。④颈肌协同收缩：俯卧位时能抗重力抬头，这是促进头部控制的模式。⑤俯卧屈肘：俯卧位，肩前屈，屈肘负重，为伸展脊柱的模式。⑥手膝位支撑：先双侧手膝着地，然后再一手一膝着地，最后发展到爬行。⑦站立：先双腿站立再单腿站立。⑧行走：包括支撑、抬腿、摆动、足跟着地等。

3. 临床应用　临床工作中要根据患者的不同情况，采取不同的治疗方式和刺激方法，灵活应用。

（1）弛缓性瘫痪　通过对弛缓性瘫痪肌采取快速并有一定强度的刷擦刺激、在骨端处敲打、快速冰敷、固定肢体远端在肢体近端施加压力等方法，可以诱发肌肉收缩，提高肌肉的张力。注意刷擦的部位是主动肌群或关键肌肉的皮肤区域。

（2）痉挛性瘫痪　可以采取缓慢、轻柔的刺激来抑制肌肉痉挛。具体方法有：①轻刷擦痉挛肌的拮抗肌，诱发相应肌群的肌肉反应，从而抑制痉挛肌。②采取肢体的负重可以缓解痉挛，但关节的位置必须摆正。如为了降低上肢的痉挛，促进前臂和手的负重能力，肱骨头在关节盂内的位置必须保持正确，不内收、内旋。下肢负重时髋关节必须处于中立位，没有内收和屈曲。③反复运动，如坐位时双手支撑床面，做肩部或臀部上下反复运动可以缓解肩部和髋部肌群的痉挛。④利用缓慢牵张可以降低颈部和腰部伸肌、肩胛带回缩肌、股四头肌的张力。⑤对患者治疗时应根据个体运动发育规律，选择个体的运动模式。如屈肌张力高时，不要采取屈曲运动模式；而伸肌张力高时应避免使用伸展的运动模式。

（3）注意事项　①应用 Rood 技术时要根据患者运动障碍的性质和程度及运动控制能力的发育阶段，由简单到复杂，由低级向高级发展，循序渐进。②对有可能因刷擦引起不良反应的儿童应避免使用。③刷擦有可能引起紧张性肌纤维退化，要合理应用。④在耳部皮肤、前额外 1/3 刷擦时可引起不良反应的发生。对体力明显低下的患者有进一步抑制作用，应禁忌。对脑外伤、特别是脑干损伤的患者会加重意识障碍。⑤耳后刷擦可使血压急剧下降。⑥诱发觉醒和语言时，要避免用冰刺激痉挛手。

（四）本体感觉神经肌肉促进技术

本体感觉神经肌肉促进技术（PNF）是利用牵张、关节压缩和牵引、施加阻力等本体刺激，应用螺旋、对角线运动模式来激活和募集最大数量的运动肌纤维参与活动，促进运动功能恢复的一种治疗方法。本体感觉神经肌肉促进的基本原理是从神经生理、运动学习和运动行为方面的研究成果归纳出来的。

PNF 是美国康复医师 Herman Kabat 于 20 世纪 40 年代提出，以后由其同事 Margaret Knott 和 Dorothy E Voss 于 20 世纪 50 年代正式发表，故又称 Knott - Voss 或 Kabat - Voss 疗法。当时 PNF 是为了满足脊髓灰质炎和多发性硬化引起瘫痪者的康复需要，以后又用于中枢神经系统疾病的治疗，如脑外伤、脑血管意外、脊髓损伤等。

1. 理论基础

（1）肌肉的反射控制　牵张感受器主要包括肌梭和高尔基腱。肌梭为复杂的感受器，包括两类感觉末梢，受三类运动神经支配；高尔基腱器官与主要肌纤维（梭外肌）串联，选择性对收缩力敏感而对肌长度的变化不敏感。机械负荷牵拉肌肉时可引起相反方向的肌肉收缩即牵张反射。大多数肌纤维由 α 神经元支配，α 神经元能直接引起肌肉收缩，γ 神经元和 β 神经元支配肌梭和压力感觉，它们之间相互联系产生反射回路，可维持肌张力并达到运动控制的目的。

（2）螺旋、对角线型运动 ①姿势和运动的发展有一定的顺序：先双侧对称，后双侧不对称；然后是两侧交互；最后是单侧形式。对角线型运动是最高的形式，也是人体动作的最常见形式。②螺旋、对角线型运动符合正常生理上有功能的运动形式：从解剖学上看，大多数肌肉的附着点和纤维排列也符合这种形式。③自主运动由大量复杂的整合的运动模式组成，而不是单个的肌肉运动组成。④对角线型运动是屈伸，内、外旋、内收、外展 3 对拮抗肌的结合运动结果，是正常发育的最高级运动形式。⑤所有对角线型运动都越过中线，可促进身体两侧的相互作用。⑥对角线型运动合并有旋转的成分，而旋转也是发育的最高运动形式之一。⑦肩胛带前挺能促进上肢的肌电活动，后缩则抑制上肢的肌电活动。⑧实验证明，肘关节屈曲并做等长伸屈活动时，可以发现在前臂旋前时，肱三头肌与桡侧腕屈肌组成一种运动模式；在前臂旋后时，肱三头肌与桡侧腕伸肌组成另外一种运动模式。对于肱二头肌，前臂旋前时，其与桡侧腕伸肌组成一种运动模式；在前臂旋后时，其与桡侧腕屈肌组成另外一种运动模式。⑨双侧活动的必要性。从改善肢体功能的角度分析，双侧性运动和左右交替运动更为有效。⑩运动开始时的肢体位置。刺激可使处于伸长状态的肌肉首先出现反应，因此在训练开始时，要尽量使被训练肌肉处于伸长的位置上。

（3）手法治疗技术的基础 ①牵张：牵拉肌肉时由于牵张反射使相反运动方向的肌肉收缩，而被牵张的肌肉易被皮质传出的冲动所兴奋。②阻抗力：保持关节不动，肌肉在抗阻等长收缩时，肌肉的兴奋性较大。③协同肌收缩之后紧接着进行拮抗肌的收缩：Sherrington 的相继诱导定律表明，协同肌收缩一结束，拮抗肌的兴奋性立即升高。因此，如要进行肱二头肌的训练，应先让肱三头肌做最大收缩后立即训练肱二头肌。④抑制：研究表明，多种外周刺激可以提高运动神经元兴奋阈值。在神经生理学疗法（NPT）中，把能提高运动神经元兴奋阈值或对神经元直接产生抑制性作用的刺激和手法称为抑制性治疗。⑤语言刺激：中等强度的声音易于引起 γ 运动神经元的活动；较大的声音可以改变 α 运动神经元的活动。在 PNF 治疗中强调语言刺激的重要性，常用柔和的声音以促进稳定，用较大的声音以促进运动。

2. 基本治疗技术与方法 PNF 由螺旋、对角线型运动模式，手法治疗技术和本体、皮肤和视听刺激组成。主要包括：①91 种基本运动模式：头颈：3；上躯干：2；下躯干：6；上肢：14；下肢：12；强调时间顺序的变化模式 2；按发育顺序在治疗垫上进行的 38；步行训练 7；轮椅和转移：5；生活自理：2。②5 种手法治疗技术。③3 大类本体、皮肤和视听刺激。

（1）螺旋、对角线型运动的命名及训练要领

1）命名：用一系列大写英文字母和阿拉伯数字组成。其排列和意义为：①肢体运动模式的命名标记：一般用 6 个字母表示，第 1 个字母代表双侧或单侧，单侧用 U（unilateral）代表，不写 U 时即可理解为双侧；第 2 个字母（如为双侧时，由于 B 不标出，故变为第 1 个字母，以下同）常用 D（diagonal），代表对角螺旋型；第 3 个字母用阿拉伯数字，1 代表 1 型，2 代表 2 型；第 4 个字母代表伸或屈，伸用 E（extension）表示，屈用 F（flexion）表示；第 5、6 个字母代表是上肢还是下肢，上肢填入 UE（upper extremity），下肢填入 LE（lower extremity）。如 UD1FUE 即表示上肢单侧 1 型屈曲式对角螺旋型运动模式，D2ELE 代表下肢双侧 2 型伸展式对角螺旋型运动模式。②躯干运动模式的命名标记：一般用 3 个字母表示，第 1、2 两个字母表示上或下躯干，上躯干用 UT（upper trunk）表示，下躯干用 LT（lower trunk）表示；第 3 个字母表示伸或屈，伸展用 E 表示，屈曲用 F 表示。如 UTF 代表上躯干的屈曲型，LTE 代表下躯干的伸展型。③上肢单侧运动模式：见表 2-3。④下肢单侧运动模式，见表 2-4。⑤双侧上肢运动模式的运动成分。⑥双侧下肢运动模式的运动成分。⑦日常活动常用活动模式：D1FUE：左手摸右耳，脱套头衫，卧位手越过胸到对侧头上方抓住和调整枕头，进食，左手洗右脸；D1EUE：骑自行车和推轮椅时的双上肢；D1ELE：站，向后退上马路沿，准备踢球；D1FLE：坐，盘腿坐，跷腿坐；D2EUE：网球手发球后，棒球手掷球后；D2FUE：举双手赞同，爬绳向上时；D2ELE：向后转时将一足移到另一足后，坐位跷腿穿裤子；D2FLE：坐。

表 2-3　上肢单侧运动模式

模式名称	代号	主要训练的肌肉	目的
1. 屈、内收、外旋、腕掌屈、桡侧偏	UD1FUE	前锯肌、胸大肌锁骨部、三角肌前部、喙肱肌、肱二头肌的屈肩成分、旋后肌、桡侧腕屈肌、掌长肌、拇长屈肌、拇短屈肌、拇收肌	促进运动控制的技巧阶段；增强运动从远端到近端发生的时间顺序的准确；促进对抗肌的逆转
2. 伸、外展、内旋、腕背屈、尺侧偏	UD1EUE	肩胛提肌、菱形肌、胸大肌、胸小肌、背阔肌、三角肌后部、肱三头肌长头、旋前方肌、尺侧腕伸肌、指总伸肌、小指固有伸肌、小指展肌、背侧骨间肌、蚓状肌、拇短展肌、拇长伸肌	促进桡尺关节或更远端的稳定；增大肩关节 ROM，间接促进近端肌特别是肩袖肌
3. 伸、内收、内旋、腕掌屈、尺侧偏	UD2EUE	胸小肌、锁骨下肌、肩胛下肌、胸大肌胸骨部、旋前圆肌、尺侧腕屈肌、掌长肌、指浅屈肌、指深屈肌、掌侧骨间肌、蚓状肌、拇长伸肌、拇短屈肌、拇对掌肌、掌短肌	促进腕、指的运动
4. 屈、外展、外旋、	UD2FUE	斜方肌、小圆肌、冈上肌、冈下肌、三角肌中部、肱桡肌、桡侧腕长伸肌、桡侧腕短伸肌、指总伸肌、小指固有伸肌、背侧骨间肌、蚓状肌、拇长伸肌、拇长屈肌、拇短伸肌、第一背侧骨间肌	促进运动控制的技巧阶段；增加运动从远端到近端发生的时间顺序的准确；促进对抗肌的逆转

表 2 - 4　下肢单侧运动模式

模式名称	代号	主要训练的肌肉	目的
1. 屈、内收、外旋、足背屈、内翻	UD1FLE	腰大肌、腰小肌、髂肌、闭孔外肌、闭孔内肌、耻骨肌、股薄肌、内收短肌、内收长肌、缝匠肌、股直肌内侧部、胫前肌、趾长伸肌、拇长伸肌、趾短伸肌、拇展肌、背侧骨间肌、蚓状肌	增大腘绳肌的延展性，增大直腿抬高的 ROM
2. 伸、外展、内旋、足跖屈、外翻	UD1ELE	臀中肌、臀小肌、股二头肌、腓肠肌外侧头、比目鱼肌外侧部、腓骨长肌、趾长屈肌、趾短屈肌、拇短屈肌、拇收肌、小趾短屈肌、跖方肌、跖骨间肌、蚓状肌	加强左方所有肌肉
3. 屈、外展、内旋、足背屈、外翻	UD2FLE	阔筋膜张肌、股直肌外侧部、趾长伸肌、拇长伸肌、腓骨短肌、趾短伸肌、小趾展肌、背侧骨间肌、蚓状肌	增加腘绳肌的延展性；增大直腿抬高的 ROM
4. 伸、内收、外旋、	UD2ELE	臀大肌、梨状肌、上孖肌、下孖肌、闭孔内肌、股方肌、内收大肌、半膜肌、半腱肌、跖肌、腓肠肌内侧头、胫后肌、趾长屈肌、拇长屈肌、跖方肌、趾短屈肌、拇短屈肌、跖骨间肌、蚓状肌	增强左方所有肌肉

　　2）训练要领：①用手刺激：以手掌直接接触患者的肌肉、肌腱和关节处，对感受器给予刺激，施行时要求以手掌的前部接触肢体，并应根据需要施加不同的刺激，注意不要用指甲顶住患者的肢体。刺激时技巧要熟练，只有刺激适当才可诱导正确的运动方向。②指示和意志促进：治疗前操作者应向患者说明治疗的目的及治疗过程并指导患者坐好配合。如治疗中要求患者的眼追踪操作者的手和患者肢体运动的方向，因为视觉有强烈的空间感。操作者的声调对患者的听觉也是一种刺激，当操作者以尖锐声调说"用力，再用力"时患者就可产生紧迫感，这种方法常用于让患者做较强的阻抗运动时；中等声调的语言多用于鼓励患者稍加努力即可完成的动作中；对某些有心情紧张的患者，应采用轻柔的声调，或用多与患者交谈等方法，才可加强患者的配合。总之，操作者在用词上要应用易使患者理解的语言并注意发音的声调。

　　（2）手法治疗技术

　　1）节律性发动（RI）：先给患者进行数次的被动运动，然后再让患者利用病变较轻的肢体或借助滑车、重锤等工具使患肢进行数次主动助力运动，然后再让患者自己试做主动运动，成功后可做较轻的抗阻运动。RI 对于帕金森病、较严重的痉挛等难以发起运动的情况是有用的，可改善发起运动的能力。

　　2）节律性稳定（RS）：是交替地使协同肌和拮抗肌做等长收缩，是发展稳定性、刺激协同肌的活动和松弛拮抗肌的手法。如要稳定颈肌，让患者坐直，从侧方向患者施加阻力，让患者克服此阻力做 2～3 秒的等长收缩，然后迅速从相反方向施加阻力，让患者反向克服此阻力做等长收缩。如有必要还可从前后等不同方向按类似的方法进行。此外，在活动 ROM 有疼痛而又需进行加强肌力训练时，RS 较为合适，因不用变化 ROM 即可增强肌力。对等长收缩缺乏和稳定性也缺乏的共济失调患者，RS 也是适用的。RS 有增强肌力、提高稳定性和协调性的作用。

3）反复收缩（RC）：RC 是 Kabat 根据巴普洛夫关于在中枢神经传导通路上进行反复刺激，可使神经冲动的传导变得更容易的理论而提出的方法。RC 的主要目的是增强肌力和耐力，提高协调性和改善平衡。RC 在 3 种肌无力状态中使用较为有效：①肌力仅为 1、2 级时：此时随意发起运动较为困难，可用快速牵张激起肌肉收缩，一旦能收缩立即施加适当阻力，反复进行。要注意的是在肌力为 1、2 级时，往往对牵张不敏感，因而要进行数次的牵张，同时加上较强的口令。②肌力为 3 级及在整个 ROM 内力量均弱的情况：可在肌肉反复收缩至短范围时加上等长收缩。③肌力在 ROM 内强度不均匀时：可在肌力减弱点增加一次等长收缩的方法。

4）保持–放松（HR）：操作者将患者肢体移到 ROM 的受限点上，并限制肢体和关节的活动，使患者做 2～3 秒的等长收缩，然后嘱患者放松。HR 在因肌肉紧张而导致 ROM 受限时较为有效，如腘绳肌紧张而限制了膝关节的伸展，可在受限点上让腘绳肌进行 2～3 秒的等长收缩，然后放松，这样可增大关节的 ROM。HR 往往比被动 ROM 训练更有效。

5）收缩–放松（CR）：CR 与 HR 不同之处在于 CR 时不做等长收缩而做等张收缩。CR 技术同样可用于增大 ROM。有些学者发现，HR 和 CR 不仅可使同侧的 ROM 增大，而且也可使对侧的 ROM 增大，并可防止肌萎缩。

6）慢逆转（SR）：SR 是使对抗的两组肌群缓慢交替地做等张收缩，在逆转时没有间歇时间。若关节周围的肌肉不平衡，阻力应先加在较强的一组肌群上，阻力强度的大小应使患者能完成最大范围的 ROM 运动。SR 的作用是促进协同肌、松弛拮抗肌，增加协同肌的肌力、耐力和协调能力，协调对抗肌之间的运动。其原理是利用了 Sherrington 的相继诱导定律，即拮抗肌收缩停止的瞬间，对协同肌有促进作用。如要促进上肢的屈曲、外展、外旋模式（UD2FUE）时，就要从与其对抗的伸展、内收、内旋模式（UD2EUE）开始，反复 3～10 次，每次 2～3 秒缓慢往复地进行，最后终止于 UD2FUE 上。

7）慢逆转–保持–放松（SRHR）：SRHR 是让患者主动运动达到 ROM 中因拮抗肌紧张而受限的点时，先让拮抗肌做等张收缩，然后抗阻做等长收缩保持 2～3 秒，最后放松，由协同肌做等张收缩，可反复进行。SRHR 的作用是放松拮抗肌、促进协同肌，用于加强肌力和增大 ROM。

8）慢逆转–保持（SRH）：SRH 是 SR 的变型，所不同的是在等张收缩末再做 2～3 秒的等长收缩然后再逆转。SRH 的作用是增强肌力、促进协同肌、松弛拮抗肌和提高关节的稳定性。

9）最大阻力（MR）：MR 是对较强的肌群施加阻力，使兴奋向较弱的肌群扩散。但需注意，所谓最大是相对的，注意不能大到患者收缩时发生震颤；再者施加的阻力不应限制患者做最大范围的 ROM 运动。一般阻力的施加是递增的，在 ROM 的 1/3 时达最大，并维持到最后。目的为增强肌力和耐力，改善强肌和弱肌之间的不平衡。进行 MR 的时间不宜过长。

10）时间顺序的强调（TE）：时间顺序是指在任何运动中肌肉收缩的顺序，目的是保证运动的协调。这种顺序有的为由远端到近端，如上肢用手取物；有的由近端到远端，如下肢的迈步。强调时间顺序是在适当考虑时间顺序的条件下，重点对运动模式中较强的部分（常为近端或远端）施加最大的阻力，以达到使兴奋向弱的部分扩散的目的，促进运动模式中较弱的运动成分。如在上肢的 UD2FUE 模式中腕向桡侧伸是最强的部分，其他部分则较弱，此时可利用对腕施加足够的阻力限制其运动而让肩屈曲；在下肢中，屈髋强而伸膝弱，对髋加阻力使之不能屈曲而做等长收缩，然后可让膝关节做反复收缩。总之，TE 是在一种运动模式中仅某一部分无力时较为有效的技术。

11）手法接触（MC）：MC 是操作者通过深的、无痛的与患者身体部分的手法接触，达到刺激肌肉、肌腱和关节传入感受器的目的。当操作者对患者进行各种治疗技术时，MC 是同时存在的。

12）其他手法：包括牵拉分离、挤压、强化等手法。

手法治疗技术的应用：①从治疗的目的考虑：帮助帕金森病或痉挛严重的患者发起运动，可用 RI；增强肌力，可用 SR、RC、RS；增加关节的稳定性，可用 RS；使肌肉放松，可用 HR、CR、RS；改善活动的协调性，在部分肌群的肌无力引起不协调运动中，SR 最有效；肢体运动模式中只有某一部分较弱，可用 TE。②从运动控制四阶段的要求考虑：对运动有良好的控制需经历 4 个阶段，各阶段训练中适用的技术有：活动性可用 RI、RC 帮助发起运动，可用 RI、HR、CR、RS 以增大 ROM，稳定性可用 RS、SRH，受控制的活动可用 RS、SRH、RC、TE，技巧可用 SR、TE、RC、SRH、TE。

（3）本体、皮肤和视听刺激 ①本体感觉：包括牵张、阻力、震颤、压缩、牵引、滚动、线和角加速，是刺激前庭的一种促进运动的方法。②外感受器：包括轻触、刷、温度刺激、缓慢地抚摸脊神经后肌支支配的皮肤表面等。③本体感觉和外感受器：手法接触，对长的肌腱施加压力。

3. 注意事项

（1）目前多用于骨科、运动创伤、周围神经损伤等疾病，也可用于中枢神经系统疾病的后期治疗，但骨科、外科疾患的急性期一般不宜应用。

（2）在 PNF 治疗中采用了大量的抗阻运动形式，因此在脑卒中后偏瘫、颅脑损伤后、小儿脑瘫、多发性硬化等中枢神经疾患引起的运动功能障碍中，当抗阻运动诱发痉挛或联合反应时不能应用；只有在随意运动已恢复、抗阻运动不引起任何痉挛或联合反应时才可应用。

（3）在中枢神经疾患引起的运动障碍中，帕金森病早期就可采用 PNF 中的 RI 技术。

十、运动再学习疗法

运动再学习疗法又称 Carr - Shepherd 技术，是由澳大利亚物理治疗师 J. H. Carr 和 R. B. Shepherd 教授根据多年的临床研究并与其他神经发育疗法相比较而总结出来的。20 世纪 80 年代主要在澳洲应用，20 世纪 90 年代开始受到其他国家康复治疗人员的注意并逐步推广。

运动再学习疗法是一种以生物力学、运动科学、神经科学、行为学等为理论基础，以任务或功能为导向，在强调患者主观参与和认知重要性的前提下，按照科学的运动学习方法对中枢神经系统损伤后的患者进行再教育以恢复其运动功能的治疗方法。

（一）理论基础

1. 以多学科知识为理论 运动再学习疗法是一种将中枢神经系统损伤后运动功能的恢复视为一种再学习或再训练的过程，以神经生理学、运动科学、生物力学、行为科学等为理论基础，按照科学的运动学习方法帮助患者恢复运动功能。

2. 以脑损伤后的可塑性和功能重组为理论依据 根据现代脑损伤后功能恢复的研究理论，运动再学习疗法将脑的可塑性和功能重组学说融入其中，认为实现功能重组的主要条件是需要进行针对性的练习活动，练习得越多，功能重组就越有效，而缺少练习则可能产生继发性神经萎缩或形成不正常的神经突触。

3. 限制不必要的肌肉活动 脑损伤后当肌肉功能自发恢复时，大多会产生一些错误动作，并可通过用力而强化，如活动了不应活动的肌肉或是健侧活动过多而缺少患侧活动。运动再学习疗法强调充分动员瘫痪肢体肌肉的运动单位，减少不必要的肌肉活动，要求按照运动发生的先后顺序对完成运动的肌肉进行训练，并在训练中避免过度用力，以免兴奋在中枢神经系统内扩散，出现异常的病理模式。

4. 重视反馈对运动的控制 运动再学习疗法主张通过多种反馈（视、听、触、手的引导）来强化训练效果，充分利用反馈在运动控制中的作用。

（二）基本内容

运动再学习疗法由 7 部分组成，包括日常生活中的基本运动能力，分别为：上肢功能、口面部功能、从仰卧到床边坐起、坐位平衡、站起和坐下、站立平衡、步行。操作者可根据患者的具体情况选择最适合患者的部分开始训练，但每次治疗通常会包括各部分的内容。

（三）训练步骤

运动再学习疗法的每一部分内容一般分为以下 4 个步骤进行：

1. 分析作业 描述正常的活动成分，并通过对作业的观察来分析缺失的基本成分和异常表现。

2. 练习缺失的成分 针对患者缺失的运动成分，通过简洁的解释、指令，反复多次的练习并配合语言、视觉反馈及手法指导，重新恢复已经缺失的运动功能。

3. 练习作业 设定符合日常生活中不同难度的作业练习，把所掌握的运动成分与正常的运动成分结合起来，通过反复评定，不断纠正异常现象，使其逐渐正常化。

4. 训练的转移 创造良好的学习环境，安排和坚持学习，通过自我监督、亲属和有关人员的参与等，在真实的生活环境练习已经掌握的运动功能，使其不断熟练。

（四）训练要点

1. 目标明确，难度合理，及时调整，逐步增加复杂性。
2. 任务导向性训练，与实际功能密切相关。
3. 闭合性与开放性训练环境相结合。
4. 部分训练和整体训练相结合。
5. 指令明确简练。
6. 根据技能学习过程设计方案，即通过认知期和联想（或过度）期，达到自发期。
7. 避免误用性训练。
8. 患者及其家属积极参与。
9. 训练具有计划性和持续性，患者应学会自我监督。

（五）基本治疗技术

1. 上肢功能训练

（1）上肢的正常功能 大部分日常活动均涉及上肢的复杂运动。在日常生活中，臂的运动常服从于手的活动要求，如指向、伸手取物。因此，要求上肢和手能够达到以下功能：抓住和放松不同形状、大小、重量和质地的各种物体；手臂在身体的不同位置上抓住和放松不同物体；将物体从一处移至另一处；在手内旋转物体；为特殊目的操纵各种工具；向各个方向伸展；双手同时操作，两手做同样的运动或不同的运动。

（2）上肢的基本运动成分 尽管上肢功能复杂，但可以识别一些基本运动成分，这些成分组合起来可以完成许多不同的活动。

1）臂：臂的主要功能是帮助手在空间定位以便操作。伸手取物涉及的基本成分包括：①肩外展。②肩前屈。③肩后伸。④肘关节的屈和伸。这些成分常伴随肩胛带运动和盂肱关节的旋转。

2）手：手的主要功能是抓握、放松及操作，其基本运动成分包括：①伸腕时桡偏。②拿起一个物体时，腕伸和屈。③在拇指关节的腕掌关节处有外展及旋转（对掌）。④各手指朝向拇指的屈曲及旋转（对指）。⑤手指掌指关节的屈、伸并伴有指间关节的一些屈曲。⑥当拿物体时，前臂的旋后和旋前。

（3）上肢功能分析 偏瘫后的上肢可出现异常的屈曲或伸展模式，在此根据上肢的基本运动成分，从上肢功能的角度出发，分析一些常见问题及其代偿。

1）臂：常见的问题包括：①肩胛运动差，特别是肩外旋和前伸，肩胛带持续性下降。②盂肱关节肌肉控制差，缺乏肩外展和前屈，或维持这种位置时患者通过过分上举肩胛带及躯干侧屈进行代偿。③过度的肘关节屈曲、肩关节内旋和前臂旋前。

2）手：常见的问题包括：①伸腕抓握困难，缺乏伸腕肌活动，指长屈肌群收缩时则产生屈腕及屈指。②掌指关节屈伸困难，为了定位，手指抓握物体时常伴有一定程度的指间关节屈曲。③抓握和放松物体时，拇指外展及旋转困难。④不屈腕不能放松物体。⑤放松物体时，常有过分的伸拇及伸指。⑥当拿起一个物体时，前臂有过分的旋前倾向。⑦移动上臂时不能抓握不同的物体。⑧对指困难。

由于上述功能活动方面的障碍，患者常使用健侧上肢来代偿，并用健手移动患手，久之导致患侧肩、腕、拇指、手指软组织发生一些变化，更加影响患肢的功能。

（4）训练方法

1）诱发上肢前伸的肌肉活动和运动控制训练：患者仰卧位，让患者上抬肩带使手伸向天花板或让患者的手跟随操作者的手在一定范围内活动；让患者用手触摸自己的前额、头后枕部等，并逐渐增加难度，让患者用手越过其头部，再伸直其肘部。此时不能让患者的前臂旋前，不允许肩关节外展，检查肩胛骨是否产生运动。

2）维持肌肉长度，防止挛缩的训练：①患者取坐位，操作者帮助患者将臂后伸，肘伸直，肩外旋，手平放于训练床上以承受上部身体的重量。此动作帮助防止肩关节屈肌群、内旋肌群和屈指长肌群的挛缩。②取坐位或站立位，操作者帮助患者上肢外展90°，肘伸直，将手平置于墙上，通过其臂施以水平压力，防止手从墙上滑落。开始时，需要患者肘关节伸直，在这个姿势下，患者练习屈曲和伸直肘关节以改善对肘伸肌群的控制。当患者重新获得肩关节和肘关节的一些控制后，让其练习旋转躯干和头部。

3）诱发手操作的肌肉活动和运动控制训练：①伸腕训练：操作者可用患者腕桡侧偏移诱发患者腕伸肌的活动。患者取坐位，手臂放在桌上，前臂处于中立位。手握一个杯子，试着将杯子抬起。前臂处于中立位，患者练习拿起物体、伸腕、放下、屈腕、再放下物体。患者也可以练习向后移动手以触碰一个物体，并尽可能增加其移动的距离；也可以让患者沿着桌面用手背推动物体，这其中包括腕和臂的运动。②前臂旋后训练：患者手握圆筒形物体，试着前臂旋后以使物体顶部触碰桌面。③拇外展和旋转训练：让患者尝试外展拇指腕掌关节去推开一个轻的物体。④手的对指训练：患者前臂旋后，练习拇指与其他手指相碰。操作者示范如何将手掌握成杯状。⑤用手操作物体训练：患者练习用拇指和其他各个手指捡起各种小物体，而后前臂旋后将其放入碗中。在这一过程中，确保患者用拇指指腹抓握物体而不是用拇指内侧缘抓握。此外，患者还可练习环握抓杯，拿起塑料杯而不让其变形。为有效使用手的功能，需精细地控制肩、肘、腕关节。可采用增加上肢动作复杂性的活动，如练习从自己对侧肩上拾起小纸片、上臂前伸去拾起或接触某一物体、向后伸展上肢抓握和放下某一物体、训练使用餐具等。

（5）将训练转移到日常生活中　在日常活动中要鼓励患者多使用患肢，限制健肢的代偿活动，刺激潜在的主动运动的恢复。如生活中的穿衣、进餐、喝水等都为患手的训练提供了工作的机会，这些活动开始可能需要健手帮助，但随着患者功能的提高应逐渐减少帮助，直到最终独立完成。

2. 口面部功能训练

（1）口面部功能及基本成分　口面部主要功能包括吞咽、面部表情、通气和形成语言的发生运动等。其基本成分包括：①闭颌。②闭唇。③抬高舌后 1/3 以关闭口腔后部。④抬高舌的侧缘。此外，有效地吞咽还需要如下前提：坐位，控制与吞咽有关的呼吸，正常的反射活动。

（2）口面部功能的分析　①观察唇、颌和舌的序列及其运动。②检查舌和双侧面颊的力量。③观察吃饭和喝水。脑卒中后口面部功能常见问题包括以下几个方面：

1）吞咽困难：对口面部肌肉控制不良，特别是张颌、闭唇差，舌固定不动，常导致流口水，食物存于面颊与牙床之间，对口中食物及唾液觉察力降低或过度敏感。

2）面部运动和表情不协调：这是患侧面部的下部缺乏运动控制及健侧面部肌肉过度活动的结果。面部上 1/3 肌肉接受双侧神经支配，因此脑卒中后通常不受影响。

3）缺乏感情控制：此问题本质上不是口面部的问题。脑卒中早期经常看到患者缺乏自身感情表露的控制，表现为暴发性的、无法控制的哭泣，很难由患者调整或停止。

4）呼吸控制差：这可由软腭控制差或运动不持续等多种因素引起，表现为深呼吸、屏息和延长呼气困难，因此使言语交流困难。

（3）训练方法

1）吞咽训练：吞咽和吃饭最有效的体位是坐位，应让患者双髋充分向后坐及保持头和躯干垂直。治疗时不主张用压舌板，由于压舌板的质地使人不愉快，而操作者的手指是评估和训练口腔功能较为有效的工具。双唇及口内区域对温度变化敏感，可用冰刺激来训练口部功能，但冰块有麻木作用。吮吸冰块可促进患者吸气，因为液体较固体更易使人吸气。常用的方法有：①闭颌训练：确保患者舌在口腔内，操作者用手帮助患者闭颌，牙轻轻合上，再对称张开嘴，再合上，不要向后推动患者的头部，牙齿咬合。②闭唇训练：操作者用手指指出患者没有功能的舌的区域，训练患者闭唇。不鼓励患者噘嘴及吮下唇，这样会妨碍吞咽时的舌部运动。③训练舌部运动：操作者用裹上纱布的食指用力下压患者的舌前 1/3 并做水平方向的震颤，震颤运动幅度要小，而且操作者的手指在患者口中不应超过 5 秒。然后操作者帮助患者闭颌，之后再用力引出舌后 1/3 并抬高，以关闭口腔后部，从而完成吞咽动作。

2）训练面部运动：患者在张口和闭口时，不要练习双侧面部，因为会增加健侧面部过度活动的倾向。一旦患者降低了健侧面部的过度活动，许多患者即能够活动患侧面部肌肉。此时，操作者亦可用手指示意患者哪部分应该放松和哪部分应该运动。

3）改善呼吸控制：患者躯干前倾，上肢放在桌子上，深吸气后立即呼出，操作者在其呼气时于下 1/3 胸廓加压并施以震颤的手法。训练时尽可能让患者每次呼气时间长一些，并与发声相结合，也可让患者试验用变化的声音，这样可提供有用的听觉反馈。

4）改善情感的控制：当患者要哭时帮助其进行控制，通过练习口部肌肉和通气的控制，使患者学会调整其行为，操作者给予指导时态度应冷静。

（4）将训练转移到日常生活中

1）操作者要运用上述吞咽技术来帮助患者吃饭。条件许可时，在患者进餐前应先训练吞咽功能，并让其坐到桌旁进餐。安排好吃饭时间，以便患者能及早适应社交的场合。

2）患者进行各种作业时，操作者应监测患者的面部表现。当患者张嘴时，应向其指出并提醒其闭嘴。

3）应向护士和亲属解释控制情感暴发的方法，以便必要时能够应用这个方法。坚持这样做，阻止情感暴发变为习惯。

4）口面部外观及其控制的改善会帮助患者重新树立自尊，增强与工作人员、家属及其他人交往的信心，同时也可以改善自身的营养状况。如果在发病的最初几天开始治疗，上述的口面部问题就会很快得到解决。

3. 从仰卧到床边坐起的训练

（1）正常功能及基本成分

1）从仰卧翻身到侧卧的运动成分：①颈旋转、屈曲。②屈髋、屈膝、足跟上移。③肩屈曲、肩胛带前伸。④躯干旋转。

2）从床边坐起的运动成分：①颈部侧屈。②躯干侧屈。③下肢屈髋、屈膝越过床沿。④外展下面的臂支撑身体。

（2）坐起动作分析

1）向健侧翻身的困难：向健侧翻身时患者常有如下困难：①患侧屈髋、屈膝困难。②肩前屈和肩胛带前伸困难。

2）从床边坐起的问题：从床边坐起时患者常有如下问题：①患者将健腿成钩状置于患腿下以移动双腿至床边。②用健手抓住东西使身体向前向上移至床边，代替颈和躯干侧屈。③忽略将患侧上肢移至前面。④旋转和前屈颈部以代替躯干侧屈。

（3）训练方法

1）训练颈侧屈：患者侧卧位，令患者头部离开枕头，做颈部侧屈肌群的向心性收缩；再缓慢回到枕头，做颈部侧屈肌群的离心性收缩，并反复进行。

2）训练翻身：令患者健腿屈髋、屈膝固定于床上，用力蹬，使骨盆、躯干、肩离开床向前向上旋转，向患侧翻身。

3）协助患者从床边坐起：①协助屈颈、转颈，将患侧上肢向前移。②协助屈髋、屈膝、向后移臀、移背。③协助将双下肢移至床边。④令患者抬头，操作者一手抬肩，一手扶住对侧骨盆，交叉用力，使患者侧身坐起。

4）协助患者躺下：①患者从坐位将重心侧移至健侧前臂。②双下肢抬高至床上。③身体回落至床上躺下。

（4）将训练转移到日常生活中　只要病情允许，要尽早帮助患者坐起，这对中枢神经系统是良好的刺激，可预防抑郁症，有助于控制膀胱，增加口面部控制，增加视觉输入及便于交流。坐起时要坚持应用上述正确方法，防止代偿出现。必须卧床时，要帮助患者做桥式运动。

4. 坐位平衡训练

（1）坐姿的基本要素　①双足平放，双膝靠拢，与肩同宽。②体重均匀分布。

③躯干伸直，双肩在双髋的正上方。④头平衡在水平的双肩之上。

（2）坐位平衡分析　坐位平衡常见的代偿方式有：①增大支撑面，双足或双膝分开。②随意运动受限，患者发僵或屏住呼吸。③手及上肢支撑以扩大支撑面或保护性地用手抓住物体以增加平衡。④重心转移时，身体前倾或后倾。⑤以足部的滑行取代正常的身体调整。

（3）训练方法　即训练重心移动时的姿势调整：①视觉平衡训练：患者坐位，令患者向两侧或后方转动头部和躯干，利用视觉寻找物体而转动头部和躯干，使之熟悉环境，找到平衡感觉。②动态平衡训练：患者坐位，操作者将实物轮流放在患者的前方、侧方、后方，令患者不断地用手抓放实物，每次抓放后身体都要回到直立体位。③推动平衡训练：令患者坐稳，操作者用手从前方、侧方、后方推动患者，使之学会维持平衡。④增加训练的复杂性：患者坐位，让患者从侧下方地面拾起一个物体；让患者用双手拾起地面上的一个小盒子；让患者双手向前伸拿起桌上一件物品；让患者转身向后伸拿起一件物品。

（4）将训练转移到日常生活中　①让患者经常练习将重心在自己的两侧臀部之间交替转移。②如果患肢松弛无力，可将患臂支持在桌子上，以便患者能够阅读和做其他活动。③坐位平衡与躯干有很大关系，因此在患者坐位平衡训练时了解躯干的基本运动成分、常见问题及训练方法是十分必要的。

5. 站起和坐下训练

（1）站起的基本运动成分　①双足平放并后置。②屈髋使躯干前倾，伴颈部和脊柱的伸展。③双膝向前移动。④伸髋、伸膝达到最后直立。

（2）坐下的基本运动成分　①屈髋使躯干前倾，伴颈部和脊柱的伸展。②双膝向前移动。③屈膝坐下。

（3）站起和坐下分析　脑卒中患者常见问题有：①主要通过健侧负重。②重心不能充分前移，即不能前移双肩过足和前移膝关节。③患者通过屈曲躯干和头部来代替屈曲髋部或向前蠕动至椅子边缘，而不是重心前移。④不能平放患足，通过健足负重站起和坐下。

（4）训练方法

1）练习躯干前倾伴膝前移：患者坐位，双足平放于地面，足距不宜过大，通过屈髋伴伸展颈部和躯干来练习躯干前倾，同时膝部前移，向下推其双足，使其充分着地。

2）训练站起：患者坐位，训练站起时可采用先辅助后独立的方式进行。

操作者协助站起：①方法一：当患者双肩前移超过足、膝前移时，操作者一只手放在患膝上方，通过膝向足跟方向按压固定患足，协助患者站起。患者可将患侧上肢搭在操作者肩上。②方法二：患者手搭在操作者肩上，操作者双手托住患者肩胛，用膝抵住患侧膝，协助患者膝前移后伸直站起。

借助家具站起：患者坐位，两手臂置于桌面，完成肩和膝的前移，屈髋使躯干前倾后，双手按住桌面慢慢伸膝、伸髋站起。

独立站起：患者坐位，双手交叉相握，前臂前伸，双足平放地面，稍后于膝，当前臂和双肩向前向下移动超过足时，臀部离开椅面，伸膝、伸髋站起。注意头和躯干保持直立，双腿均匀负重。

3）训练坐下：操作者协助患者将肩和躯干前倾，前移膝，再屈髋、屈膝坐下。当患者具备一定能力后，再令其练习独立坐下。

4）增加难度：患者练习站起和坐下时可先用较高的椅子练习，待熟练掌握技能后逐步增加难度。如从不同高度的物体表面站起、从一侧站起、握物站起、交谈中站起等。

（5）将训练转移到日常生活中　在站起和坐下技能练习的后期阶段，要利用接近日常生活的环境来训练患者，并要注意保持练习的连续性。这就需要操作者列出清单说明患者该练什么和应达到的具体目标，包括每日完成多少次、每次重复的次数或集中练习某个特定成分等，以使患者能够有自己练习的机会。

6. 站立平衡训练

（1）站立的基本成分　①躯干直立。②双足分开与肩同宽，对称平衡。③双髋位于双踝前方。④双肩位于双髋正上方。⑤髋关节和膝关节伸展。⑥头平衡于水平的双肩上。

（2）站立平衡分析　站立平衡常见的代偿方式有：①增大支撑面，如双足过度分开，单侧或双侧髋外旋。②随意运动受限，即患者姿势僵硬和屏气。③用手扶物以维持平衡，或伸手够物时只动手，较少移动重心，不前移髋部。④患者双足在原地胡乱踏步，而不是调整身体相应的部位。⑤患者过早跨步，即当重心稍有偏差，马上跨步；向前够物时，以屈曲髋关节代替踝背屈。⑥向侧方够物时，用躯干运动代替髋和踝的运动。

（3）训练方法

1）伸髋训练：①患者在卧位下进行单桥或双桥运动，抬臀时操作者可用手体会臀大肌收缩的反应。②患者双足负重站立，嘱患者用髋向前靠近目标。

2）伸膝训练：早期膝关节的控制障碍常常是站立活动延迟的一个主要原因。为防止膝关节屈曲，站立时可穿戴白布夹板或伸膝矫形器，以使患者用患腿负重。

3）股四头肌收缩训练：①患者坐位，膝关节伸直置于床上，嘱其股四头肌收缩致髌骨上下滑动，尽可能保持较长时间，然后放松。②患者坐位，在操作者辅助下保持伸膝，嘱患者尽量不让足落至地面上，或让其缓慢落下。

4）训练重心移动时的姿势调整：①患者双足分开站立，头部转动向上方、前后、左右看。②患者双足分开站立，嘱其进行各方向伸手拾物训练，要求双足不能移动。③跨步平衡：患者取站立位，患腿负重，健腿向前迈一步，然后退回或向后迈一步。④患者背靠墙站立，双足离墙约10cm，双手相握并向前伸。操作者抓住其双手，患者将髋关节移开墙，操作者给予轻度阻力或助力来指导运动，并确保重心持续在后。在前后运动过程中，操作者应寻找激发足背屈的那个位置，然后在此位置诱发患者足背屈的主动活动。

5）增加复杂性：患者掌握一般的平衡技术后，可用更为复杂的方法进行训练：

①患者向前方、侧方、下方及跨步接球。②用单手或双手从地上拾起大小不同的物体。③用健腿或患腿向不同方向迈步，以及练习跨过物体等。

（4）将训练转移到日常生活中　要求患者在治疗以外时间进行上述练习，并给患者以书面指导，以便患者进行自我监督。特别要让患者注意保持正确的站姿及患腿负重。可以练习靠桌子站立，也可用肢体负重监测器以确保患腿负重或部分负重。另外，站立平衡训练还要与站起和坐下训练结合进行。

7. 步行训练

（1）支撑相的基本运动成分　①髋关节保持伸展。②躯干和骨盆在水平面侧移（4~5cm）。③在足跟着地时，开始屈膝（约15°），紧接着伸膝，然后在足趾离地前再屈膝。

（2）摆动相的基本运动成分　①屈膝伴髋关节伸展。②当足趾离地时，骨盆在水平面上向下倾斜。③屈髋。④摆动腿的骨盆旋前。⑤足跟着地前瞬间伸膝，同时踝背屈。

（3）行走的分析　步行的不同时期有各不相同的问题。

1）患腿支撑相的常见问题：①髋关节伸展和踝关节背屈不够。②膝关节在0°~15°范围内的屈、伸控制不够。③骨盆过度水平侧移。④健侧骨盆过度向下倾斜，伴骨盆过度侧移至患侧。

2）患腿摆动相的常见问题：①足趾离地时屈膝不够。②屈髋不够。③足跟着地时，伸膝不够及踝背屈不够。

此外，患者还存在侧移重心困难、不能伸展患侧髋关节以使重心前移、在整个支撑相对膝关节的控制不够、足趾离地时屈膝不够、摆动相拖着腿走路、步宽较大等问题。

（4）训练方法　步行的不同时期，训练的侧重点不同。

1）支撑相：支撑相可进行伸髋、膝的控制及骨盆水平侧移等训练。

伸髋训练：患者立位，嘱其重心移至患腿，健腿向前迈步，然后退回，迈步时确保患髋伸直。

膝的控制训练：①患者坐位，令其在0°~15°范围内屈膝和伸膝。②患者站位，患腿负重，健腿向前迈步及向后迈步。③患腿负重，健腿上下踏板，保持患髋伸直。④患腿踏上踏板，患膝前移伴重心前移；健腿踏上踏板，伸直患膝，然后健腿退下。

骨盆水平侧移训练：①患者站立，髋位于踝的前方，患者练习将重心从一侧脚转移到另一侧脚，操作者用手指指示患者骨盆移动的距离（约2.5cm）。②患者站位，髋位于踝的前方，患者练习健腿向前迈步。③患者扶墙站立，腿外展侧行。令患者先将重心移至健腿，再外展患腿向侧方迈步，然后患腿负重，健腿合拢，再接着迈下一步。

2）摆动相：摆动相可进行摆动初期时屈膝、足跟着地时伸膝和踝背屈等训练。

屈膝训练：①患者俯卧以引出腘绳肌群的活动。操作者帮助患者屈膝在90°以下，通过在小范围的运动控制膝屈肌群。②患者站位，令其用患腿向前迈步。操作者协助患者控制迈步前最初的屈膝。③患者站位，令其练习向后倒退走路。操作者指导患者屈膝及踝背屈。

足跟着地时伸膝和踝背屈的训练：患者健腿站立，操作者握住患足置于伸膝和踝背屈位，患者练习将重心前移至足跟。注意对侧膝不要弯曲。

3）行走练习：先用健腿迈步，然后训练用患腿迈步。在患者行走时，要观察分析其身体的对线情况，找出问题，以改善行走的姿势。

（5）增加难度，并将训练转移到日常生活中　可让患者到公共环境进中进行行走训练；练习跨过不同高度的物体；行走时同时做其他活动，如和他人交谈、拿着东西等；改变行走的速度；在繁忙的走廊中行走；出入电梯；在跑台上练习行走等。

十一、引导式教育

引导式教育又名 Peto 法，是由匈牙利学者 Peto Andras 创立，主要应用于各种原因引起的功能障碍的康复和治疗。所谓的引导式教育，就是要通过引导式教育的方式使功能障碍者的异常功能得以改善或恢复正常，也就是将教育这一概念引入到康复医学中，应用教育的概念体系进行康复治疗。因此，引导式教育不是单纯的康复技巧或治疗方法，而是一个以教与学互动为本，从而达到功能康复的复杂而完整的体系。在引导式教育中，患者技能动作的学习不是单纯的通过外力的协助完成的，而是要通过自身的内在因素与外界环境的相互作用，使其主动地、相对独立地完成技能的学习。换言之，引导式教育体系中所说的康复，并不是仅仅促进功能障碍者的功能障碍本身发生变化，而是同时要使人格、个性发生变化，即智能、认知、人际交往能力等均得以提高，进而又促进功能的改善。

（一）理论基础

Peto 教授认为，人类的正常功能是在种系发生中早就存在的，即便发生了脑损伤，这种功能也是潜在的存在，可通过引导式教育，使这种潜在的功能被重新诱导出来，重现正常化动作。这就是引导式教育使运动障碍者回归社会、走向康复的神经生理学基础。

这种潜在的功能是以神经系统为主导，在发育中不断完善，可以经过反复刺激而完成，重新建立新的运动功能。引导式教育通过教育学习的主动形式，应用认识感觉交流的方式，对患者日常生活给予多方面的各种课题刺激，通过引导及神经系统的调节作用、条件反射、习惯性形成，促进神经系统功能更加完善。由于引导，将各种信息传入大脑，使大脑与外界建立新的联系，利用生理性刺激，逐渐形成功能性动作与运动。

（二）基本原则

1. 以患者需要为中心　以患者需要为中心是 Peto 法原则的核心，一切的治疗措施都必须围绕患者的迫切需要。首先解决患者的行走和日常生活能力，但要根据每个患者的功能残疾不同及生长发育的不同阶段，教育重点要随时变更。

2. 引导诱发和激发学习动机　鼓励和引导患者主动思考、向往目标、向往成功；利用环境设施、学习实践机会和小组动力诱发学习动机；以娱乐性、节律性意向激发患者的兴趣及积极参与的意识，最大限度地引导调动患者自主运动的潜力，激发学习动力，去迎接挑战，解决所面临的实际问题。

3. 整体意识、全面发展　Peto 法坚持全面康复的观点，将语言、智力、情绪、性格、人际关系、意志、日常生活技能、体能和文化课学习等结合起来进行教育训练，并将教育训练与其他各种治疗相结合，积极参与社会，使患者各个方面得到全面的发展。

4. 根据性质分组、可选择上课　将功能残疾性质和程度相近的患者组成小组，使学习的目标、内容和教学方法等更能切合大多数患者的需要。必要时还可根据智力水平、个体需要选择上课，如上文化课时按智力水平高低来分组学习，时分时合，但要保持相对稳定，尽量让每个患者都得到最大程度的学习训练。

5. 循序渐进，融会贯通　先从简单的动作开始训练，或将难度较大的动作分解成几个小的动作进行训练，待小的动作熟练后再串联起来进行训练，使患者容易获得成功感，增强信心。教育训练与平日的生活流程相结合，合理编排，动静结合，融会贯通，让患者在丰富多彩的生活环境中，轻松愉快地完成各项工作程序，使生活的每一个时刻都是学习的机会。鼓励患者将这种意识延续终生，以提高和巩固康复效果。

6. 极端负责，团队精神　以引导员负责的引导式教育小组（辅助引导员、物理操作者、言语操作者、护士和其他工作人员）全面负责小组患者的生活、学习、功能训练和各种治疗等。引导式教育小组必须有高度的责任感和爱心，要了解和关爱每个患者的问题和需求，策划目标，设计方法，安排课程和组织实施等。小组成员之间要亲密合作，发挥团队精神，示范和引导小组患者互相帮助、互相鼓励、发挥团队精神。

（三）基本方法

1. 引导式诱发　引导者通过一定的科学手段引导功能障碍者产生预先设定的动作反应，并使其主动地、相对独立地完成这些动作，以获得满足个人生理及社会需要的能力称为引导式诱发。它与物理学疗法中所提及的诱发有着本质的区别。物理学疗法中的诱发是指采用触体的手法使障碍者产生动作反应，即所谓"我为你做"的被动方法。这种方法虽然使动作容易完成，但会导致患者产生依赖心理和缺乏自己解决问题的勇气。与此相反，Peto 法主张障碍者应学会主动解决自己的问题，变被动为主动，"我要自己做"。因此，引导式教育的诱发实际上是一种教育学上的手段。

（1）**工具诱发**　主要有木条床、梯背椅、方木箱、木棍、塑圈、球等。这些工具看似简单，但可以进行多种组合，引导员利用这些组合来诱发患者主动训练许多日常生活技能。例如，利用推动梯背椅行走，患者可掌握抓握、放松、伸直手肘、放平双足、朝前行走的等技能。

（2）**情境诱发**　做一个功能动作，首先在大脑中会产生做这个动作的意图，然后才能做出动作，而这种意图往往由情境产生。例如，看见操场上的足球时，便会产生用脚去踢的意图，此时操场上的足球就是诱发的情境。这种由特定的情景而诱发出来的动作称为情境诱发，引导员要学会制造不同的场景，把患者的功能动作诱发出来。

（3）**目标诱发**　针对一定目标产生的诱发称为目标诱发。例如，看见玩具几乎每个孩子都会伸手去取，利用玩具可以诱发脑瘫患儿伸直前臂和锻炼手指功能。

（4）力学诱发 是人体力学和解剖学结合的产物，利用力学的基本原理对功能障碍的患者设置有利于代偿其功能缺陷的体位，从而诱发完整的动作。如有的功能障碍的患者抓握木棒时抓握较松，利用力学原理让其手腕扬起 15°～20°，这样位置的改变会形成一个有力的抓握，因为在这个位置拇指会倾向掌心，四指会自然形成弯曲状。

（5）重力诱发 是力学诱发的特殊形式，利用自然界普遍存在的重力诱发某些动作，主要是四肢动作。

（6）语言（节律意向性口令）诱发 节律意向性语言与习作程序相互配合是一个十分有效的诱发手段。指令性的语言把患者将要完成的动作予以意图化，并把每一个习作部分贯穿起来，患者听到口令并重复口令，大脑中即对自己将要进行的习作程序建立一个概念。久之，习作程序的动作在患者的大脑中产生一种内在语言。通过节律性语言可使患者明确动作时间的长短，使动作更具节奏感。音乐化的语言让动作更加流畅、富有韵律，激发患者的兴趣。

（7）动作的次序诱发 将某个复杂的动作按照一定的次序用语言的节拍和简单的动作串联而成，在这个程序中，每一个动作都为下一个动作做好准备，上一个动作可以诱发出下一个动作，在不断的练习中，这一系列动作就会成为一组充满节律的活动。以"坐着脱袜子"课题为例，把这个课题分解成 4 个部分：①坐位保持：患者双膝分开，双脚平放，挺直腰背部，坐直、坐直、坐直。②屈曲髋部：双膝分开，双手抓握凳子，弯腰、弯腰、弯腰。③一手固定一手活动："我左手固定，我右手伸出"；"我右手固定，我左手伸出"。④将袜子脱掉："我伸出右手触摸右脚，我脱掉袜子，1、2、3、4、5"，"我伸出左手触摸左脚，我脱掉袜子，1、2、3、4、5"。

（8）触体诱发 引导式教育让患者树立"我自己做，我会自己做，我做得好，我成功了，我是成功者"的观念，应用这种方法学习生活中必需的技能和发展性格。因此，引导式教育的触体诱发，是以最小的触体到不触体为原则。引导式教育的触体诱发与物理疗法中的触体诱发不同。在后者，操作者直接"触及"患者最受影响的部分；而在引导式教育中，引导员只需用手指轻轻点拨诱发，借以给患者一个固定点，患者便可以主动地去平衡和活动。例如，患者在站立不稳时向左侧摔倒，引导员不需用手去扶，而是用一只手指抵住其左肩部，让患者主动平衡站稳。

（9）教育诱发 患者的生活技能训练是与其相应的年龄组教育同步进行的。通过教育，可促进患者思考，开发智力，使其在完成课题时更有创意。利用求知欲来激发患者的学习热情。语言文化教育可通过特殊的形式去实现，如唱歌、做游戏，并把所学到的课题贯穿其中，反复练习。因此，教育也是一种有效的诱发手段。

（10）小组活动诱发 一个人性格的形成、功能的组建离不开群体活动，离不开人与人之间的交往。患者在小组活动中互相观察、互相模仿、互相协助和互相比较学习效果，因此小组活动本身就是一个诱发者。在小组内，患者会勇敢地接受挑战，不断地去克服困难，会因为"别人做得比我好"而激发学习热情，把别人当作榜样去模仿，同时会因为"我做得比他们好"而产生一种成功的自豪感，会把他的体会告诉别人，把他的成功与别人分享，甚至会主动告诉别人应当怎样做。引导员需充分利用小组的动力去诱发，在小组中制造一种热烈的气氛，激发患者的学习潜能。

（11）诱发必须与基本模式相结合　例如，引导式教育学家们认为，障碍儿童一般不需与正常儿童同步发展，而只要针对必需的功能向正常儿童学习，一个引导者必须掌握正常儿童动作的基本模式，根据基本模式去设计儿童应达到的目标。让障碍者学会生活必需技能，并将这些技能运用于他的日常生活之中。

2. 引导式教育日课　引导式教育在日本被称为集团指导教育，每班 10～30 人，配有 3～5 名引导员。引导员根据各班不同的特点，制订相应的课题，把这些课题很好地串联起来，形成一连串的日课。这些课题包括：床上卧位、坐位、步行、语言训练等，还包括日常生活动作的课题，如洗漱、就餐、穿脱衣服、排泄等，以及手的精细动作及学习准备的课题，如书写、绘画、拼图、对颜色的认识等。此外，还包括应对能力的训练，如模拟外出购物、组织外出郊游等。总之，一切有利于功能障碍患者重返社会的活动，都能成为引导式教育的课题。在引导式教育的实施过程中，患者从早到晚时时刻刻都生活在设计的课题之中。

（1）起床　早晨在规定的时间起床，铃声一响就要起床活动。

（2）穿衣服　强调患者自己穿衣服，可先穿好袜子，然后穿好裤子、系好腰带，再穿好上衣，若有困难引导员可给予一定的帮助。穿衣课是引导式教育中最重要的课题，必须反复进行，直到患者顺利完成为止。

（3）如厕　穿好衣服后可采取各种可能的姿势下床。患儿活动不便时，可在床边放上带横木的椅子或抓住带横木的床，然后双腿下垂到床边，同时可在床下放置高低不等的脚踏木箱，便于患者下床。而后，患者可用手抓住横杠向前移动、蹲下、坐到便器上，完成排便动作。

（4）洗漱　患者要在日课中学会洗脸、刷牙、梳头的动作，因此要在日课训练前发给每人一套洗漱用具。此外，洗漱训练不仅仅只在早上进行，还可在训练过程的其他时间进行。

（5）向食堂、餐桌旁移动　这是日课的众多课题中比较重要的课题，是教育中的高级部分。可用轮椅或扶椅子移动，或使用手杖、步行器、穿矫形器步行。总之，要通过各种方法使患者能够向食堂移动，并根据患者的情况酌情安排其餐桌的位置，或令其使用辅助餐具。此外，引导员要与患者共同进餐，指导并协助患者学习就餐的各种动作。当患者能够顺利地自己进食或饮水后，再进行下一课题。

（6）日间课题活动　日间课题分上、下午进行，包括卧、坐、立、步行等各种姿势的课题，还包括上肢、手指精细动作、语言等各种课题。

（7）入浴　当患者移动到浴室后，要先引导患者脱衣，同时要高度注意患者的安全，浴室内应有特殊的设备。

（8）就寝　引导员要尽可能引导患者自己上床，利用放在地上的小木箱、床垫、椅子、吊环等设备，使其自行爬到床上，盖好被子入睡。

以上是引导式教育疗法一日必须进行的课题，这些课题必须天天进行。通过日课治疗，渐渐地使患者较顺利完成日常生活的必需动作，从而为正常生活、走向社会及就业奠定良好的基础。这些课题不是固定不变的，需根据各类疗育班、患者完成情况随时制订修改方案。

（四）适应证

近年来，许多国家都不同程度地采用了 Peto 法治疗有功能障碍的儿童。还有一些国家应用该法治疗成人偏瘫、帕金森病、多发性硬化、老年性痴呆和各种神经系统疾病的后遗症，均取得了显著的效果。

1. 脑瘫 适合于不同年龄的患者，尤其是对 3 岁以上小儿脑瘫效果最好。

2. 某些先天性神经系统发育不全和心理障碍性疾病 如智力低下、单纯性运动发育迟缓、语言发育迟缓和孤独症等。

3. 某些神经系统疾病后遗症和遗传病导致的语言及运动障碍 如先天愚型、肌肉萎缩症、成人偏瘫、脊髓多发性硬化症等。

4. 高危儿的早期干预 对缺血缺氧性脑病、早产儿、新生儿窒息和胆红素脑病等高危儿均有很高的早期干预价值。

此外，引导式教育疗法亦可用于正常儿童的早期教育，因为该疗法是以正常小儿神经发育学和教育学为基础发展起来的，因此对早期开发正常婴幼儿的语言、运动、交流、理解和感知等具有很高的指导和实用价值。

（五）与其他疗法比较

在康复医学领域有众多针对功能障碍者的治疗方法，包括 Bobath 疗法、Vojta 疗法等。引导式教育疗法与上述疗法不同，是一种综合性教育措施，集康复治疗与教育于一体。Bobath 疗法、Vojta 疗法与引导式教育疗法比较见表 2-5。

表 2-5　Bobath 疗法、Vojta 疗法和引导式教育疗法的比较

Bobath 及 Vojta 疗法	引导式教育疗法
一对一的治疗方法	集体、小组形式的引导教育
以运动生理学、神经生理学等医学理论为基础	以运动生理、神经生理及教育学、心理学、音乐、哲学等为基础
每日 1~2 次，每次 50 分钟	实行寄宿生活，进行 24 小时的严密教育
由物理治疗师、作业治疗师、语言治疗师等分别进行各自的治疗	由引导员配合进行治疗，引导员要在 4 年制的大学中学习教育学、医学、心理学、哲学、音乐、讲授学、物理疗法、作业疗法、语言疗法的课程，经过国家考试获得资格
一对一的治疗，患者容易陷入被动，易增加孤立化的倾向，影响自主的精神发育	因为设定一个学前的保育院、幼儿园的环境，患者可以自主地、创造性地、积极地塑造自己，形成正常人格
末梢到中枢的单项促通	从中枢向末梢的促通及末梢向中枢的促通，两方面同时进行
Vojta 疗法于出生后 7 天可以开始，Bobath 疗法出生后 1 个月可以开始	智能发育较好的 2 岁以后的患儿与成人患者，可以实现自我感知，利于社会

第三章 物理因子疗法

第一节 物理因子疗法概述

一、物理因子疗法的基本概念

物理因子疗法又称理疗，是运用自然或人工物理因子作用于人体以预防和治疗疾病，恢复、改善或重建躯体功能，达到康复目的的治疗方法。物理因子疗法是康复医学的重要内容，也是康复操作者必须掌握的技能之一。

二、物理因子疗法的分类

1. 自然物理因子 指自然物质与自然环境，如日光、空气、森林、海水、气候、矿泉、洞穴等。

2. 人工物理因子 指通过人工方式获得的物理因子，如电、光、声、磁、冷、热、水等。

三、物理因子疗法的作用机制

1. 神经调节 是人体最主要的调节方式。物理因子作用于机体时，内、外感受器接受刺激，引起兴奋，产生冲动，由末梢神经通过传入神经纤维传入冲动，抵达中枢神经，再通过传出神经纤维至效应器发生反应。如进食引起唾液分泌，疼痛引起肢体收缩，运动引起心率加快、呼吸加深，强光照射瞳孔缩小，高温环境导致血管扩张和出汗等，即是机体在中枢神经系统的参与下，对内、外环境刺激的适应性反应。

2. 体液调节 机体内血浆、组织间液与细胞内液是构成体液的重要部分。内分泌腺分泌多种激素，通过体液循环到达全身各部，调节机体新陈代谢、生长、发育、生殖等基本功能。紫外线照射形成组织胺及维生素 D；低、中频电疗引起肌肉收缩，产生三磷酸腺苷及乳酸；短波、超短波作用于脑垂体及肾上腺皮质，使促肾上腺皮质激素及肾上腺皮质激素的分泌增多；空气负离子能增强性激素的分泌，具有改善性功能的作用。

理疗的作用是通过神经与体液共同参与而得以实现的。一般来说，通过体液途径所产生的作用，比通过神经反射产生的作用要迟缓，它常常是连锁式反射途径的一个环节，并且同样是在大脑皮质调节下进行的。神经活动与体液活动是相互联系而不可分割的。

此外，对作用机制的阐述还有全息胚理论、信息控制系统理论、闸门控制学说、间生态学说等。

四、物理因子疗法的治疗作用

1. 消炎　多种物理因子疗法具有消炎作用。对于急性化脓性炎症，表浅者应用紫外线照射或抗生素离子导入治疗，较深者应用超短波或微波疗法；对于慢性炎症，可采用温热疗法、磁场疗法或低、中频电疗法。

2. 镇痛　物理因子疗法具有镇痛作用，要针对病因选择不同的疗法。例如，炎症性疼痛以抗炎治疗为主；缺血和痉挛性疼痛宜用温热疗法，改善缺血，消除痉挛；神经痛、神经炎应用直流电导入麻醉类药，以阻断痛觉冲动传入，或应用低、中频电疗法，以关闭疼痛闸门，激发镇痛物质释放。

3. 抗菌　光谱为 254～257nm 的紫外线杀菌效力最强，可使细菌失去正常的代谢、生长、繁殖能力，甚至死亡。

4. 镇静与催眠　镇静性电离子导入疗法、颈交感神经节超短波疗法、静电疗法、磁场疗法、温水浴等，均能增强大脑皮质的扩散性抑制，缓解全身紧张状态，产生明显的镇静和催眠效果。

5. 兴奋神经－肌肉　低、中频电流，如间动电流、干扰电流、调制中频电流，能引起运动神经及肌肉的兴奋，用于治疗周围性神经麻痹及肌肉萎缩，或用于增强肌力训练；感觉障碍的患者，可选用感应电疗法。

6. 缓解痉挛　有作用于深部组织的短波、超短波和微波疗法，也有作用于浅部组织的石蜡疗法和红外线疗法，还有作用于全身的热水浴、光浴疗法等。其机理主要是热能降低肌梭中传出神经纤维的兴奋性，使牵张反射减弱和肌张力下降。

7. 软化瘢痕、消散粘连　石蜡疗法、超声波疗法、碘离子导入疗法可以改善结缔组织的弹性，增强延展性，有明显的软化瘢痕和消散粘连作用。

8. 加速伤口愈合　小剂量紫外线照射，在防止和控制伤口感染的同时，还能刺激新生肉芽组织，加速上皮"搭桥"和创口愈合。锌离子导入治疗下肢静脉曲张造成的溃疡，比单纯外科换药处理伤口其愈合期显著缩短。

9. 加速骨痂形成　弱直流电阴极、经皮电神经刺激、干扰电疗法和脉冲磁场，均能促进骨质生长，加速骨折愈合。

10. 增强机体免疫功能　红外线照射除了可以改善血液循环之外，还可使小动脉及毛细血管周围出现细胞移行、浸润，吞噬细胞功能加强，抗体形成增多；磁场对机体细胞免疫及体液免疫均可产生调节作用。

五、物理因子疗法的应用原则

1. 明确诊断　明确诊断是治疗的前提，只有在分析查明疾病的原因、正确诊断之后，才能有计划、有目的地进行治疗，取得良好的临床效果。

2. 整体观念　在进行物理因子治疗时，必须注意患者全身的功能状态，注意患者对物理因子的反应能力，把人体内脏和体表各部组织器官视为一个有机整体，既强调人体内环境的协调性和完整性，又重视人体与外环境的统一性。

3. 综合治疗　为了提高疗效、缩短病程，可将两种或两种以上的物理因子综合应用。例如，对多发性关节炎、多发性神经炎伴有心血管功能不全患者，用电水浴疗法将电流和水的作用相结合，治疗作用相互叠加，有利于缩短治疗时间，减少剂量，且可缓解单一因子过强的刺激，还能减轻患者心血管系统的负担。恰当的综合治疗，常可取得事半功倍效果。

4. 方法优选

（1）**因子优选**　根据病情、性别、年龄、职业及患者全身功能状况选择相应的物理因子。

（2）**时机优选**　疾病的病理变化均有自身的节律性，选择治疗时机不同，其效果亦不同。对机体功能状态低下者，应在患者精神状态最好时治疗，以利于自身生理机制的调节。对机体功能状态亢进者，根据患者病变节律，选择平稳期向高潮过渡但尚未达到高潮时治疗，以利于阻止病变进一步发展。

（3）**参数优选**　相同物理因子选择不同参数治疗时，效果是不同的。例如，经优选发现，频率143Hz、波宽2ms、间歇5ms的方波电流，镇痛效果最佳。

（4）**剂量优选**　包含刺激强度和作用时间两个因素。一般来说，小剂量兴奋，大剂量抑制。小剂量要以能产生治疗作用为限度，大剂量的选用也要根据治疗需要，不可误认为剂量愈大愈好、时间愈长愈好。

5. 疗程确定　多数物理因子治疗很难一次达到理想效果，需要达到一定量时才能产生效果。一般而言，急性病疗程短（3~8次），慢性病疗程长（12~20次）。累积作用强者疗程短，累积作用弱者疗程长。对于需要进行多个疗程的慢性病患者，应当在两个疗程之间设置1个间歇期，以利于患者机体重新调整恢复，并消除对物理因子疗法的适应性反应。疗程间歇期一般为2~4周，长者可达到1~2个月。对于慢性病患者，应用同一种物理因子治疗，在1年中不宜超过3~4个疗程。

第二节　电　疗　法

电疗法是应用各种电流和电磁场作用于人体以预防和治疗疾病的方法，是物理因子治疗疾病最常用的方法，包括直流电疗法、交流电疗法（低频电疗法、中频电疗法、高频电疗法）和静电疗法。

一、直流电与直流电药物离子导入疗法

直流电是电荷流动方向不随时间而改变的电流，用直流电作用于人体治疗疾病的方法称为直流电疗法。直流电药物离子导入疗法是使用直流电将药物离子通过皮肤、黏膜

或伤口导入体内治疗疾病的方法。

【治疗作用】

1. 消炎镇痛，促进伤口愈合 阳极有脱水作用，可减轻组织水肿和渗出；阴极可治疗慢性炎症和久不愈合的溃疡。

2. 镇静和兴奋 全身治疗时，下行的电流起镇静作用，上行的电流起兴奋作用；对局部治疗而言，阳极周围组织的兴奋性降低，阴极周围组织的兴奋性则增高。

3. 治疗静脉血栓 在较大强度的直流电作用下静脉血栓从阳极一侧松脱，向阴极一侧退缩，血管逐渐开放。

4. 促进骨折愈合 适量的直流电阴极刺激可加速骨痂形成，具有促进骨再生和修复作用。

5. 治疗冠心病 微弱直流电很接近生物电的电流强度，可以反射性地调节异常的冠状动脉舒缩功能。

6. 治疗癌症 利用直流电电极下产生的强酸和强碱可杀死癌细胞。

直流电药物离子导入疗法除上述作用外，还有以下作用：①直流电和药物的综合性作用：直流电药物离子导入既有药物作用，又有直流电的作用，两者互相加强，其疗效比单纯的药物或直流电的疗效好。②神经反射治疗作用：由于直流电引起组织内理化性质变化和药物在表层组织内存留，构成了对内、外感受器的特殊刺激因子，通过反射途径引起机体的一定反应。

【治疗方法】

1. 主电极和副电极 选用两个面积大小不同的电极，小电极通过的电流密度大，引起的反应强烈，为主电极或刺激电极；而大电极电流通过的密度小，引起的反应较弱，为副电极或无刺激电极。

2. 电极的放置方法

（1）对置法 一个电极置于病灶的一侧，另一个电极置于病灶的对侧。适用于局部和病变部位较深的疾病的治疗。

（2）并置法 两个电极置于患者身体的同一侧。适于周围神经、血管病变等疾病的治疗。

3. 治疗剂量与疗程 成人 $0.05 \sim 0.1 mA/cm^2$，最高可达 $0.5 mA/cm^2$；小儿一般为 $0.02 \sim 0.03\ mA/cm^2$；老年人治疗时电流密度酌减。每次治疗 15～30 分钟，每日或隔日 1 次，10～20 次为 1 个疗程。

4. 药物离子导入法 选择易溶于水，易于电解、电离的药物，置于与药物离子同名电极下。

（1）衬垫法 作用电极衬垫下放置与之面积相同的浸药滤纸或纱布，非作用电极下的滤纸或纱布用温水浸湿即可。

（2）电水浴法 将药液放在水槽内，一般用炭质电极，治疗部位浸入槽内，非作用极用衬垫电极置于身体相应部位；也可将四肢远端分别浸入四个水槽内，根据导入药液性质分别连接阴极或阳极。

（3）体腔法 ①耳道药物离子导入法：将棉条浸药后塞入外耳道，棉条另一端露在外耳道口外，同金属电极连接，非作用极置于侧颊部。②直肠离子导入法：将药液注入直肠内，用有机玻璃或硬橡胶制成的体腔电极插入直肠内，非作用极置下腹部。③阴道离子导入法：将药液注入阴道内，将特制阴道电极插入阴道内，另一极置于下腹或腰骶部。

（4）创面离子导入法 先将创面分泌物除去，然后用浸药的无菌纱布敷于创面，放置电极，非作用极置于创口对侧。

【临床应用】

1. 适应证 ①神经科疾病：偏头痛、三叉神经痛、坐骨神经痛、神经衰弱、癔症等。②内科疾病：慢性胃炎、肠胃痉挛、高血压病、关节炎、关节痛。③外科疾病：颈椎病、肩关节周围炎、腰椎间盘突出症、淋巴炎、慢性乳腺炎及术后粘连等。④妇产科疾病：闭经、功能性子宫出血、慢性附件炎等。⑤五官科疾病：角膜炎、结膜炎、鼻炎、慢性扁桃体炎、牙周炎、卡他性中耳炎等。⑥皮肤科疾病：皮肤溃疡、硬皮病、皮肤瘢痕等。⑦前列腺炎。

2. 禁忌证 恶性血液系统疾病、恶性肿瘤、急性湿疹及对电流不能耐受者。对皮肤感觉障碍的患者慎用，避免灼伤。

3. 注意事项

（1）治疗前去除治疗部位及附近的金属物。

（2）治疗时两极不能接触，以防短路。

（3）治疗过程中，患者不能触摸治疗仪或金属物，不能使电极与皮肤分离。

（4）治疗后局部出现过敏时，勿抓破，可外涂止痒液。

直流电药物离子导入法除上述注意事项外，还需注意：①禁止用于导入药物过敏者，可能发生过敏的药物要做过敏试验。②配制导入药液的溶剂一般多采用蒸馏水、无离子水、乙醇、葡萄糖等。③配制的药液应放在密闭的玻璃瓶内保存，避光的药液应放在棕色瓶内，导入的药液保存一般不超过 1 周。

二、低频电疗法

医学上把频率 1000Hz 以下的脉冲电流称为低频电流或低频脉冲电流。应用低频电流作用于人体治疗疾病的方法称为低频电疗法。低频电流具有以下特点：①低频率、小电流，电解作用较直流电弱，有些电流无明显的电解作用。②电流强度或电压可有增减或升降的变化。③对感觉神经和运动神经有较强的刺激作用。④无明显热作用。

（一）感应电疗法

感应电流是利用电磁感应原理产生的一种双相、不对称的低频电流，又称法拉第电流。应用感应电流作用于人体治疗疾病的方法，称为感应电疗法。

【治疗作用】

1. 防治肌萎缩 能使暂时丧失运动的肌肉发生被动收缩，从而防治肌萎缩。

2. 训练肌肉做新的动作 锻炼肌肉时结合感应电刺激，可促进神经肌肉功能恢复，有助于新运动的建立。

3. 防治粘连，促进肢体血液和淋巴循环 可加强肌肉活动，增加组织间相对运动，松解轻度的粘连。同时在肌肉强烈收缩时，挤压排空其中的静脉和淋巴管，松弛时又使之扩张和充盈，可改善血液和淋巴循环，促进静脉和淋巴的回流。

4. 镇静止痛 刺激穴位或病变部位，可降低神经兴奋性，产生镇痛效果。

5. 用于电兴奋治疗 感应电流和直流电流交替综合强刺激，引起高度兴奋后发生继发性抑制，用于治疗兴奋型神经衰弱，改善睡眠。

【治疗方法】

同直流电疗法，因电解作用不明显，故衬垫可稍薄些。

1. 固定法 两个等大电极并置于病变两侧或两端；或在治疗部位对置；或主电极置于神经肌肉运动点，副电极置于有关神经支配肌肉节段区。

2. 移动法 手柄电极或滚动电极在运动点、穴位或病变区移动刺激，另一片状电极置于相应部位固定。

3. 电兴奋法 两个电极在穴位、运动点或病变区来回移动或暂时固定某点做断续刺激。

【临床应用】

1. 适应证 废用性肌萎缩、肌张力低下、软组织粘连、四肢血液循环障碍、便秘、尿潴留、癔病等。

2. 禁忌证 有出血倾向、急性化脓性炎症、痉挛性麻痹、皮肤破损、感觉过敏者，以及有植入心脏起搏器者、严重心功能衰竭者，孕妇的腰骶部。

3. 注意事项

（1）应了解患者有无皮肤感觉异常，感觉减退者电流强度不能过大，以避免电灼伤。

（2）电极不能置于伤口及瘢痕处，以免电流集中引起灼伤。

（3）电极放置在颈部时，电刺激有时可引起咽喉肌、膈肌痉挛，引起呼吸、血压、心率的改变。

（4）治疗癔病时需采用使肌肉明显收缩的电流强度，并配合暗示治疗。

（二）神经肌肉电刺激疗法

神经肌肉电刺激疗法又称电体操疗法，是应用低频脉冲电流刺激骨骼肌或平滑肌以恢复其运动功能的方法。

【治疗作用】

1. 治疗失用性肌萎缩 能延迟肌萎缩的发生，增强已萎缩肌肉的肌力。

2. 增加和维持关节活动度 能使肌肉收缩，引起关节活动，牵拉关节周围软组织。

3. 肌肉再学习和易化 通过肌肉再学习和易化，恢复神经功能。

4. 减轻肌肉痉挛 通过对痉挛肌、拮抗肌的刺激，产生交互抑制，降低痉挛肌张力。

5. 促进失神经支配肌肉的恢复 能使肌肉收缩，更易恢复其功能。

6. 强壮健康肌肉 临床研究证明，本法刺激肌肉后，肌力增加 30% ~ 40%。

7. 替代矫形器或肢体、器官已丧失的功能 见功能性电刺激疗法的治疗作用。

【治疗方法】

1. 单极法 以点状电极为主极，置于患肌的运动点上，另一个 150 ~ 200cm² 的辅极置于颈背部（上肢治疗时）或腰骶部（下肢治疗时）。主极为阴极，辅极为阳极。

2. 双极法 取两个点状电极置于患肌肌腹的两端，近端电极为阳极，远端电极为阴极。

剂量为运动阈和运动阈上；每次治疗 15 ~ 20 分钟，每日 1 ~ 2 次，15 ~ 20 次为 1 个疗程。

【临床应用】

1. 适应证 下运动神经元病损所致的失神经支配、神经失用症，各种原因所致的失用性肌萎缩，肌腱移植等手术后姿势性肌肉软弱，因长期卧床、活动减少等所致的轻度静脉回流不畅等。

2. 禁忌证 有出血倾向、急性化脓性炎症、严重心力衰竭、感觉过敏者及植入心脏起搏器者等。

3. 注意事项

（1）电极必须导电均匀，与皮肤接触良好，不妨碍身体活动，无皮肤刺激性。

（2）电极的选择与放置原则：①对大肌肉和肌群可用两个等大的大号电极，放在肌肉两端或肌腹两侧。②对小肌肉和单个肌肉，用一个小电极置于运动点上（失神经支配肌肉没有运动点，则放在获得最佳反应的点上），另一个较大的电极置于远端或肌腱上。③避开瘢痕、骨突位置。④两电极间距离太近易造成电流在皮肤表面短路，应适当加大电极间距离，加深电流的作用。⑤两个电极应放在身体的同侧。

（三）功能性电刺激疗法

功能性电刺激疗法是使用低频电流刺激失去神经控制的肌肉，使其收缩，以替代或矫正器官及肢体已丧失功能的治疗方法。本法也可归属于神经肌肉电刺激疗法的范畴。

【治疗作用】

重建、代替或矫正肢体、器官已丧失的功能。低频电流作用于神经细胞膜，能在神经元上产生与自然生理状态所产生的动作电位一样的神经冲动，使其支配的肌肉纤维收缩，产生运动。

【治疗方法】

1. 垂足刺激器 将刺激器系在腰骶部，刺激电极置于腓神经处，触发开关设在鞋底足跟部。患者足跟离地时，开关接通，刺激器发出低频脉冲电流，通过电极刺激腓神经，使足背伸。患者足跟再次着地，开关断开，刺激停止。

2. 下肢刺激器　可用 4 通道刺激，在双站立相时，刺激双侧股四头肌；在单侧站立相时，一个通道刺激同侧股四头肌，另一个通道刺激对侧处于摆动的胫骨前肌。

3. 上肢刺激器　将电极植入偏瘫患者患侧桡神经上，触发刺激器发出低频脉冲电流刺激桡神经，使伸肌群收缩，帮助患者手掌抓握物体。

4. 膈肌起搏器　将接收器植入皮下，环式电极经手术置于膈神经上，或将表面电极放在颈部膈神经运动点上，进行功能性电刺激，产生膈肌和胸廓的运动。

5. 尿失禁治疗仪　男性患者用体表电极或直肠电极；女性患者用阴道电极。刺激尿道括约肌和盆底肌，增强其肌力。

6. 尿潴留治疗仪　采用植入式电极刺激逼尿肌，克服尿道括约肌的压力使尿液排出。

7. 脊柱侧弯刺激器　用表面电极置于竖脊肌表面或置于一侧胸、腰椎侧弯部上、下方。

8. 肩关节刺激器　用双相方波刺激冈上肌和三角肌后部。

【临床应用】

1. 适应证　①上运动神经元瘫痪，如脑血管意外、脑外伤、脊髓损伤、脑瘫、多发性硬化等。②呼吸功能障碍，如呼吸肌麻痹。③排尿功能障碍：如尿潴留、尿失禁等。④特发性脊柱侧弯。⑤肩关节半脱位。

2. 禁忌证　带有心脏起搏器者，以及意识不清、肢体骨关节挛缩畸形、下运动神经元受损、局部对功能性电刺激无反应者禁用。

3. 注意事项

（1）本疗法必须与其他疗法如运动疗法、心理疗法相结合，才能取得良好的效果。

（2）操作者必须准确掌握刺激点的解剖、生理特点等，是治疗成功的关键。

（四）经皮电神经刺激疗法

经皮电神经刺激疗法（TENS）又称周围神经粗纤维电刺激疗法，是通过皮肤将特定的低频电流输入人体，刺激神经以治疗以疼痛为主的无损伤性治疗方法。

【治疗作用】

1. 镇痛　可兴奋粗纤维，关闭疼痛传入闸门，从而缓解疼痛症状；引起内源性吗啡样多肽释放而产生镇痛效果。

2. 改善周围血液循环　能使局部皮温上升，周围血管扩张。

3. 促进骨折、伤口愈合　可促进骨效应，加速骨折及伤口愈合。

4. 治疗心绞痛　可减少心绞痛发作频次及对硝酸甘油的依赖。

【治疗方法】

电极置于痛区、神经点或运动点、穴位、病灶同节段的脊柱旁，可并置、对置、交叉置等。治疗参数见表 3-1。

表 3 – 1 经皮电神经刺激疗法的参数

方式	强度	脉冲频率 (Hz)	脉冲宽度 (ms)	适应证
常规 TENS	舒适的麻颤感	75~100	<0.2	急、慢性疼痛，短期止痛
针刺样 TENS	运动阈上，一般为感觉阈的2~4倍	1~4	0.2~0.3	急、慢性疼痛，周围循环障碍，长期止痛
短暂强刺激 TENS	肌肉强直或痉挛样收缩	150	>0.3	用于小手术及致痛性操作过程中加强镇痛效果

【临床应用】

1. 适应证 各种急、慢性疼痛，如神经痛、头痛、关节痛、肌痛、术后伤口痛、分娩宫缩痛、牙痛、癌痛、肢端疼痛、幻肢痛等，也可用于治疗骨折后愈合不良。

2. 禁忌证 带有心脏起搏器者禁用；严禁刺激颈动脉窦的部位；眼部及孕妇的腹部、腰骶部慎用；不要将电极对置于脑血管意外患者的头部，不要让有认知障碍的患者自己做治疗。

3. 注意事项

（1）应避开有瘢痕、溃疡或皮疹的部位；电极与皮肤应充分接触以使电流作用均匀，避免电流密度集中引起灼伤。

（2）治疗儿童时需缓慢开机，先以弱电流消除患儿的恐惧，再将电流逐步调至治疗量。

（3）综合治疗时，先采用温热疗法，再行经皮电神经刺激镇痛，可增加局部血流量，降低皮肤电阻，增强治疗作用。

（五）间动电疗法

间动电疗法又称为 Bernard 电疗法，是应用50Hz 交流电经整流后叠加在直流电上的脉冲电流（即间动电流）治疗疾病的方法。其脉冲部分属正弦波，有密波、疏波、疏密波、间升波、断续波和起伏波 6 种。

【治疗作用】

1. 止痛 间动电流止痛作用明显，比直流电和感应电流显著。

2. 促进周围血液循环 间动电流治疗后，常见局部皮肤充血发红和温度升高。

3. 刺激神经肌肉 间动电流刺激周围神经和肌肉，均可引起肌肉强直性收缩。

4. 不同波形的治疗作用 ①密波可短期止痛，疏密波或间升波可长期止痛。②阳极密波作用于交感神经节，疏密波作用于局部，可改善周围血液循环。③疏密波可促进渗出物的吸收。④断续波或起伏波可锻炼废用性肌萎缩。⑤疏密波或疏波可缓解骨骼肌紧张。

【治疗方法】

1. 痛点治疗 阴极置于痛点上，阳极置于痛点附近或对置。

2. 沿血管或神经干治疗 阴极置患部，阳极置血管或神经干走行方向。

3. 交感神经节治疗 小电极置于神经干或神经根投影区接阴极，稍大电极置于相应部位接阳极。

4. 神经根治疗 阴极置于脊髓节段病变部，阳极水平或纵向并置其旁。

5. 电体操 阴、阳极分别放于肌肉的起点和止点处或肌腹两侧。

6. 药物导入 同直流电药物离子导入法。

根据患者的感觉来调节电流强度，开始有蚁走或轻微针刺感，而后有震颤压迫感，不应有刺痛感；每次治疗 6 ~ 8 分钟，每次可选用 2 种波型，一般先用密波 2 ~ 3 分钟；急性期可每日 2 次，一般情况下每日 1 次；疗程不宜超过 10 次；疗程间隔为 1 ~ 2 周。

【临床应用】

1. 适应证 枕大神经痛、三叉神经痛、肋间神经痛、神经根炎、坐骨神经痛、交感神经综合征、扭挫伤、肌肉劳损、废用性肌萎缩、颈椎病、网球肘、肩周炎、退行性骨关节病、颞下颌关节紊乱综合征、早期闭塞性脉管炎、雷诺病、高血压病等。

2. 禁忌证 急性化脓性炎症、急性湿疹、出血倾向、严重心脏病及对直流电过敏者。

3. 注意事项

（1）要根据疾病的性质、疾病的不同阶段及治疗效果，严格恰当地选择电流形式、电极种类、电极放置方法、极性及治疗时间。

（2）衬垫要湿透，与皮肤紧密接触，以免作用于治疗区的电流强度减弱而影响疗效。

（3）先开直流电，再逐渐通入脉冲部分。

三、中频电疗法

中频电疗法是应用频率 1 ~ 100kHz 的脉冲电流作用于人体治疗疾病的方法。与低频电相比，中频电能克服组织电阻作用到更深的组织；双向无电解作用，电极下没有酸碱产物产生；对神经肌肉的作用虽不及低频电明显，但对自主神经、内脏功能的调节作用却优于低频电。

（一）音频电疗法

音频电疗法属于等幅中频电疗法范畴，是应用 1 ~ 20kHz 音频段的等幅正弦中频电流作用于人体治疗疾病的方法。

【治疗作用】

1. 镇痛 可使皮肤痛阈上升，其机制可能是肌肉痉挛缓解、局部血液循环改善等间接效应的结果。

2. 消肿 由于血液循环和局部营养改善，起到消炎、消肿的作用。

3. 软化瘢痕，松解粘连 可使瘢痕颜色变浅、质地变软、缩小及变平，并使粘连组织松动解离。

4. 消炎散结 对慢性炎症、炎症残留浸润及外伤后瘀血、血肿、硬结，均具有促进吸收、消散、软化的作用。这种作用与促进血液循环及软化瘢痕、松解粘连作用是一致的。

5. 调节神经系统功能　作用于神经节段或反射区，可以促进汗腺、乳腺分泌，增进食欲，降低血压，对自主神经及高级神经活动均具有调节作用。

6. 提高细胞膜通透性，促使药物透入人体　可提高活性生物膜的通透性，使药物分子因浓度梯度而扩散透过生物膜。

7. 音频电叠加直流电药物离子导入的治疗作用　可以提高人体对直流电的耐受力。加大直流电量有利于药物离子导入体内，还可以提高药物离子的迁移速度。

【治疗方法】

1. 普通音频电疗法　①将电疗仪与适宜的电极接好并连于 220V 电源上，打开电源开关，输出电流调至 "0"。②将电极用生理盐水浸湿的衬垫包好，安放在损害部位的上下两端或两侧固定。③缓慢调节输出电流强度，同时观察患者反应，以患者能耐受、感觉舒适为宜。④一般治疗 20～30 分钟。治疗结束后，将输出电流归 "0"，取下电极，关闭开关。⑤每日 1～2 次，10 次为 1 个疗程。

2. 音频直流电药物离子导入疗法　治疗时先接通直流电，确定直流电量，然后接通音频电，以免引起患者不适。治疗结束后的操作与上述顺序相反，先关音频电，再关直流电。每次治疗 15～30 分钟，每日 1 次，15～30 次为 1 个疗程。治疗瘢痕及粘连时可连续治疗数个疗程。

【临床应用】

1. 适应证　瘢痕，纤维结缔组织增生、肥厚、粘连、挛缩，关节纤维性强直，肌肉、韧带、关节劳损，颈、肩、背、腰腿痛，外伤后或术后皮下浸润粘连、血肿机化、注射后硬结，以及狭窄性腱鞘炎、风湿性肌炎、关节炎、神经炎、神经痛、声带肥厚、乳腺小叶增生、肠粘连、慢性盆腔炎、附件炎、前列腺炎等。

2. 禁忌证　急性感染性疾病、肿瘤、出血性疾病、严重心力衰竭、肝肾功能不全者，局部有金属异物、心区、孕妇腰腹部及带有心脏起搏器者。

3. 注意事项

（1）中频电疗机与高频电疗机应分设于两室，至少应将两者的电路分开，以免受高频电磁波的干扰。

（2）中频电治疗时，患者治疗部位的金属物品应除去，体内有金属异物的部位应严格掌握电流强度，$<0.3mA/cm^2$ 方可避免组织损伤。

（3）有心脏病者电流不宜过强，并注意观察患者反应，如有不良反应立即停止治疗。

（4）根据治疗的要求和患者的感觉调节输出电流强度，一般以感觉阈或运动阈为准。瘢痕部位、浅感觉障碍或血液循环不佳者，电流强度的调节不应以患者的感觉为准。

（5）治疗期间注意观察有无不良反应，如有头晕、头痛、胸闷、嗜睡等症状发生，应及时调整或停止治疗。

（二）调制中频电疗法

调制中频电疗法又称脉冲中频电疗法，是一种使用低频调制的、幅度随着低频电流频率和幅度变化而变化的中频电流治疗疾病的方法。低频调制波频率多为 1～150Hz 的低频电流，中频调制波频率多为 2～8KHz 中频电流。调制中频电流因调制方式的不同变分为连调、断调、间调和变调 4 种波型，具有低、中频电流的特点和治疗作用。

【治疗作用】

1. 消炎止痛 其效果源于低频和中频电流综合作用的效果。

2. 改善局部血液循环 能引起肌肉紧张或收缩，反射地引起血管扩张、血流加快。

3. 促进淋巴回流作用 作用后发现淋巴管管径比作用前显著增粗，说明有较好地促进淋巴回流的作用。

4. 锻炼肌肉作用 作用于肌肉可引起正常肌肉及失神经肌肉收缩，肌力增强，肌电指标好转，血液循环得到加强，组织营养改善，有助于预防、减轻肌萎缩和骨质疏松。

5. 提高平滑肌张力 能提高胃肠、胆囊、膀胱等内脏平滑肌张力，并可增强其蠕动收缩，使其运动功能正常化。

6. 调节自主神经 作用于脊髓的颈及上胸段，可增强心肺功能；作用于腰交感神经节，可改善下肢血液循环。

【治疗方法】

1. 普通调制中频电 安放固定电极，设置载波、载波频率、调幅、调制波类型、调制波频率、调制方式、调幅度等参数；参考患者的感觉与耐受程度来调节输出电流量，一般为 0.1～0.3mA/cm²；每次治疗 15～20 分钟，每日 1 次，10～15 次为 1 个疗程。

2. 电脑调制中频电 根据病种选择程序处方，安放固定电极，调节适宜的输出强度，电脑将自动按程序处方持续治疗 20 分钟后结束。

【临床应用】

1. 适应证 ①疼痛：由于肌肉扭伤、肌纤维组织炎、肌腱炎、滑囊炎、血管神经性头痛等导致的疼痛。②中枢与外周伤病，如脊髓损伤、小儿脑瘫、外周神经损伤等。③消化系统疾病，如胃十二指肠溃疡、慢性胆囊炎。④泌尿系统疾病，如脊髓损伤引起的神经源性膀胱功能障碍、张力性尿失禁、尿潴留、慢性前列腺炎等。

2. 禁忌证 急性炎症、出血性疾患，局部有金属固定物和有心脏起搏器者，局部有恶性肿瘤患者等。

3. 注意事项 同音频电疗法。

（三）干扰电疗法

干扰电疗法又称交叉电流疗法，是使用不同频率的中频电流交叉地输入人体后产生的干扰电流治疗疾病的方法。静态干扰电流是将两路频率分别为 4000Hz 与 4000±100Hz 的正弦交流电在电力线的交叉部位形成干扰电场，产生差频为 0～100Hz 的低频调制的中频电流，或称传统干扰电流。在静态干扰电流的基础上使中频电流的幅度被波宽为 6 秒的三角波所调制，发生一个周期为 6 秒的缓慢的低幅度变化，两组电流的输出强度发生周期为 6 秒的节律性的交替变化，一组电流增强时另一组电流减弱，6 秒后反之，如此反复循环，称为动态干扰电流。立体动态干扰电流是将三路在三维空间流动的 5000Hz 交流电互相叠加交叉输入人体，在体内形成三维的立体干扰场。同时对三路电流进行低频幅度调制，从而获得多部位、不同方向、角度和形状的动态刺激效应。干扰电流具有低频电与中频电的双重治疗作用。

【治疗作用】

1. 镇痛 可以抑制感觉神经，镇痛作用比较明显。

2. 消炎、消肿 能使毛细血管数开放增多，动脉扩张；局部血液循环改善，有利于炎症渗出物及水肿的吸收。

3. 治疗和预防肌萎缩 对运动神经和骨骼肌有兴奋作用，使肌肉产生被动收缩。

4. 调节自主神经与内脏功能 在体内形成干扰电场，刺激自主神经，改善内脏血液循环，提高胃肠平滑肌的张力。

5. 促进骨折愈合 能促进骨痂形成，加速骨折愈合。

【治疗方法】

1. 静态、动态干扰电 采用 4 个电极或四联电极，分为两组交错放置，使病灶处于 4 个电极的中心；根据治疗需要选用不同的差频，每次选用 1 ~ 3 种差频，每种差频治疗 5 ~ 15 分钟，总治疗时间为 15 ~ 30 分钟；治疗电流的强度一般在 50mA 以内，治疗剂量分感觉阈下、感觉阈、感觉阈上 3 级；每次 20 ~ 30 分钟，每日治疗 1 次，10 次为 1 个疗程。

2. 立体干扰电 星状电极对置法或并置法。每次治疗选用 1 ~ 3 种差频，每种差频治疗 5 ~ 10 分钟，每次 20 分钟，每日或隔日治疗 1 次，10 ~ 15 次为 1 个疗程。

【临床应用】

1. 适应证 周围神经损伤或炎症引起的神经麻痹和肌萎缩、神经痛、肩周炎、颈椎病、腰椎间盘突出症、软组织扭挫伤、肌筋膜炎、肌肉劳损、关节炎及狭窄性腱鞘炎、坐骨神经痛、肠粘连、注射后硬结、缺血性肌痉挛、雷诺病、血栓闭塞性脉管炎、骨折延迟愈合、术后粘连、术后肠麻痹、胃下垂、弛缓性便秘、胃肠功能紊乱、儿童遗尿症、尿潴留及妇科的慢性炎症。

2. 禁忌证 急性炎症、出血倾向、孕妇下腹部、局部有金属异物、严重心脏病等。

3. 注意事项 同音频电疗法。

四、高频电疗法

高频电疗法是应用波长为 3000m ~ 1mm，频率为 100kHz ~ 300GHz 的高频电流或其所形成的电场、磁场或电磁场治疗疾病的方法。电荷的电力所能及的空间称为电场，磁极的磁力所能及的空间称为磁场，高频电流产生的交替变化的电场和磁场称为电磁场。电磁场向空间的传播称为电磁波，电磁波传播的速度等于光速是常数。故波长与频率呈反比，即波长越短，频率越高；波长越长，频率越低。医用高频电按照波长、频率分为长波、中波、短波、超短波、微波 5 个波段。近年来长波、中波疗法已很少使用，这里主要介绍短波、超短波和微波疗法。

（一）短波疗法

短波疗法是应用波长为 100 ~ 10m、频率为 3 ~ 30MHz 的短波电流所产生的高频电磁场治疗疾病的方法。

【治疗作用】

1. 消炎、消肿　改善深部组织的血液循环，促进血液和淋巴循环，增强新陈代谢过程，有利于亚急性炎症和慢性炎症的吸收与消散。

2. 解痉、镇痛　可降低神经的兴奋性，故有镇静、止痛作用。

3. 增强细胞免疫功能　可使网状内皮系统吞噬功能增强，改善免疫能力。

4. 改善内脏功能　可使肾血管扩张、血流量增加，促进肾上腺皮质激素分泌，改善肾脏功能；可增强肝脏的解毒功能，增加胆汁分泌；缓解胃肠平滑肌痉挛，增强胃肠道的吸收和分泌。

5. 促进组织修复　可改善血液循环和局部营养，成纤维细胞增殖，肉芽组织、结缔组织生长加快。

6. 抑制肿瘤生长　大剂量的短波电流（42.5℃ 以上）可以杀灭肿瘤细胞或抑制其增殖。

【治疗方法】

1. 电容电极法　电容电极为圆形或矩形。治疗选用的电极面积需稍大于病灶部位，电极与皮肤平行，并保持一定间隙。电极间隙小时作用表浅，间隙大时作用较深。常用对置法、并置法或交叉法。

2. 电缆电极法　电缆电极是一条柔软的粗电缆，其长度相当于治疗机输出电流波长的 1/4 或 1/2。根据治疗需要将电缆盘成一定的大小、形状，电缆向同一方向盘绕 2 ~ 3 圈，不超过 3 ~ 4 圈，各圈之间的间隔应大于电缆直径，一般为 2 ~ 3cm，以固定夹固定。电缆与皮肤之间应有 1 ~ 2cm 的距离，其间垫以衬垫物。电缆盘绕后，其两端留出的长度应相等。

3. 涡流电极法　涡流电极的线圈装在胶木盒内，直接贴在治疗部位的皮肤上。

治疗剂量按照患者的温热感觉程度分为 4 级：无热量（Ⅰ级剂量）：患者无温热感，氖光管若明若暗，电流强度 100 ~ 120mA；微热量（Ⅱ级剂量）：患者有微弱的温热感，氖光管微亮，电流强度 130 ~ 170mA；温热量（Ⅲ级剂量）：患者有明显的温热感，氖光管明亮，电流强度 180 ~ 240mA；热量（Ⅳ级剂量）：患者有强烈热感，氖光管辉亮，电流强度 240mA 以上。

治疗急性炎症的早期、水肿、循环障碍者采用无热量，时间为 5 ~ 10 分钟，每日 1 ~ 2 次，7 ~ 10 次为 1 个疗程。治疗亚急性、慢性炎症时采用微热量，时间为 10 ~ 20

分钟，每日1次，10~20次为1个疗程。治疗慢性炎症及具有局部循环障碍时（如急性肾衰竭）采用温热量，30~60分钟，每日1~2次，5~8次为1个疗程。治疗恶性肿瘤时必须与放疗或化疗综合应用，每次治疗与放疗紧接进行或在化疗药物静脉点滴的同时进行，每次30~60分钟，每周1~2次，疗程与放疗、化疗同步。

【临床应用】

1. 适应证 ①内科疾病：胃炎、溃疡病、结肠炎、肠胃痉挛、胆囊炎、肝炎、肺炎、支气管哮喘、支气管炎、膀胱炎、肾盂肾炎、急性肾衰竭等。②外科疾病：肌炎、纤维织炎、肌痛、扭挫伤、血肿、肩周炎、关节炎、前列腺炎及术后粘连等。③妇科疾病：盆腔炎、附件炎、子宫发育不全等。④神经系统疾病：神经痛、周围神经损伤、神经根炎、脊髓炎、多发性硬化等。

2. 禁忌证 恶性肿瘤（大功率热疗除外）、出血倾向、结核、妊娠、严重心肺功能不全、颅内压增高、青光眼等，以及局部金属异物、植入心脏起搏器者。

3. 注意事项

（1）治疗室需用木地板、木制床椅，暖气等金属制品要加隔离罩，治疗仪必须接地线。

（2）除去患者身上所有金属物，包括金属织物，禁止在身体有金属异物的局部治疗。

（3）治疗部位应干燥，潮湿衣服、伤口的湿敷料应除去，汗液和伤口的分泌物应擦干净。

（4）患者治疗体位舒适，对治疗不平整的局部应适当加大治疗间隙。

（5）对置法治疗膝、踝等突起处时，宜置衬垫于其间，以保证电场线的均匀。

（6）两电极电缆不能接触、交叉或打卷，以防短路；电缆与电极的接头处及电缆与皮肤间需以衬垫隔离，以免烫伤。

（7）治疗中患者不能触摸仪器及其他物品；操作者经常询问患者的感觉，尤其是感觉障碍者，以免烫伤。

（二）超短波疗法

超短波疗法是应用波长范围为10~1m，频率范围为30~300MHz的超短波电场治疗疾病的方法。

【治疗作用】

与短波疗法基本相同，都是温热效应。超短波疗法的非热效应亦较明显，主要作用有：控制早期急性炎症，加速神经纤维、肉芽组织再生，提高神经系统的兴奋性，限制条件反射活动，提高免疫系统功能等。

【治疗方法】

电容场法：①体表法同短波疗法。②体腔法：将消毒的玻璃体腔电极置于阴道或直肠内，另一个普通的体表电极置于与病变部位相应的腰骶部或腹部。

【临床应用】

1. 适应证 主要适用于急性与亚急性炎症、损伤疾病：①五官科疾病：眼、耳鼻喉、口腔感染及颞下颌关节功能紊乱综合征等。②皮肤科疾病：脓疱疹、带状疱疹、痤疮等。其余同短波疗法。

2. 禁忌证 同短波疗法。

3. 注意事项

（1）头部、小儿和老人的心脏区不宜进行大功率超短波治疗。

（2）小儿骨骺、眼、睾丸、心脏、神经节、神经丛对超短波敏感，不宜采用大剂量。

（3）治疗慢性炎症、慢性伤口及粘连部位疗程不宜过长，以免引起结缔组织增生过度而使局部组织变硬、粘连加重。

（4）其余同短波疗法。

（三）微波疗法

波长范围为 1m～1mm，频率范围为 300～300000MHz 的电磁波称为微波。微波分为分米波（波长 1m～10cm，频率 300～3000MHz）、厘米波（波长 10～1cm，频率 3000～30000MHz）和毫米波（波长 10～1mm，频率 30000～300000MHz）3 个波段。应用微波电流作用于人体以治疗疾病的方法称为微波疗法。

【治疗作用】

1. 分米波和厘米波 温热作用可使组织血管扩张，改善血液循环，改善组织代谢和营养，还具有镇痛、脱敏、消散急性或亚急性炎症、促进组织细胞再生修复、缓解骨骼肌和平滑肌痉挛、调节神经功能等。

2. 毫米波 热外作用明显，主要有消炎、止痛；促进上皮生长，加速伤口和溃疡愈合；促进骨痂生长，加速骨折愈合；降低血压；增强免疫功能；对肿瘤细胞的抑制作用等。

【治疗方法】

1. 非接触辐射法

（1）用不同大小、形状的非接触式辐射器中心对准病患部位，辐射距离不超过5～10cm。

（2）隔"介质水袋"辐射法：在辐射器与皮肤之间置"介质水袋"，可使局组织吸收的电磁波均匀，避免集中于凸起部位。

（3）隔沙辐射法：在辐射器与皮肤之间置沙袋，隔沙辐射时患部吸收的微波功率比空气间隙法约大 1 倍。

2. 接触辐射法

（1）*体表接触辐射法* 接触式辐射器又称聚焦辐射器，与皮肤直接接触治疗。

（2）*体腔辐射法* 将接触式辐射器伸入体腔内，一般应用长柱状电极，置入阴道或直肠。

（3）*耳辐射器* 先在辐射器外套以消毒的乳胶套，涂少许滑石粉后，将辐射器插入外耳道内。治疗时患者手持辐射器的小电缆，使辐射器固定于外耳道内。

微波疗法剂量分级与短波疗法相同。隔沙辐射的治疗剂量应比经空气辐射时减少一半。耳辐射器与聚焦辐射器的输出功率应 <10W。每次治疗时间 5~20 分钟，每日或隔日治疗 1 次，急性病 3~6 次、慢性病 10~20 次为 1 个疗程。

【临床应用】

1. 适应证　主要适用于软组织、内脏、骨关节的亚急性、慢性炎症及各科疾病，如扭挫伤、血肿、骨折、关节炎、肌纤维组织炎、网球肘、软组织感染、烧伤、术后伤口感染、慢性溃疡、前列腺炎、颈椎病等，溃疡病、胃炎、胃肠功能紊乱、高血压、冠心病、慢性支气管炎、支气管哮喘等，面神经麻痹、神经根炎、神经痛、脑瘫等，盆腔炎、输卵管积水、附件炎性肿块等，五官炎症感染、颞下颌关节功能紊乱综合征等，大剂量微波配合放疗、化疗可用于肿瘤的治疗。

2. 禁忌证　同短波疗法。

3. 注意事项　做好对操作者的眼睛、患者的眼睛及睾丸的防护。其余同超短波疗法。

五、静电疗法

静电疗法是利用静电场作用于人体以治疗疾病的方法。根据输出电压、电流的强度分为高压直流静电（输出 30~50kV 的高压恒定静电场，电流 <1.5mA，）疗法与低压静电（输出 300~450V 的恒定静电场，电流 <1mA）疗法。

【治疗作用】

1. 镇静安眠、止痛　可降低大脑皮层的兴奋性，加强其抑制过程，使紊乱的自主神经功能恢复正常，使周围末梢感觉神经的兴奋降低，提高痛阈。

2. 改善肺功能　提高呼吸系数，增加氧的吸入及二氧化碳的排出量。

3. 调节血压　可加强脑循环及周围血循环。

4. 促进新陈代谢　治疗后可使体温微升，尿中代谢产物数量增加，食欲改善，体重增加。

【治疗方法】

1. 高压静电疗法

（1）全身治疗法　①患者脱鞋后静坐于木椅上，双足踩踏于绝缘底座的足踏板上，接阳极；帽状电极悬吊于距头顶 10~15cm 处，接阴极。②开到预热挡，预热 15~30 秒；再拨到治疗挡，调节至所需电压，一般采用 30~45kV。③治疗结束，按相反顺序关闭仪器，将帽状电极远离患者头部，然后让患者离开。④每次治疗 10~15 分钟，每日或隔日 1 次，15~20 次为 1 个疗程。

（2）局部治疗法　①领区反射法：患者坐位，领式电极置于领区上方（颈 4~胸 2）10cm 处，接阴极，足踏电极板接阳极，输出电压 10~20kV。治疗时间 10~20 分钟，每日或隔日 1 次，10~15 次为 1 个疗程。②乳腺区发射法：患者坐位或卧位，坐位时双足踏在电极板上，卧位时以一方形电极置于背部，相当于 T2~T7 水平，接阳极；另一方形或圆形刷状电极置于距乳腺上方10cm 处，接阴极。输出电压 10~20kV，治疗时间5~8分钟，每日或隔日1次，5~10次为1个疗程。③伤口、溃疡创面的局部疗法：患者坐位或卧位，清洁创面后，依治疗范围选择合适的针状、球状或刷状电极，将电极悬置于治疗部位上方5~10cm处，接阴极；另取一板式电极置于创面对侧，接阳极。输出电压10~20kV，治疗时间10~15分钟，治疗隔日1次或与换药结合进行，5~10次为1个疗程。④火花放电疗法：患者坐位或卧位，卧位时将板状电极置于背部或腰骶部，坐位时将双足踏在绝缘的足踏电极板上，接阳极；另取一针状或刷状电极置于患处上方3~5cm处，接阴极。当输出电压达15~20kV时可产生火花放电，表皮有轻微刺痛感，治疗后皮肤充血潮红。

2. 低压静电疗法

（1）全身治疗法　患者仰卧位，将所需电极置于腰背部，电压310~420V，用电笔触患者体表，如电笔发亮显示患者已带电。治疗时间30~60分钟，每日1次。

（2）局部治疗法　清洁患处，将电极贴敷在病痛部位。治疗时间10~30分钟，隔日1次或与换药结合进行。

【临床应用】

1. 适应证　神经衰弱、自主神经功能紊乱、更年期综合征、脑震荡后遗症、高血压早期、低血压、支气管哮喘、过敏性鼻炎、皮肤瘙痒症、产后乳汁分泌不足、功能性子宫出血、慢性溃疡病。

2. 禁忌证　装有心脏起搏器、人工呼吸装置、吸氧装置、药物自动泵、人工耳蜗、金属人工心脏瓣膜、体内金属异物者，恶性肿瘤、高热、严重脑血管疾病、严重心血管疾病患者，以及妊娠期、月经期妇女。

3. 注意事项

（1）治疗前嘱患者取下所有金属物品。

（2）治疗中患者不要触摸任何导电物体，未关闭仪器前禁止随意离开。

（3）操作者在开机后不得再碰触电极及患者。

（4）治疗过程中，如发生头晕、恶心等不良反应，应立即中止治疗。

（5）雷雨天气时，不应做静电治疗。

（6）治疗机及周围1m内不得放置任何金属物品。

（7）治疗结束后，必须等电极上余电放完，才能用手触摸，以免发生电击。

第三节　光　疗　法

光具有电磁波和粒子流的特点，光波是电磁波谱中的一部分，其波长为180nm~1000μm。按波长排列，光波依次为红外线、可见光、紫外线。利用人工光源或日光辐射能量治疗疾病的方法称为光疗法。常用的光疗法有红外线疗法、紫外线疗法和激光疗法。

一、红外线疗法

红外线是不可见光，在光谱上位于可见光的红光之外，波长为760nm~1000μm，是光波中波长最长的部分，根据波长将红外线分为两段：波长 1.5 ~ 1000μm 为长波红外线（又称远红外线），穿透力较弱，只能穿透表皮；波长 760nm ~ 1.5μm 为短波红外线（又称近红外线），穿透力较强，可穿透真皮和皮下组织。应用红外线治疗疾病的方法称为红外线疗法。红外线作用于人体组织的主要生物学作用是产生热效应，故又有热射线之称。

【治疗作用】

1. **改善局部血液循环** 红外线辐射于人体组织，可穿透表皮和皮下组织，其能量转化为热能，通过热传导或血液传送可使较深层组织温度升高，血管扩张，血流加速，从而使局部血液循环得到改善。

2. **缓解肌肉痉挛** 红外线照射可以降低骨骼肌和胃肠道平滑肌的肌张力。因红外线使皮肤温度升高，通过热作用可使骨骼肌肌梭中的 γ 传出神经纤维兴奋性降低，牵张反射减弱，肌张力降低，肌肉松弛。同时，温热也可使内脏平滑肌松弛，胃肠蠕动减弱。

3. **镇痛** 热可以降低感觉神经的兴奋性，同时热作为一种刺激传入中枢神经系统，与疼痛信号互相干扰，减弱了痛觉。另外，热可以扩张血管，加速致痛物质的排除而止痛。

4. **促进组织再生** 红外线照射损伤局部，通过改善血液循环，增强物质代谢，使纤维细胞和成纤维细胞的再生增强，促进肉芽组织和上皮细胞的生长，增强组织的修复功能和再生功能，加速伤口、溃疡的愈合。

5. **减轻术后粘连，软化瘢痕** 红外线照射能减少烧伤创面渗出、减轻术后粘连、促进瘢痕软化、减轻瘢痕挛缩，还能促进组织肿胀和血肿的消散，用于治疗扭挫伤。

【治疗方法】

1. **红外线辐射器** 由电阻丝或有涂料的辐射板构成，其发出的红外线主要是长波红外线。红外线辐射器有落地式和手提式两种，功率 200 ~ 300W，如特定电磁波谱辐射器（TDP）、频谱仪等，用于局部治疗。局部照射红外线时要暴露治疗部位，使患者位于舒适体位，灯头或灯泡距离治疗部位 30 ~ 50cm，每次治疗时间为 15 ~ 30 分钟，每日 1 ~ 2 次，15 ~ 20 次为 1 个疗程。

2. **白炽灯** 在医疗中广泛应用各种不同功率的白炽灯泡作为红外线光源。灯泡内的钨丝通电后温度可达 2000℃ ~ 2500℃。白炽灯用于光疗时有以下几种形式：①落地式白炽灯：通常称为太阳灯，用功率为 250 ~ 1000W 的白炽灯泡，在反射罩间装一金属网作为防护。②手提式白炽灯：用功率多为 200W 以下的白炽灯泡，安在一个小的反射罩内，反射罩固定在小的支架上。灯泡功率 500W 以上者，照射距离应在 50 ~ 60cm；灯泡功率 250 ~ 300W 者，照射距离在 30 ~ 40cm；灯泡功率 200W 以下者，照射距离在 20cm 左右。每次治疗时间为 15 ~ 30 分钟，每日 1 ~ 2 次，15 ~ 20 次为 1 个疗程。

3. **光浴器** 主要发出近红外线，由多个白炽灯泡安装在半圆筒状光浴箱中组成，适用于躯干、双下肢或全身的大面积治疗。光浴治疗时，将光浴器置于治疗部位上方，两端开口处用厚毛巾遮盖保温，患者取舒适体位，暴露需治疗的部位。每次治疗时间为

15～20 分钟，每日 1 次或隔日 1 次，10～15 次为 1 个疗程。

【临床应用】

1. 适应证　软组织扭挫伤恢复期、关节炎、神经痛、软组织炎症感染吸收期、伤口愈合迟缓、慢性溃疡、压疮、烧伤、冻伤、肌痉挛、周围神经损伤、关节纤维性挛缩、浅静脉炎、慢性盆腔炎等。

2. 禁忌证　恶性肿瘤、高热、急性化脓性炎症、急性扭伤早期、出血倾向、活动性结核禁用，局部感觉或循环障碍者慎用。

3. 注意事项

（1）治疗头、面、肩、胸部时，患者应戴墨镜，或以湿布巾覆盖眼部，避免红外线辐射眼睛，因长期受到红外线照射可以引起白内障。

（2）治疗部位有伤口时应先清洁。肢体动脉栓塞性疾病较明显的血管扩张部位，一般不宜用红外线照射。

（3）治疗时患者不得移动体位，以防烫伤。操作者在治疗过程中要经常询问患者的感受。光浴时患者头部要冷敷，治疗后要饮水，防止中暑和脱水。

（4）对于昏迷患者，局部有感觉障碍、血液循环障碍或瘢痕者，红外线照射时应适当加大灯距，光浴器应关闭部分灯泡，以防烫伤。

（5）多次治疗后，局部皮肤可出现网状红斑，可留有色素沉着。

二、紫外线疗法

紫外线是紫光以外看不见的光线，用于医疗的紫外线波长范围在 180～400nm 之间，通常分为 3 段：短波紫外线（UVC）波长 180～280nm，红斑反应作用明显，对细菌和病毒有明显杀灭和抑制作用；中波紫外线（UVB）波长 280～320nm，是紫外线生物学效应最活跃的部分，红斑反应的作用很强；长波紫外线（UVA）波长 320～400nm，其生物学作用较弱，有明显的色素沉着作用。应用紫外线治疗疾病的方法称为紫外线疗法。紫外线作用于人体组织后主要产生光化学效应，故又有光化学射线之称。

紫外线的生物学效应：①红斑反应：用一定量的紫外线照射皮肤或黏膜后，经过 2～6 小时的潜伏期，照射局部皮肤逐渐潮红，出现红斑，至 12～24 小时红斑反应达到高峰，以后逐渐消退。红斑的特点是界限清楚、均匀一致的鲜红色，持续数天后出现色素沉着，并有脱皮，红斑反应强度、持续时间与照射剂量有关。紫外线红斑的性质属非特异性急性炎症反应，其发生机理与神经体液因素有关。一般认为，紫外线照射皮肤后引起组织胺增多，毛细血管渗透性增强，皮肤充血，出现红斑。另外，紫外线使血管内皮细胞变性，释放血浆缓激肽，导致血管扩张，出现红斑。②对细胞的影响：核糖核酸 RNA 和脱氧核糖核酸 DNA 决定细胞生长、繁殖和发育，大剂量紫外线对 DNA 和 RNA 起到抑制作用，使蛋白质分解变性，导致细胞死亡，这正是紫外线杀菌的作用机制。利用这种杀菌作用，可以消毒清洁创面，治疗皮肤、黏膜、伤口、窦道、瘘管等各种感染。小剂量紫外线照射使 RNA 合成先抑制后加速，与 DNA 合成的加速一致，可促进组织修复过程，加速肉芽、上皮的生长和伤口的愈合。③对免疫功能的影响：紫外线照射可提高巨噬细胞的吞噬能力，并可激活人体的 T 细胞免疫功能。尤其是白细胞介素 – 1 的含量明显增多，这是一种重要的细胞因子，在免疫反应和炎症反应中起着传递信息、促进细胞生长分化等作用。④对钙磷代谢的影响：中长波紫外线照射能促进维生素 D 的形成，可促进肠道、肾小管对钙磷的吸收和重吸收，促使骨的钙化沉着，故有预防和治疗佝偻病和骨软化症的作用。

【治疗作用】

1. 消炎　紫外线红斑量照射引起皮肤血管扩张，血液循环加快，血管通透性增加，促进代谢产物和病理产物的排除；同时白细胞增多，吞噬细胞活跃，免疫功能增强，从而使炎症局限、消散。中、短波紫外线的消炎作用强于长波，尤其对皮肤浅层组织的急性感染性炎症效果显著。

2. 镇痛　紫外线红斑量照射可产生镇痛作用，主要表现为降低感觉神经兴奋性，照射区痛阈升高，感觉时值延长，对炎症性和非炎症性疼痛均有良好的缓解作用。另外，紫外线照射区血液循环增加，致痛物质清除加快，从而缓解疼痛。

3. 杀菌　短波紫外线具有明显的杀菌作用，不同波长的紫外线的杀菌效果不同，波长 220～300nm 杀菌作用较强，其中波长 254～257nm 最强。紫外线的杀菌机制认为是细胞吸收紫外线后，在 DNA 中形成胸腺嘧啶二聚体，使细胞核肿胀，核破裂，蛋白变性，导致细胞生长、代谢、繁殖能力受到抑制而死亡。

4. 脱敏　组织胺是引起过敏反应的主要因素，紫外线照射可使组织产生少量的组织胺，当组织胺不断进入血液后，可刺激细胞产生组织胺酶，大量的组织胺酶可分解过敏反应时血液中的组织胺，从而起到脱敏作用。

5. 抗佝偻病和骨软化症　由于体内缺乏维生素 D，使钙磷代谢异常，可致小儿佝偻病，在成人则可导致骨软化症。用波长 297～272nm 的紫外线照射后，人体皮肤内的7 – 脱氢胆固醇转化成维生素 D_3，维生素 D_3可促进肠道和肾小管对钙磷的吸收和重吸收，促进钙盐沉着，因而起到预防、治疗佝偻病和骨软化症的作用。

6. 促进伤口愈合　小剂量紫外线照射可以促进肉芽组织及上皮的生长，加速伤口愈合；大剂量则抑制或杀死细胞，促进坏死组织脱落，控制感染，有利于伤口愈合。

7. 增加免疫功能　紫外线照射对人体细胞免疫功能有激活作用，可使吞噬细胞数量增多，吞噬能力增强。紫外线也可以增强人体体液免疫功能，使补体、凝集素、调理素增加。

8. 光敏反应　光作用于含有光敏剂的组织可产生光化学反应，利用光敏作用的光化学反应治疗疾病的方法称为光敏疗法、光化学疗法或光动力疗法。紫外线光敏疗法可用于银屑病、白癜风的治疗。

【治疗方法】

1. 生物剂量（最小红斑量）测定

（1）紫外线照射剂量：以"生物剂量"（MED）表示，一个生物剂量是指紫外线在一定距离内垂直照射皮肤引起最弱红斑反应（阈红斑反应）所需的照射时间。

（2）将生物剂量测定器（为长方形或圆形金属板，中间有 6 个 5mm×10mm 长方形孔，孔间距为 15mm，上置一个可以滑动的插板）置于裸露的皮肤上，选择下腹两侧或上臂内侧正常皮肤区作为被测定区。

（3）患者平卧，暴露被测定区。移动紫外线灯，使灯管中心垂直对准测定的部位，高压汞灯灯距为 50cm，低压汞灯几乎接近测定部位或距离 1～2cm。

（4）操作者抽动测定器盖板，每隔一定时间（高压汞灯 5 秒，低压汞灯 1 秒）露出一个小孔，直至 6 个孔都照完。高压汞灯 6 个孔依次照射时间为 30 秒、25 秒、20 秒、15 秒、10 秒、5 秒。

（5）成人照射后 6～8 小时观察测定结果，小儿照射后 4～6 小时观察测定结果，观察最弱红斑反应出现在第几孔，则该孔为一个生物剂量的数值，若在最后一个孔出现最弱红斑，则 1MED 为 5 秒，依次类推。如果照射后 6 个孔均未出现红斑或全部出现红斑，则应更换部位重新测定，酌情增加或减少每一孔的照射时间。

（6）确定平均生物剂量的方法：在 1～2 天内以同等条件、按以上操作方法对 20 名健康青壮年男女进行测定，求其平均数。采用平均生物剂量是为了能及时尽早地治疗。正常情况下由于每个人的个体差异，需要先测定生物剂量，然后再照射。

2. 紫外线剂量分级

（1）亚红斑　照射剂量小于 1MED，局部皮肤无红斑反应。

（2）阈红斑　照射剂量 1MED，局部皮肤有轻微的红斑反应。

（3）弱红斑（1 级红斑）　照射剂量 2～4 个 MED，照射后 6～8 小时，皮肤出现微弱红斑反应，界限清楚，约 24 小时后消退，皮肤无脱屑。照射面积不超过 800cm²。

（4）中度红斑（2 级红斑）　照射剂量 5～6 个 MED，照射后 4～6 小时皮肤有明显的红斑反应，稍肿，轻度烧灼痛，2～3 天后红斑消退，有斑片状脱屑和轻度色素沉着。

（5）强红斑（3 级红斑）　照射剂量 7～10 个 MED，照射后 2 小时皮肤有暗红色斑，水肿，灼痛，4～5 天红斑消退，皮肤大片状脱皮，伴明显色素沉着。

（6）超强红斑（4 级红斑）　照射剂量 10 个 MED 以上，皮肤红斑反应比强红斑更重，出现水疱、脱皮、剧烈灼痛，持续 5～7 天后逐渐消退。

3. 全身照射法

（1）患者全身裸露，戴墨镜，穿三角裤，女性患者需用棉花遮盖乳头。

（2）成人照射一般分 4 个区。取平卧位，灯管中心分别对准胸部、膝关节部、背部、腘窝部，照射灯距为 100cm。首次照射量为 1/8、1/6、1/4 或 1/2MED，隔日 1 次，逐渐增加剂量至 4～5MED，10～20 次为 1 个疗程。

（3）小儿分两个区照射，灯管中心在前面对准脐部，后面以腰为中心，照射灯距为 50cm。照射剂量应根据患者的年龄、病情与体质而定。从 1/2MED 开始，隔日 1 次，以后逐渐加量达到 2～4MED，10～20 次为 1 个疗程。

（4）全身照射后如果出现食欲不振、发热或其他不良反应时应停止照射。

4. 局部照射法

（1）裸露照射部位，灯管中心对准病灶中心，使用高压汞灯距离照射皮肤 50cm，使用低压汞灯则操作者手持灯头，灯距照射部位 1~2cm。

（2）患者取舒适体位，暴露治疗部位，用治疗巾或洞巾固定照射范围，不照射的部位要覆盖。

（3）照射伤口时应先将坏死组织和分泌物清理干净，照射范围应包括伤口周围 1~2cm 正常组织。

（4）除常规分区照射外，还有几种特殊的照射法：中心重叠照射法、多孔照射法、阶段照射法和穴位照射法。

5. **体腔照射法**　是利用水冷式高压汞灯或冷光低压汞石英灯的导子伸入体腔或窦道内照射，紫外线通过导子后强度减弱，照射剂量应增加。加导子后的剂量＝未加导子的剂量×（1＋导子长度），导子的长度单位为厘米。黏膜对紫外线的敏感性较皮肤低，照射剂量应加大，一般增加 1 倍。

6. **光化学疗法**　又称光敏疗法。光敏疗法始于 20 世纪 20 年代，之前是外涂煤焦油与紫外线照射相结合治疗银屑病，目前已应用于皮肤、黏膜、血液、骨髓、恶性肿瘤等多种疾病的治疗。光敏疗法的光源为具有光化学效应的可见光、紫外线和激光。光敏剂有多种，常用的有血卟啉及其衍生物。银屑病、白癜风的光敏疗法已是常规光疗法之一。

7. **照射剂量的选择**　应结合治疗目的、全身及局部对紫外线的敏感性等因素来决定。首次剂量非常重要，剂量要足够大，一般是照射后局部皮肤呈现轻微红斑反应。例如，手、足感染可以用 20~30MED，疖、痈、丹毒等大范围感染，可以用 10~20MED。维持剂量是为维持照射野对紫外线的反应，于首次照射后的各次治疗中，需适当增加照射剂量。依据首次照射后局部红斑的强弱、病情的变化、伤口的状况等酌情增加剂量或减少剂量。如红斑反应轻微、炎症被控制，则每次可增加 2MED；炎症无好转、红斑不明显，则增加 4~6MED；炎症加重、红斑不明显，则增加 6~10MED；红斑显著，可停照 2~3 天后，重复首次剂量或增加 1~2MED。

【临床应用】

1. **适应证**

（1）**局部照射**　适用于痛风性关节炎、疖、痈、蜂窝组织炎、丹毒、淋巴结炎、乳腺炎、静脉炎等急性炎症，伤口感染、伤口愈合迟缓、压疮、冻疮、溃疡、烧伤创面、慢性气管炎、支气管炎、肺炎、支气管哮喘、慢性胃炎、风湿性关节炎、类风湿关节炎、神经炎、神经痛等。

（2）**体腔照射**　适用于口、咽、鼻、外耳道、阴道、直肠、窦道等腔道急性感染等。

（3）**全身照射**　适用于佝偻病、骨软化症、骨质疏松症、过敏症、玫瑰糠疹、银屑病、白癜风、瘙痒症等。

2. **禁忌证**　恶性肿瘤、出血倾向、结核病活动期、红斑狼疮、日光性皮炎、光过敏症、急性湿疹等，以及心、肝、肾功能衰竭患者，应用光过敏药物（光敏治疗者除外）者。

3. 注意事项

（1）紫外线辐射可使空气产生臭氧，因而治疗室应通风良好，室温应保持在18℃～22℃，应用屏风隔离或使用单独房间。

（2）治疗前应检查紫外线灯管是否破裂、支架安装是否牢固。灯管启燃后，要给予预热，高压汞灯需10～15分钟，低压汞灯需5～10分钟。

（3）操作者应穿长袖衣服，戴防护眼镜，戴手套，避免操作过程中反复过多地接受紫外线照射。患者眼睛不要直视紫外线灯，需遮盖眼部。

（4）患者在治疗过程中，需用同一灯管照射。采取合适体位，充分暴露照射部位，并将非照射部位用不透光的布巾遮盖，加以防护。

（5）紫外线照射如与产生温热效应的物理因子配合治疗时，应先做温热治疗，后照紫外线。如紫外线照射过量，可立即用温热疗法中和。

（6）紫外线治疗过程中，不要使用光敏药物和吃光敏食物。对应用光敏疗法使用光敏剂的患者应先测定患者的生物剂量，再开始治疗，以防紫外线过量。治疗中不宜饮酒及涂抹化妆品，并避免日光直射皮肤。

（7）紫外线灯管的照射强度可随着时间的延长而衰减，高压汞灯应用500～1000小时后应更换，一般每隔3个月测定1次生物剂量。

（8）紫外线灯管不要用手触摸，经常用95%乙醇擦拭除垢。导子用后每次必须用75%的乙醇浸泡消毒。

三、激光疗法

激光是通过受激辐射放大产生的光，其本质和普通光一样，既是电磁波又是粒子流。利用激光器发射的光治疗疾病的方法称为激光疗法。激光的特点包括高亮度性好、高单色性好、高方向性和相干性好，所以被广泛用于临床。

【治疗作用】

1. 热效应 激光的本质是电磁波，若其传播的频率与组织分子的振动频率相等或相近，就将增强其振动，这是激光的热效应产生热的机理。激光的能量越大，产生的温度越高，可根据临床需要选择适当的激光能量。采用大能量激光的高温热致汽化作用，可以破坏肿瘤组织；采用激光的热致炭化和热致燃烧作用，可以治疗皮肤病变和妇科疾患。

2. 压强效应 高能量激光辐射产生压强（第一次压强），机体组织吸收高能量的激光后再次产生压强（第二次压强），这一系列的反应均可造成组织的损伤。利用激光压强治疗眼科白内障、青光眼等疾患，泌尿系统结石等。

3. 光化学反应 可导致酶、氨基酸、蛋白质、核酸等活性降低或失活，引起机体内一系列的化学改变，从而产生相应的生物学效应，如杀菌、红斑效应、色素沉着、维生素的合成。

4. 电磁场效应 在一般强度的激光作用下，电磁场效应不明显，只有当激光强度很大时，电磁场效应才较明显。将激光聚焦后，焦点上的光能量密度达10^6W/cm^2。利用其高聚焦产生的高温、高压和高电场强度，可使细胞损伤、破坏，用于治疗肿瘤。

5. 生物刺激作用 取决于激光的种类、强度、输出方式和器官组织本身的生物学特性。小功率、低强度激光对生物组织起刺激作用，相反则起抑制作用。

【治疗方法】

1. 氦－氖激光或半导体激光（低强度激光）照射

（1）接通电源，启动激光管，调整电压电流，使发光稳定。用光纤治疗时，操作者手持光纤，输出头距治疗点 2～3cm。

（2）患者取舒适体位，暴露治疗部位。光斑对准治疗部位，照射距离 30～50cm。治疗过程中，患者不要随意变换体位，照射伤口前要先清除表面分泌物和坏死组织。

（3）穴位照射时，每个穴位照射 3～5 分钟，每次总照射时间 20～30 分钟。

（4）每日治疗 1 次，5～15 次为 1 个疗程。

2. 二氧化碳激光（高强度激光）照射

（1）启动电源，启动水冷系统和吸尘系统。

（2）患者取舒适体位，暴露治疗部位并予消毒，治疗区周围以盐水纱布覆盖防护。

（3）局部麻醉或区域麻醉。

（4）操作者戴好防护眼镜，手持治疗头，对准治疗部位。

（5）用脚踏开关掌握输出时间。每隔 15mm 为一点，逐点扫描患处，达到破坏病变组织的目的。

（6）治疗的同时启动吸尘器吸除烟雾。

（7）散焦照射可使二氧化碳激光散焦成直径数厘米的光斑，若用二氧化碳激光散焦照射时，距离照射部位 50～100cm。

（8）治疗后小创面可以不覆盖，大创面用消毒纱布覆盖，定期换药。

3. 光化学疗法

（1）*治疗银屑病、白癜风* 先口服 8－甲氧基补骨脂素（8－MOP）20～30mg，2 小时后进行照射。治疗局限性银屑病、白癜风时，将 0.15%～0.5% 的 8－MOP 酊剂涂于患处皮肤，40 分钟后进行照射。隔日照射 1 次，20～30 次为 1 个疗程。

（2）*治疗恶性肿瘤* ①给血卟啉类药物前先在患者前臂皮肤划痕做药物过敏试验，结果阴性者，按规定 2.5～5mg/kg 给药。将药物溶于 250mL 生理盐水中静脉滴注。②一般在给药 48～72 小时后开始照射，光源可以用氩离子激光或其他大功率 630nm 红光激光局部照射 20～30 分钟。③进行体表局部直接照射治疗体表恶性肿瘤，或以内镜、光导纤维进行体腔内照射治疗口腔、食管、胃、膀胱等体腔内肿瘤。④一般在治疗后 24 小时肿瘤变黑坏死，1 周后形成黑痂，2～3 周后脱落。⑤治疗 1～2 次，再次照射应间隔 1 周后进行。

【临床应用】

1. 适应证

（1）*高强度激光* ①外科疾患：食管癌的治疗，肝脏手术止血、肝血管瘤的手术治疗，肛肠疾患及痔、肛门裂、瘘管的切开、烧灼治疗。②皮肤科疾患：扁平疣、传染性软疣、血管痣、色素痣、皮肤肿瘤、瘢痕增生等。③妇科疾患：宫颈糜烂、尖锐湿疣、子宫颈癌等。④内科疾患：冠状动脉粥样硬化应用准分子激光行腔内冠状动脉成形术。

（2）低强度激光 ①外科疾患：慢性伤口、慢性溃疡、压疮、肩周炎、颈椎病、腰椎间盘突出症、肌纤维组织炎、软组织损伤、乳腺炎等。②皮肤疾患：带状疱疹、荨麻疹、神经性皮炎、皮肤感染、湿疹、斑秃、白癜风等。③妇科疾患：阴道炎、外阴白斑、外阴瘙痒症、宫颈炎、白塞病、痛经、慢性盆腔炎等。④神经系统疾患：面神经麻痹、神经衰弱、周围神经损伤和神经痛等。⑤内科及小儿科疾患：支气管哮喘、支气管炎、高血压、小儿遗尿症等。⑥其他：牙周炎、口腔溃疡、腮腺炎、外耳道炎、中耳炎、咽喉炎、扁桃体炎、麦粒肿、霰粒肿等。

2. 禁忌证 恶性肿瘤（光敏治疗除外）、皮肤结核、活动性出血、癫痫、糖尿病、严重的心脏病、高血压病、有出血倾向、皮肤急性炎症、皮肤癌、与黑色素瘤有关的皮肤病变，以及心、肺、肾功能衰竭者，孕妇，瘢痕体质、光敏性皮肤或正在服用光敏性药物、凝血功能障碍者，或正在服用抗凝剂者。

3. 注意事项

（1）光导纤维不得挤压、弯曲，防止折断。

（2）激光光束不能直接照射眼睛，操作者要戴激光防护镜。操作者应戴手套以防对皮肤造成损伤。

（3）激光治疗室内应保持光线充足。

（4）治疗过程中，患者不得随意变换体位或挪动激光管。

（5）每 3～6 个月定时检测激光器的输出强度。强度过弱时应停止使用，更换灯管。

第四节 超声波疗法

正常人耳能听到的声波频率在 16～20000Hz；而频率高于 20000Hz 的声波称为超声波，频率低于 16Hz 的声波称为次声波，两者都是正常人耳听不到的。超声波在介质中的传播速度与介质的弹性、密度、温度和压力等因素有关。在不同的介质中超声波的速度有很大的差异：在固体中的传播速度最快，液体次之，气体最慢。因此，超声波在人体骨骼组织中传播速度最快。超声波在介质中传播的过程中，增加了介质的分子震动与碰撞，并产生热量，使得声能转换为热能，温度增高，超声波的传播速度增快。超声波的频率越高，介质对超声波的吸收能力越强。频率固定的超声波在气体中吸收最多，固体中吸收最少，液体中吸收则介于固体与气体之间。超声波疗法是应用超声波作用于人体以达到治疗疾病目的的一种治疗方法。目前物理治疗常用的超声波频率范围是 800～1000kHz。

【治疗作用】

1. 机械作用 超声波对组织细胞的微细按摩作用可以改变组织细胞的体积，减轻肿胀，改变膜的通透性，促进代谢物质的交换，改变细胞的功能，提高组织细胞的再生能力。

2. 温热作用　超声波通过人体组织时被介质吸收转化为热能。热作用使组织局部血液循环加快，新陈代谢加速，改善细胞缺血、缺氧状态，降低肌张力，缓解疼痛，改善结缔组织的延展性。

3. 理化作用

（1）空化作用　超声波在液体介质中传播时产生声压，使液体中出现细小的空腔，称为空化现象。超声雾化吸入疗法就是利用了超声的空化作用。

（2）触变作用　超声波作用可使凝胶状态转化为溶胶状态，因此对肌肉、韧带、肌腱和瘢痕组织有软化作用。

（3）弥散作用　超声波可以提高细胞膜的通透性，促进组织代谢和营养，有利于药物透入病变部位。

（4）对生物组织和细胞代谢的影响　低强度超声波起刺激作用，可加速和激活组织细胞代谢；而高强度的超声波主要起抑制和破坏作用。

（5）对 pH 值的影响　超声波可使组织 pH 值向碱性方面转化，缓解炎症组织局部的酸中毒，减轻疼痛，有利于炎症的修复。

【治疗方法】

1. 仪器设备

（1）主机　即高频震荡发生器、电源、调制器和报时器。根据超声波的输出方式将超声波分为连续式和脉冲式。连续超声波发出的强度恒定不变，脉冲超声波是有规律地间断发射超声波，每一组声束发射后有一段间歇期。

（2）声头　即超声换能器，直径有 1cm、2cm、5cm 等多种。超声波治疗时声头要紧密接触皮肤，不留空隙，如果声头与人体皮肤之间存在空隙，超声波的能量将被反射掉，而不能到达人体组织。因此，为减少反射，治疗时要使用耦合剂填充声头与人体皮肤之间的空隙。

（3）耦合剂　又称接触剂，常用的有水、液体石蜡、甘油、凡士林、凝乳胶、乳胶等。应用耦合剂的目的是减少声头与皮肤之间的声能损耗，使声能更多地进入人体。

2. 常规治疗法

（1）直接接触法　是直接将声头放在要治疗的部位进行治疗的方法。主要有：①移动法：声头与皮肤密切接触，接触剂为液体石蜡或凡士林。治疗时声头轻压体表缓慢环行移动，移动速度为每秒 $1 \sim 2cm$，强度为 $0.5 \sim 1.5W/cm^2$，这种移动式治疗在超声波治疗中最常用，适宜大面积病灶的治疗。声头小范围的移动使治疗部位声强均匀，避免了在同一位置的超声声强过大。②固定法：适合小面积、痛点治疗，常用强度为 $0.2 \sim 0.5W/cm^2$，将声头以适当压力固定于治疗部位，每次治疗时间 $3 \sim 5$ 分钟。

（2）间接接触法　是将治疗部位和声头浸入 $36℃ \sim 38℃$ 的温水中，声头有防水装置距离体表 $1 \sim 5cm$ 对准治疗部位，强度 $0.5 \sim 1W/cm^2$。本法适宜表面不平的部位，如手、足、踝、肘等部位。

（3）穴位治疗法　是采用超声治疗机所配备的特制微型声头，按照针灸穴位治疗，强度 0.25 ~ 0.5W/cm²，每穴 2 ~ 3 分钟，每次以取 2 ~ 6 个穴为宜。穴位治疗的特点是无痛、操作简便、易于掌握且患者易于接受。

3. 超声综合疗法 将超声波治疗与其他物理因子或化学治疗技术相结合，共同作用于机体以治疗疾病，从而达到比单一治疗更好的疗效，这种联合方法称为超声综合疗法，包括超声－间动电疗法、超声药物透入疗法、超声雾化吸入疗法。

（1）超声－间动电疗法 是指同时应用超声与间动电流作用于人体，以治疗疾病的一种治疗方法。超声强度一般为 0.5W/cm²，脉冲频率 50Hz，通断比 1:1；间动电主要用密波（DF），一般治疗 5 ~ 10 分钟。

（2）超声药物透入疗法 是将药物直接加入接触剂中，治疗时多采用直接接触法。强度 0.5 ~ 1.5W/cm²，时间 5 ~ 10 分钟。本法的特点是不仅能将药物透入体内，同时保持原有药物性能。常用的药物有激素类药物、局部麻醉药、解热镇痛药等。

（3）超声雾化吸入疗法 利用超声的空化作用，使液体在气相中分散，将药液变成微细的雾状颗粒，通过吸气直接作用于呼吸道治疗疾病的方法。常用药物即雾化液，由湿润剂、化痰药、抗生素等组成，常用配方如生理盐水 40mL 加入庆大霉素 8 万单位、氟美松 5mg、糜蛋白酶 4000 单位，每日 1 ~ 2 次，每次 15 ~ 20 分钟。雾化液需当日新鲜配制，患者使用面罩吸入，做慢而深地吸气、缓慢地呼气，使药雾能沉积在呼吸道深部。

4. 超声波的治疗剂量 超声波的治疗剂量与超声波的波形、治疗方式、治疗时间、治疗频度及治疗次数有关。疾病的急性期一般采用脉冲超声波治疗，剂量多采用小剂量。超声波治疗的时间一般每次 5 ~ 15 分钟，脉冲超声波比连续超声波的治疗时间稍长，固定法治疗比移动法治疗时间稍短。治疗频度多为每日 1 次也可隔日 1 次。治疗疗程根据疾病的病程来定，急性期 5 ~ 10 次为 1 个疗程，慢性期 15 ~ 20 次为 1 个疗程。常用的超声波治疗强度见表 3 – 2。

表 3 – 2 超声波的治疗强度（W/cm²）

	连续超声波		脉冲超声波	
	固定法	移动法	固定法	移动法
小剂量	0.1 ~ 0.2	0.5 ~ 0.8	0.3 ~ 0.5	1 ~ 1.4
中剂量	0.3 ~ 0.4	0.9 ~ 1.2	0.6 ~ 0.8	1.5 ~ 2
大剂量	0.5 ~ 0.8	1.3 ~ 2	0.9 ~ 1	2.1 ~ 2.5

【临床应用】

1. 适应证 软组织损伤、皮肤皮下粘连、关节纤维性挛缩、注射后硬结、血肿机化、瘢痕增生、骨关节炎、肱骨外上髁炎、骨折后愈合不良、慢性溃疡、压疮、坐骨神经痛等。

2. 禁忌证 恶性肿瘤、高热、活动性肺结核、出血倾向、化脓性炎症、急性败血症、血栓性静脉炎、多发性血管硬化、安装心脏起搏器和支架者、小儿骨骺、孕妇下腹部和腰骶部等。

3. 注意事项

（1）注意保护声头，不可碰撞，不可空载，治疗时声头必须通过接触剂紧密接触皮肤，方可调节输出。

（2）超声药物透入时，禁用对患者皮肤有刺激性和对声头有腐蚀的药物。

（3）移动法治疗时，声头的移动要均匀，勿停止不动，以免引起疼痛反应或皮肤灼伤；固定法治疗时或皮下骨突出部位治疗时，超声波强度宜 $<0.5W/cm^2$。

（4）注意机器和声头的散热，如果过热，则应等散热后再继续使用。

（5）治疗过程中注意询问患者的感觉，治疗部位应有温热酸胀感，不应有痛感或灼热感。

第五节 磁 疗 法

磁力作用的范围称为磁场，磁场是无形的，磁力线从磁体的 N 极发出，通过空间进入磁体的 S 极，又在磁体内部从 S 极回到 N 极，形成封闭的曲线。磁极处的磁力线最密集，磁性最强。电流可以产生磁场，通过电流作用产生的磁体称为电磁体，电磁体的磁性是短暂的，当停止通电时，其磁性消失。磁场也可以产生电流，这种电流称为感应电流。利用磁场的物理性能作用于人体以治疗疾病的方法称为磁疗法。磁疗法的特点是临床适应证很广，携带方便（如磁片贴敷、小型旋磁机等），治疗无不良反应，有双相调节作用和累积效应。近年来，随着磁性材料和生物磁学研究的发展，磁疗法的应用得到了进一步拓展。

磁场的生物学效应：①对心血管的影响：磁场可使血管扩张、血流加快，改善心肌的血液循环，主要表现在改善血管的舒缩机能，降低血管壁张力，使微血管扩张，血流加快；降低血黏度，改善血流状态，加快血流速度。②对神经肌肉的影响：实验研究表明，磁场对急性脑缺血、缺氧有影响，其可能的机制是磁场通过影响、调节机体与自由基代谢相关的重要酶类，增加清除自由基的能力，从而缓解缺血对组织的损害程度。磁场可抑制中枢神经的兴奋性，降低末梢神经和运动神经对外界刺激的反应，缓解肌肉痉挛，提高痛阈，因而有降低血压、止痛和促进损伤肌肉修复的作用。近年来，临床应用经颅磁刺激治疗抑郁症、脑卒中和脑外伤的报道较多，取得了较好的疗效。③对胃肠功能的影响：具有双向调节功能，对胃肠蠕动缓慢者，有促进胃肠蠕动作用；对胃肠蠕动亢进者，有抑制和松弛平滑肌作用。并有促进肠系膜血流加快、促进消化液分泌和吸收的作用。④对免疫功能的影响：对巨噬细胞功能有激活作用，提高吞噬能力，具有提高正常机体细胞免疫和体液免疫功能的双重效应。⑤对组织代谢的影响：可促进脂肪代谢，降低血脂，降低血黏度，影响一些酶的活性，改善组织营养和代谢，加快病损组织修复。

【治疗作用】

1. 消炎、消肿 磁场作用于人体组织，扩张血管，组织通透性增加，血液循环加快，加速了炎性渗出物的吸收和消散，能降低组织间的胶体渗透压，消除肿胀；磁场不仅对无菌性炎症有较好的治疗作用，对浅表性软组织感染性炎症也有一定的消炎作用。

2. 止痛 磁场通过对中枢神经的抑制和降低感觉神经末梢对外界刺激的反应而止痛；另外，磁场使致痛物质随炎症消散而缓解疼痛；磁场还可提高致痛物质水解酶的活性，使缓激肽、组胺、5-羟色胺等致痛物质水解或转化，达到止痛目的。静磁场的止痛作用较动磁场持久，但起效较慢。

3. 镇静 磁场对神经中枢的作用主要为增强抑制过程，改善睡眠状态，延长睡眠时间，调整自主神经功能。动磁场镇静作用较静磁场弱。

4. 降低血压 磁场抑制中枢神经系统的兴奋性，扩张周围血管，降低外周循环阻力，从而降低血压。穴位治疗降低血压效果较好。

5. 软化瘢痕 主要是抑制成纤维细胞的生成和纤维化，对早期炎症增殖瘢痕效果较好。

6. 促进骨折愈合 磁场可改善骨折部位的血液循环、营养和氧供，有利于骨组织细胞的生长；磁场对软骨细胞和骨有直接促进生长的作用，加快纤维软骨骨痂的密度，促进骨折愈合。

【治疗方法】

1. 静磁场疗法

（1）直接贴磁法

1）选取有足够磁感应强度的1片至数片磁片。1片磁片多用于病变范围较小、较浅时；两片或多片磁片用于病变范围较大、较深时。应用多磁片一般不超过6片。

2）暴露治疗部位，选好痛点、穴位等贴磁部位。

3）贴磁片：①两块磁片并置：可采用同名极或异名极。异名极并置时两块磁片之间距离2cm以上。贴于病变部位的上下、左右或前后。②两块磁片对置贴敷，常用于穴位或病变两侧相对应的部位，如耳廓、关节、内外关穴、双侧太阳穴、内外膝眼穴、阴阳陵泉穴等。

4）直接贴磁法注意观察皮肤情况。在皮肤和磁片之间可以垫一层薄纱布，以减少刺激。一般连续贴敷3~5天。取下磁片检查皮肤有无过敏或破损。

5）如无不良反应，而需要继续治疗者，可以休息1~2天后继续在原位贴磁。一般7~30天为1个疗程。

（2）间接贴磁法 ①将磁疗帽、磁疗腰带、磁疗护膝、磁疗护腕等磁疗用品穿戴于病患部位，使磁片紧贴病患部位、痛点或穴位。②体位变动或穿脱动作使磁片移位时需及时纠正。③磁疗用品一般穿戴1~2周后休息1~2天再用。

2. 动磁场疗法

（1）检查治疗仪是否正常工作。

（2）患者取舒适体位，取下手表和金属物品，暴露治疗部位。

（3）将磁头置于治疗部位并固定。旋磁治疗可由操作者或患者持磁头进行。

（4）电磁治疗前，先调节治疗所需的磁场波形、脉冲频率、磁感应强度，接通电源后磁头出现温热感即可开始。旋磁治疗时，接通治疗仪电源后磁头出现震动感，即可开始治疗。

3. 治疗剂量

（1）剂量分级 根据磁场的不同，治疗剂量的分级也不同。静磁场的治疗剂量以永磁体磁片的表面磁场强度为准。在动磁场疗法中，磁场强度随时间发生变化，或者是磁场的方向与磁场的强度均随时间发生变化。一般以治疗时最大的磁场强度作为磁疗时剂量的定量标准。静磁场和动磁场的治疗剂量都可分为小剂量、中剂量及大剂量3个级别：①小剂量：在静磁场疗法中，磁片表面磁场强度之和的总磁场强度 <0.3T 为小剂量；而在动磁场疗法中小剂量通常是指磁场强度 <0.1T。②中剂量：在静磁场疗法中，磁片表面磁场强度之和的总磁场强度 0.3~0.6T 为中剂量；而动磁场疗法的中剂量通常是指磁场强度 0.1~0.3T。③大剂量：在静磁场疗法中，磁片表面磁场强度之和的总磁场强度 >0.6T 为大剂量；而在动磁场疗法中大剂量通常是指磁场强度 >0.3T。

（2）剂量选择 原则是疾病急性期或严重疼痛选大剂量，神经衰弱、高血压病宜选小剂量。年老体弱和小儿选小剂量。头、颈、心前区宜选小剂量，腰、背、腹部和四肢宜选中剂量，臀部可选大剂量。

【临床应用】

1. 适应证 软组织扭挫伤、注射后硬结、骨关节炎及关节痛、冻伤、肌筋膜炎、颈椎病、腰椎间盘突出症、单纯性腹泻、神经衰弱等。

2. 禁忌证 静磁场疗法与动磁场疗法均未发现绝对禁忌证，但对以下情况可不用或慎用。如恶性肿瘤、高热、脏器功能衰竭、有出血倾向者、放置心脏起搏器者、孕妇与妇女月经期，以及磁疗不良反应明显，如心慌、头晕、恶心、呕吐、皮疹等。

3. 注意事项

（1）磁片不可相互撞击，以免破坏磁场，减弱其磁感应强度。

（2）磁片可用75%乙醇消毒，不可以用水煮或火烤，以免退磁。

（3）电磁治疗过程中，如患者感觉过热或发烫，应在磁头与治疗部位之间加垫或加大间距，以防烫伤。

（4）治疗过程中，如果患者出现头晕、恶心、心慌、气短等不适反应，轻者不需停止治疗，可以调整治疗剂量和部位。症状明显并且持续存在者，应停止治疗。

（5）旋磁治疗过程中如治疗仪或磁头内出现异常响声，应立即停止治疗，关闭电源，检查处理故障。

（6）注意勿使机械手表、收录机、移动电话等靠近磁头。

第六节 传导热疗法

传导热疗法是以各种热源为介体，以传导方式将热传输给机体，从而达到治疗疾病目的的一种治疗方法。理想的热疗用导热物体，应是热容量大、导热性小、保温时间长、不宜烫伤皮肤的物质。常用的热源介质有水、蜡、沙、泥、盐、酒等，这些物质除了传导热刺激作用外，还具有机械刺激与化学刺激作用。传导热疗法取材便利，设备简单，操作容易，疗效较好，适于在各级医疗机构和家庭中使用。本节主要介绍石蜡疗法和湿热袋敷疗法。

一、石蜡疗法

石蜡疗法是利用加热熔化的石蜡作为温热介质接触体表并将热能传导至机体从而达到治疗目的的方法。石蜡热容量大，加热时可吸收大量熔解热，冷却时缓慢释放同等热量，维持时间长，热刺激作用明显。因其导热性小，不含水分和气体，热量不易向四周扩散，患者可耐受较高温度而没有灼热感。同时，石蜡还具有良好的可塑性、黏稠性及延展性，是一种良好的传导热治疗介质。

【治疗作用】

1. 温热作用　可改善血液和淋巴循环、促进炎症反应消散、缓解痉挛、镇痛等。

2. 机械作用　局部的机械压迫作用使皮肤表面毛细血管轻度受压，可促进热力向深部组织传递。石蜡在冷却时收缩还可对组织产生进一步的机械压迫作用，有利于水肿的消散；可增加胶原纤维组织的可延展性，软化瘢痕、松解粘连；亦可增加皮肤弹性和柔韧性，防止皮肤松弛和皱纹形成。

3. 化学作用　石蜡中的化学成分能刺激上皮组织生长，有利于皮肤表浅溃疡和创面的愈合。

【治疗方法】

石蜡熔解一般用水浴加热法，将石蜡加热熔化到60℃～65℃。石蜡可反复使用，但用于创面、溃疡面及体腔的石蜡必须严格消毒，不可重复使用。

1. 蜡饼（蜡盘）法　将加热后已熔化的石蜡倒入铺有塑料布或橡胶布的搪瓷盘或铝盘中，厚约2cm，待冷却成饼（表层温度50℃左右），取出蜡饼敷于患部，并用塑料布和棉垫包裹保温。每次治疗20～30分钟。治疗完毕，将取下的蜡块立即用急流水冲洗后，放回蜡槽内。每日或隔日治疗1次，15～20次为1个疗程。适用于面积较大患部的治疗，一般位于躯干或肢体近端。

2. 刷蜡法　用软毛排笔蘸取加热熔化后的石蜡（55℃～60℃），在治疗部位迅速而均匀地涂刷，使蜡液在皮肤表面冷却形成一层蜡膜保护层，再反复涂刷至蜡层厚度达到1～2cm，用棉垫包裹保温或外加一块蜡饼后再保温治疗。每次20～30分钟，每日或隔日治疗1次，15～20次为1个疗程。此法可加强石蜡的机械压迫作用，适用于躯干、肢体或颜面的凹凸不规则患部的治疗。

3. 浸蜡（蜡浴）法　将熔蜡槽内的蜡熔化并保持恒温在55℃～60℃，先将需治疗的手或足按刷蜡法涂抹形成一蜡膜保护层后，再浸入蜡液中并迅速提出，反复多次。每次浸入深度不超过涂抹所形成的蜡膜之范围（以免烫伤），直至形成0.5～1cm厚的手套或袜套样蜡套，然后再持续浸于蜡液中保持20～30分钟。每日或隔日治疗1次，15～20次为1个疗程。本法的优点是保温时间较长，适用于手、足患部的治疗。

【临床应用】

1. 适应证　软组织扭挫伤恢复期、肌纤维组织炎、腱鞘炎、术后粘连、瘢痕、风湿性关节炎、类风湿关节炎、骨关节炎、肩关节周围炎、关节纤维性挛缩、冻伤、神经痛、周围神经麻痹、慢性溃疡创面久不愈合、慢性盆腔炎等。

2. 禁忌证 对蜡疗过敏、严重皮肤病、传染性皮肤病、出血倾向、恶性肿瘤、活动性结核、皮肤感染、高热、急性炎症和损伤、急性传染病、心肾衰竭、局部严重水肿、深部放射性治疗的患者和 1 岁以下婴儿等禁用。血液循环障碍及浅感觉障碍患者慎用。

3. 注意事项

（1）应在治疗前向患者解释蜡疗中常见反应，并说明应对方法。

（2）准确掌握和测量石蜡温度。在血液循环障碍、感觉障碍部位治疗时蜡温应稍低。

（3）皮肤破损处应在蜡疗前用消毒纱布包裹。

（4）治疗时嘱患者不要任意移动肢体。如出现不适或皮疹、瘙痒等皮肤过敏现象，应立即停止治疗，并及时进行对症处理。

（5）治疗室应保持空气流通，石蜡加温时应启用通风设备，防止石蜡加热过程中释放的有毒气体对人体造成损害。

二、湿热袋敷疗法

湿热袋敷疗法是利用热袋中的硅胶加热后散发的热和水蒸气作用于人体局部的一种物理疗法，也称热袋法。该疗法保温时间较长，深层热疗作用明显，治疗方法简便易行，在临床广泛应用。

【治疗作用】

湿热袋中的硅胶颗粒在水箱中加热时，会吸收大量的热和水分，治疗时再缓慢释放出热和水蒸气。其主要治疗作用为温热作用，可扩张血管，改善血液循环；促进代谢，改善组织营养；增加毛细血管通透性，促进水肿消除；降低末梢神经的兴奋性，减低肌张力，缓解疼痛；软化瘢痕组织，松解粘连。

【治疗方法】

用粗帆布或亚麻布制成大小不等的方形、矩形或长带形的布袋，内装二氧化硅凝胶颗粒。加温装置为不锈钢制成的底部绝缘的恒温水箱。将水加热至 75℃ ~ 80℃，放入湿热袋再加热 20 ~ 30 分钟。协助患者暴露治疗部位并覆盖数层清洁毛巾，取出湿热袋并拧出多余水分（以不滴水为度），放置于治疗部位，再加盖毛毯或毛巾被以保温。随着湿热袋温度下降，可逐步抽出所垫的毛巾至治疗完毕，也可重新更换 1 次湿热袋。治疗时间一般 20 ~ 40 分钟，每日治疗 1 次，10 ~ 20 次为 1 个疗程。

【临床应用】

1. 适应证 软组织扭挫伤恢复期、肌纤维组织炎、肩关节周围炎、慢性关节炎、关节挛缩僵硬、坐骨神经痛等。

2. 禁忌证 治疗部位感染、严重皮肤病、开放性伤口、急性炎症及损伤、恶性肿瘤、活动性结核、循环严重障碍、高热、极度虚弱、意识障碍、出血倾向等。

3. 注意事项

（1）治疗前检查湿热袋是否裂口，以免加热后硅胶颗粒漏出导致烫伤。

（2）治疗中注意观察、询问患者的反应，既要注意保温，又要防止烫伤，对皮肤感觉异常的患者要慎用。

（3）勿将湿热袋压在患者身体下面进行治疗，以免挤压出袋内水分而导致烫伤。

第七节　生物反馈疗法

生物反馈疗法是现代物理治疗学的一项新技术，涉及心理学、生理学、物理医学、控制论等多门学科，自 20 世纪 60 年代才开始在临床治疗中应用。

"反馈"一词由美国数学家 Norbert Winner 提出，大意是将控制系统输出的信号以某种方式回输给控制系统，以达到调节该控制系统的目的。反馈控制技术常用于工程及电子技术领域，近年来开始应用于生物学及医学领域，称为生物反馈。

生物反馈疗法是指应用电子仪器将人体通常情况下意识不到的肌电、皮温、心率、血压等生理活动信息转换为可识别的声、光、图像、曲线等信号，以此训练患者学会通过控制这些信号来调控自己体内异常的不随意生理活动，达到调节生理功能及治疗某些身心性疾病的目的。由于在开始训练时必须借助灵敏的电子仪器（生物反馈仪）进行监测，该疗法又称为电子生物反馈训练法。大量临床实践证明，该疗法对各种生理、心理功能障碍具有显著的康复疗效。

【治疗作用】

生物反馈疗法通过反馈仪的信息反馈，使人体感知自身不随意运动的活动信息，并进行主动的"意念"控制和心理训练，通过反复学习与训练，学会有意识地控制、调节自身躯体机能，从而缓解紧张情绪、提高应激能力、消除病理过程、恢复身心健康。例如，用肌电生物反馈治疗头痛，可用生物反馈仪测得额部肌电信号，并将其转换为声音信息。患者通过声音高低即能判断肌电的高低，使间接感知转化为直接感知，并可在声音信号的引导下来学习和训练控制主观意识，进而达到肌肉放松和缓解头痛的治疗目的。患者经过反复训练，可提高对机体内部生理活动信息的感知敏感度，即使在不借助生物反馈仪的情况下，亦能保持对生理过程的调节和控制。因而生物反馈仪并不是一个单纯的治疗仪器，而是学习和训练工具。利用生物反馈仪的训练，使患者逐步学会用意识控制自身不随意运动，从而达到调节机体身心功能的目的。

【治疗方法】

1. 肌电生物反馈疗法　通过肌电信号反馈进行治疗的方法称为肌电生物反馈疗法，是临床上应用最早、最多的生物反馈疗法。应用肌电生物反馈治疗仪治疗时，将电极放置在治疗部位，如治疗头痛时电极放在额部，治疗肢体瘫痪时放在患肢上。电极所取得的肌电信号经治疗仪处理描记出肌电电压数值曲线，并用不同颜色的灯光信号和不同频率的声音信号进行标示，可直观反映所测肌肉的紧张度，引导患者将肌电数值（反映肌肉的紧张程度）与视听信号相对照，同时仔细体会信号变化时肌肉紧张度产生的相应改变，并尝试主动用意念通过改变肌电电压来调节肌肉紧张或放松。患者经反复学习和训练，初步掌握调节方法后，可逐步脱离治疗仪进行训练，最后过渡到完全脱离，即可通过自主控制使肌肉放松或紧张，以达到治疗疾病、改善功能的目的。

2. 手指皮肤温度生物反馈疗法 通过手指皮肤温度信号反馈进行治疗的方法称为手指皮肤温度生物反馈疗法。应用手指皮肤温度生物反馈治疗仪治疗时，将温度传感器固定于患者食指或中指末节指腹上，治疗仪即可显示该处皮肤的温度曲线，并用不同颜色的灯光信号和不同频率的声音信号进行标示，可直观反映所测皮肤的温度变化。引导患者学会根据皮肤温度数值和视听信号按治疗需要自我调节皮肤温度升降，从而达到控制指端血管紧张度的目的。患者初步掌握自我感知和自我控制的方法后，可在家中借助一般皮肤温度计进行训练，逐渐过渡到完全脱离温度计也能自主控制指端皮肤温度。

3. 皮肤电阻生物反馈疗法 通过皮肤电阻信号反馈进行治疗的方法称为皮肤电阻生物反馈疗法。应用皮肤电阻生物反馈治疗仪治疗时，将两电极固定于患者食指或中指末节的指腹或手掌表面，治疗仪可显示该处的皮肤电阻数值，并用不同颜色的灯光信号和不同频率的声音信号进行标示，可直观反映所测皮肤电阻数值的变化。通过学习和训练，使患者能按照治疗需要通过调节皮肤电阻而随意控制外周血管的舒缩和汗腺的分泌等。

4. 血压生物反馈疗法 通过血压信号反馈进行治疗的方法称为血压生物反馈疗法。应用血压生物反馈治疗仪治疗时，将血压测量仪器固定在患者上臂，治疗仪可显示测得的血压数值，并由不同颜色的灯光信号和不同频率的声音信号进行标示，可直观反映所测血压数值的变化情况。通过学习和训练，使患者能按治疗需要随意控制外周血管紧张度，从而降低或升高血压。

生物反馈治疗一般每轮训练5分钟左右，间隔5分钟后再训练，反复训练3~4轮，每次共训练15~20分钟，每日1~3次。疗程根据病情而定。

【临床应用】

1. 适应证

（1）肌电生物反馈疗法 可用于头痛、脑卒中后偏瘫、脊髓损伤、脑瘫、周围神经损伤、痉挛性斜颈、姿势性腰背痛、肺气肿等，也可对焦虑症、神经症、失眠症、疼痛综合征等进行肌肉放松性心理治疗。

（2）手指皮肤温度和皮肤电阻生物反馈疗法 两种方法结合可用于雷诺病、过敏性疾病、高血压病、神经性头痛、闭塞性动脉硬化症、自主神经功能紊乱、更年期综合征等的治疗。

（3）血压生物反馈疗法 可治疗高血压病、直立性低血压等。

此外，心率生物反馈疗法则适用于心动过速、心动过缓、窦性心律不齐、神经症等，脑电生物反馈疗法适用于抑郁症、神经症、失眠、癫痫等，生物反馈训练还可用于产前综合征、胃肠运动功能障碍、排尿功能障碍、颞下颌关节紊乱综合征等。

2. 禁忌证

（1）不愿接受训练者，不能合作者。

（2）5 岁以下儿童，智力障碍者，精神分裂症急性发作期。

（3）感觉性失语或其他交流理解障碍者。

（4）严重心脏病患者，心肌梗死前期或发作期间，复杂的心律失常伴血流动力学紊乱者。

（5）青光眼或治疗中出现眼压升高者。

（6）在训练过程中出现血压骤然升高、头痛、头晕、恶心、呕吐或治疗后失眠、幻觉等其他精神症状时应及时停止治疗。

（7）其他任何临床疾病的急性期。

3. 注意事项

（1）治疗前向患者解释该疗法的原理、方法及要达到的目的，解除其疑虑；治疗中要有医务人员全程陪伴，及时给患者以指导和鼓励，树立患者对治疗的信心，并可同时施行心理治疗。

（2）治疗室应安静、舒适，光线可略暗。治疗过程中要时时提醒患者集中注意力，同时指导语的速度、声调、音调要适宜。指导语亦可采用录音播放，待患者熟悉后，可让其默诵指导语。

（3）训练中注意勿使患者出现疲劳感和疼痛感。

第八节 水 疗 法

水疗法是以水为媒介，利用其不同温度、静压、浮力及所含成分，以各种方式作用于人体，以预防和治疗疾病、提高康复效果的治疗方法。

水无色、无味、无毒性，密度接近于人体体液，同时具备物理性状的易变性、较强的溶解性及优良的储存与传递热能的特性，且取材便利，价格低廉，是物理治疗的良好介质。水疗法的分类繁多，按作用部位可分为全身水疗和局部水疗；按水的温度可分为冷水浴（低于 25℃）、低温水浴（25℃～32℃）、不感温水浴（33℃～35℃）、温水浴（36℃～38℃）及热水浴（38℃以上）；按水中成分分为淡水浴、药物浴、气水浴等。

【治疗作用】

水可与身体密切接触，作为介质直接或间接传递理化刺激从而产生治疗作用。

1. 温度作用 温、热水浴可促进血液循环和新陈代谢，使神经兴奋性降低，肌张力下降，缓解痉挛，减轻疼痛，并有发汗作用；不感温水浴有镇静作用；低温水浴或冷水擦浴可收缩血管，提高神经的兴奋性。

2. 机械作用 静压作用可压迫体表静脉和淋巴管，促进静脉和淋巴回流，并能压迫胸廓、腹部以增强呼吸运动和气体代谢；浮力作用可以降低水中运动负荷，便于在水中进行功能训练；同时水流对皮肤有温和的按摩作用，而水射流（直喷浴、针状浴等）对人体有较强的冲击力，这种机械刺激作用较温度作用占优势，使血管扩张，提高肌张力和神经的兴奋性。

3. 化学作用 利用水中溶解的药物成分，可对皮肤、呼吸道产生化学刺激作用。

【治疗方法】

1. 浸浴疗法 将全身或身体的一部分浸入不同温度的水中，由于冷、热水的直接刺激，引起局部或全身产生一系列生理性改变，从而达到治疗目的。

（1）淡水浴 浴盆内注入 2/3 容量的淡水，患者半卧于浴盆中，头、颈、胸部在水面以上。冷水浴（20℃以下）及凉水浴（20℃~30℃）每次 3~5 分钟，隔日 1 次，10 次为 1 个疗程，有提高神经兴奋性的作用，适用于抑制过程占优势的神经症；不感温水浴及温水浴每次 10~20 分钟，每日 1 次，10~15 次为 1 个疗程，有明显的镇静作用，适用于兴奋占优势的神经症、痉挛性瘫痪等；热水浴每次 10~15 分钟，每日或隔日 1 次，10 次为 1 个疗程，有排汗、镇痛作用，适用于慢性多发性关节炎、肌炎、痛风等。治疗时需用冷毛巾冷敷额部，以防过热。

（2）药物浴 在浸浴的淡水中加入适量药物，药物成分经皮肤或呼吸道吸收而产生治疗作用。盐水浴是在淡水浴盆中加入食盐，使浴水中盐的浓度达到 1%~1.5% 而成，水温为 38℃~40℃，有促进代谢和强壮身体的作用，多用于风湿性疾患等；松脂浴是在淡水浴盆中加入松脂浸膏或松脂粉 50~75g 而成，水温为 36℃~38℃，具有镇静作用，适用于兴奋过程占优势的神经症、高血压病初期、绝经期综合征等；苏打浴是在淡水浴盆中加入碳酸氢钠 75~100g 而成，水温为 36℃~38℃，有软化皮肤角质层、脱脂等作用，用于治疗皮肤病，对银屑病、剥脱性皮炎等有一定疗效；中药浴是在淡水中加入适用于不同疾病的中药煎剂滤液而成，用于治疗皮肤病、关节炎等。

（3）全身气泡浴 用空气压缩机向浴盆四壁或盆底压入气泡，使淡水浴中产生直径为 0.2mm 至数毫米大小不等的气泡，并使水温保持在 37℃~38℃。本法除淡水浸浴的作用外，还有气泡对人体的作用。气泡破裂所产生的机械刺激对体表起微细按摩作用。同时，气泡附着于体表时因其导热性小于水而形成温差，加强了温水浴的改善血液循环作用，适用于周围血液循环障碍、肢体瘫痪等。

（4）漩涡浴 患者全身或肢体浸入有涡流的浴水中进行治疗的方法称为漩涡浴，又称涡流浴。其水温为 37℃~40℃。涡流浴除了对人体的温热作用、气泡作用及浮力作用外，还可对人体产生较强的机械冲击及按摩作用，可放松肌肉、改善循环、降低肌张力，兼具放松和治疗两方面作用。可用于雷诺病、神经痛、肢体瘫痪、肌炎、关节炎等疾病的治疗，并可用于减轻关节活动度训练所造成的肌肉疼痛和紧张。

药物浴、全身气泡浴和漩涡浴一般每次治疗 10~15 分钟，每日或隔日 1 次，15~20 次为 1 个疗程。

上述各种浸浴疗法亦可仅用于下半身，称为半身浴；用于肢体称为肢体浴；用于会阴部称为坐浴等。

2. 哈巴德槽浴 哈巴德浴槽设计合理，横截面呈蝶形或 8 字形，可供患者全身浸浴时伸展上下肢进行活动，故又称蝶形槽浴。浴槽还配有涡流发生器、气泡发生器、局部喷射装置、水循环过滤装置，以及运送患者入浴、出浴的升降装置。治疗时槽内注入 2/3 水量的温热水，水温 38℃~39℃，根据需要加入抗感染药物或氯化钠，还可加用气泡、涡流或喷射水流。活动障碍的患者由升降装置送入槽中，坐或躺在浴槽中，操作者可站在浴槽外为患者进行水中按摩，协助患者做水中运动。治疗结束后用升降装置将患者移出浴槽。

哈巴德槽浴用于肢体瘫痪、周围血液循环障碍、大面积烧伤、关节活动障碍患者，可改善外周血液循环、促进运动功能恢复；压疮患者进行哈巴德槽浴有特殊的治疗作用，如水流有助于清除创面的渗出物、坏死组织和黏附的敷料，并能促进血液循环，有利于创面的清洁和愈合等。每次 10～20 分钟，每日或隔日 1 次，15～20 次为 1 个疗程。

3. 水中运动 水中运动池的一端较浅，另一端较深，水温为 38℃～42℃。池中可设治疗椅、肋木、平行杠等设备，以及充气橡皮圈、软木、泡沫塑料块等漂浮物。患者在水中可抓住栏杆做水平面支托运动，或沿浮力方向运动，或借助栏杆、双杠做步行训练、平衡训练、协调训练，或借助漂浮物做反浮力方向的抗阻运动，也可由操作者进行被动运动。各种运动应在操作者保护及指导下缓慢进行。水中运动兼有温热、浮力、运动等作用，适用于中风偏瘫、颅脑损伤、周围神经损伤、脊髓损伤、强直性脊柱炎、类风湿关节炎、关节功能障碍等的治疗。水中运动疗法每次 5～30 分钟，每日或隔日 1 次，15～20 次为 1 个疗程。

【临床应用】

1. 适应证 除"治疗方法"中所述外，还适用于术后不能进行关节负荷运动的关节活动障碍、心脏病及对地面运动耐受不良等患者的治疗。

2. 禁忌证 皮肤破溃、炎症感染者、发热、恶性肿瘤、出血倾向、妊娠、严重动脉硬化、传染病、心力衰竭、精神意识紊乱或失定向力、恐水症、癫痫、月经期、大小便失禁、过度疲劳等。

3. 注意事项

（1）水源清洁，无污染。浴槽、浴器等用品及时消毒，定期进行细菌学检测。

（2）水疗室室温应保持在 23℃左右。

（3）不宜在饱餐后 1 小时内或饥饿时进行水疗，水疗前排空大小便。

（4）密切监护，防止患者摔倒或淹溺。水疗过程中，如有头晕、心慌、恶心、疲倦等不适，应立即停止治疗，观察处理。水疗室应有救护人员和必要的救护设施。

（5）应用 38℃以上浴水时，应给患者头部戴冰帽；进行水流喷射时，应避开头面部、心前区、脊柱和生殖器等部位。

（6）水疗结束后应注意穿衣保暖，休息 15～20 分钟方能离开。

第九节　冷疗法及冷冻疗法

一、冷疗法

利用低于体温和周围空气温度的低温刺激治疗疾病的方法称为冷疗法，冷疗法的生物学作用基础主要是冷刺激作用。该疗法温度在 0℃以上，常用的制冷源有冷水、冰块、氯乙烷等。

【治疗作用】

1. 止痛、止痒作用　能降低感觉神经末梢的兴奋性和感觉神经传导速度，降低感觉的敏感性，冷刺激冲动向中枢传导可掩盖或阻断疼痛冲动的传导，达到止痛、止痒的目的。

2. 止血作用　可使毛细血管收缩，减轻局部充血。

3. 解痉作用　可使肌肉兴奋性下降，运动神经传导速度减慢，肌肉的张力及收缩力下降，从而使肌肉痉挛缓解。

4. 消散急性期炎症　冷刺激引起的血管收缩反应与代谢抑制，可使炎症急性期的水肿及渗出消退并抑制淋巴生成，使炎症消散。

5. 物理降温　冷刺激于皮肤，可使体内热量通过传导方式散发。全身冷疗时，先是毛细血管收缩，继而毛细血管扩张，增加散热，降低体温。

【治疗方法】

1. 冷敷法　①冷湿敷法：将毛巾浸入冷水或冰水后拧出多余的水分敷贴于患部，每 2 ~ 3 分钟更换 1 次，持续 15 ~ 20 分钟。②冰袋法：将冰块捣碎放入橡皮袋中或使用化学冰袋敷于局部，或缓慢移动摩擦，持续 20 ~ 30 分钟。③冰贴法：将冰块隔着毛巾间接敷贴，持续 5 ~ 15 分钟。

2. 冰水浴　将需治疗的手、上臂或足部浸入含有碎冰的 4℃ ~ 10℃ 冷水中，数秒钟后提出、擦干，做主动或被动运动训练，复温后再浸入。如此反复浸提，浸入时间逐渐延长，每次可达 20 ~ 30 秒。数次浸入时间累积 3 ~ 4 分钟。

3. 冷气雾喷射法　在距患部体表约 2cm 处，用装有氯乙烷的喷雾器向患部喷射 5 ~ 20 秒，间歇 30 ~ 60 秒后再次喷射，反复数次，直至皮肤苍白为止，一般持续 3 ~ 5 分钟。多用于肢体急性损伤疼痛处，禁用于头面部，以免造成眼、鼻、呼吸道的损伤。

4. 冷疗机治疗　冷疗机有大小不同规格的冷疗头，且温度可调，根据患处面积大小和治疗需要，选用不同的冷疗头与适宜的治疗温度。治疗时将冷疗头置于患部，缓慢移动，每次 10 ~ 15 分钟。

5. 冷疗与其他疗法联合应用　在各次冷疗的间隔期进行主动运动或牵张训练数分钟，也可与按摩相结合，先冷疗后按摩。

【临床应用】

1. 适应证　高热、中暑、脑缺氧、软组织扭挫伤早期、肌肉痉挛、关节炎急性期、骨关节术后肿痛、软组织感染早期、皮下出血、鼻出血、上消化道出血、牙痛、偏头痛等。

2. 禁忌证　高血压病、动脉硬化、血管栓塞、雷诺病、红斑狼疮、阵发性冷性血红蛋白尿、冷过敏、恶病质等患者禁用。局部血液循环障碍、感觉障碍者慎用。

3. 注意事项

（1）冷疗时要注意保护冷疗区周围非治疗区的正常皮肤，防止冻伤。

（2）严格掌握冷疗的温度和时间，患者出现明显冷痛、寒战、皮肤水肿和苍白时应立即中止治疗，防止发生冷冻伤。

（3）治疗中若出现瘙痒、潮红、水肿、荨麻疹、心动过速等冷过敏现象，应立即中止治疗，让患者平卧休息，保暖，喝热饮料；若出现血压下降、虚脱等严重反应，应采取急救措施。

二、冷冻疗法

冷冻疗法是利用制冷物质产生 0℃ 以下低温，作用于病变组织而达到治疗目的的方法。

【治疗作用】

0℃ 以下低温作用于病变组织，可在患部出现一系列物理化学变化，导致病变组织细胞坏死。导致组织坏死的临界温度为 -20℃ ~ -40℃。冷冻后，局部组织毛细血管阻塞，数小时至 24 小时后发生坏死，且组织破坏呈均一性，冷冻坏死灶与周围正常组织界限清楚。损伤修复经过水肿期、坏死期和恢复期 3 个阶段，生理愈合较快，炎性反应较轻。目前冷冻疗法在外科、眼科、妇科、皮肤科、耳鼻喉科等病症的治疗中广泛应用，取得了较好的疗效。

【治疗方法】

临床上常采用冷疗机、冷气雾喷射器、液态氮装置等仪器来制备低温，进行冷冻治疗。

1. 点冻法 用棉棒或棉球蘸少许液氮直接点在病灶上进行冷冻的治疗方法。此法对深部组织破坏力较差，只适用于治疗面部雀斑等表浅而局限的病变。

2. 接触冷冻法 将冷冻头直接接触病变部位进行冷冻的治疗方法，在外科最为常用，适用于范围较小的病变。

3. 喷射冷冻法 将制冷物质经特制的喷雾头直接喷射至病变部位进行冷冻的治疗方法，适用于凹凸不规则和范围较大的病变部位。如氯乙烷喷射法，多采用间歇喷射，1 次喷射 3 ~ 5 秒后停止 30 秒，可反复进行多次。

4. 倾注冷冻法 将液态制冷剂直接倾注于病变部位进行冷冻的治疗方法，适用于范围大、形状不规则、侵入较深的恶性病变。治疗时，先用凡士林纱布或泡沫塑料保护病变周围的正常组织，在病变处覆盖消毒棉球，再将液态制冷剂倾注到棉球处，保持 2 ~ 3 分钟。

5. 插入冷冻法 在局部麻醉下将针状或棒状的冷冻头插入深部病变组织或瘘管内进行冷冻的治疗方法。主要用于破坏深部病变组织。

上述治疗时间长短根据病变情况来决定，以病变部位完全冻结、形成冰球而不损伤正常组织为宜。表浅病变（厚度 <1mm）一般为 1 分钟，较深病变（厚度 >3mm）为 3 分钟，表浅肿瘤为 3 ~ 5 分钟。较轻的病变经 1 次冷冻治疗即可治愈，范围较大或较深的病变如需 2 次以上的治疗，须在上次冷冻部位完全脱痂后再进行。

【临床应用】

1. 适应证 各种皮肤疾病，如鳞状上皮癌、基底细胞癌、皮肤附件癌、恶性黑色素瘤等皮肤恶性肿瘤，以及鸡眼、色素痣、雀斑、寻常疣、扁平疣、胼胝、腋臭、单纯性血管瘤等良性皮肤疾病；各种妇科疾患，如慢性宫颈炎、宫颈糜烂、宫颈息肉、宫颈黏膜白斑、尖锐湿疣、纳氏囊肿、外阴白斑及外阴血管瘤等；外科疾病，如颅脑肿瘤、肺癌、肝癌、直肠癌、软骨肉瘤、阴茎癌等；五官科疾病，如舌癌、鼻咽癌、睑板腺癌、白内障、睑缘疣、耳廓软骨膜炎、过敏性鼻炎、鼻出血、鼻前庭和咽部乳头状瘤、慢性咽炎、喉部血管瘤、口腔白斑、舌血管瘤等；肛肠科疾患，如内外痔、肛门湿疹、肛门溃疡、肛门脓肿及直肠息肉等。

2. 禁忌证 同冷疗法。

3. 注意事项

（1）治疗前对患者说明该疗法的治疗原理，并嘱其在治疗中不得随意变换体位和触摸冷冻仪器。

（2）治疗时，注意保护非治疗部位，避免制冷剂外漏，溅洒在正常组织上。

（3）喷射法禁用于头面部，以免造成眼、鼻、呼吸道的损伤；眼部治疗时，注意防止制冷剂损伤角膜。

（4）冷冻治疗后 3~5 天应保持创面清洁、干燥，结痂后勿硬性撕揭，待其自然脱落。

第十节 压力疗法

压力疗法是指对肢体施加压力，以达到治疗目的的疗法。其机理为通过改变机体外部的压力差，加强血管内外的物质交换，促进组织的再生修复，从而加速溃疡、压疮的愈合。如果压力是从远心端向近心端依次梯度施加，即可促使外周淤积的血液、淋巴液向中心回流，使局部水肿减轻。本节主要介绍皮肤表面加压疗法和正压顺序循环疗法。

一、皮肤表面加压疗法

皮肤表面加压疗法是持续对瘢痕组织加压，以防止瘢痕组织增生，促进功能恢复的一种治疗方法。可通过弹力绷带缠裹、穿戴弹力套或弹力衣的方式对不同部位的瘢痕组织施压，也可在以上弹性织物中内衬硅凝胶膜以增强疗效。

【治疗作用】

本疗法主要是通过持续施加压力，使瘢痕组织中的血管管腔变窄，血流减少，使组织局部缺血、缺氧，从而抑制其增生作用，达到治疗目的。适用于较大面积的增生性瘢痕。

【治疗方法】

压力疗法应用的越早，则疗效越好，应在创面愈合后、瘢痕形成之前就开始应用。创面初愈时局部皮肤娇嫩，内层应敷两层纱布再戴弹力套，然后尼龙搭扣黏合加压。治疗过程中压力应持续保持在 10~25mmHg（1.33~3.33kPa）。持续一是指不间断加压，每日最好加压 24 小时，若需间断时每次不超过半小时；二是指长时间加压，最少 3~6 个月。

【临床应用】

1. 适应证 增生性瘢痕、水肿、截肢，亦可用于预防性治疗（如烧伤），可预防创面发展成增生性瘢痕及瘢痕所致的关节挛缩；久坐或久站工作者，可预防下肢静脉曲张发生。

2. 禁忌证 治疗部位有感染性创面、脉管炎急性发作、下肢深静脉血栓形成等。

3. 注意事项

（1）保持压力适当 压力过低疗效不明显，过高则引起患者的不适，甚至会造成局部静脉回流受阻，组织水肿甚至发生缺血坏死。

（2）特殊部位的处理 皮肤薄嫩及骨突处应加软衬垫，以防止皮肤破溃；皮肤凹陷处应给予必要的充填，以使压力均匀分布；对于中空或易变形的部位，如鼻部瘢痕和外耳瘢痕，加压时应给予必要的支撑和充填，以免造成或加重畸形。

（3）保证疗程 压力治疗需要较长时间，因此要向患者充分说明和解释，以提高其依从性，增强治疗信心。

二、正压顺序循环疗法

正压顺序循环治疗设备为气袋式治疗装置，目前临床应用广泛。治疗仪器由主机（气泵和控制系统）、导气管道和上下肢气囊3部分组成。采用梯度加压的工作方式，可分别作用于上、下肢。

【治疗作用】

1. 提高组织液静水压，促进静脉和淋巴回流 肢体加压时，经组织间压力传导，组织液静水压增高，从而产生克服毛细血管内压及组织间胶体渗透压的作用，促进组织间液向静脉及淋巴管内回流。同时，套在肢体上的气囊由远端向近端序贯充气及排气，可产生交替挤压、放松的效果，且梯度式的压差可促使静脉和淋巴回流，有利于肢体水肿的消退。

2. 提高体内纤溶系统的活性，预防静脉血栓形成 正压顺序循环治疗可使下肢静脉排血量增加，血流速度增快，同时可提高纤溶系统的活性，刺激内源性纤维蛋白溶解，预防下肢静脉血栓形成。

【治疗方法】

患者取坐位或仰卧位，选择大小合适的气囊套在患肢上，拉好拉链。将导气管按顺序插在气囊接口上，设定压力及时间，即可打开电源开始治疗。其末端压力可设定在 100～130mmHg（13.3～17.3kPa）之间，其他各节段压力由仪器控制呈梯度递减，或人工手动调节。每次治疗20～30分钟，每日1次或2次，6～10次为1个疗程。

【临床应用】

1. 适应证 因病或术后长期卧床患者预防下肢深静脉血栓形成，肢体创伤后水肿，静脉或淋巴回流障碍性水肿，截肢后残端肿胀，卒中后偏瘫肢体水肿，静脉淤滞性溃疡等。

2. 禁忌证 肢体重症感染未得到有效控制，下肢深静脉血栓形成急性期，大面积溃疡性皮疹等。

3. 注意事项

（1）治疗前应检查设备是否完好。向患者说明治疗方法，取得其配合。每次治疗前应检查患肢，若有尚未结痂的溃疡或压疮应加以隔离保护后再进行治疗，若有新鲜出血创口则应暂缓治疗。

（2）治疗应在患者清醒状态下进行，患肢应无感觉障碍；治疗过程中，应注意观察患肢的肤色变化，并询问患者感觉，根据情况及时调整压力。

（3）老年、血管弹性差者，治疗可从较低压力值开始，治疗几次后逐渐增加至所需压力。

第十一节 冲击波疗法

冲击波疗法是利用体外冲击波治疗仪产生的高能冲击波作用于人体所产生的生物学和物理学效应来治疗骨与软组织疾病的一种治疗方法。

冲击波是一种通过物理介质传导的机械性脉冲压力波，冲击波发生器可将气动产生的脉冲声波转换成精确的弹道式冲击波，通过治疗探头的定位和移动，聚焦后进入人体特定部位，对靶组织产生治疗作用。冲击波具有较高能量及较强穿透力，在体内传播时不会大幅衰减，既能产生相应的治疗作用，又不会造成人体组织的损伤。该疗法操作简单，治疗时间短，镇痛效果明显，能代替某些外科手术疗法，且无须治疗后的特殊处理，目前在肌肉骨骼疼痛的临床治疗中广泛应用。

【治疗作用】

1. 对骨组织的生物学作用 体外冲击波能够增加骨痂中骨形态发生蛋白的表达，加强成骨作用，促进骨不连处的骨膜下发生血肿，从而刺激骨痂形成，促进钙盐沉积，加速骨折愈合；同时冲击波也可击碎骨不连处的坚硬的骨端钙化，促进新骨形成。

2. 对肌腱、肌肉组织的作用 体外冲击波可诱导及促进损伤组织内新生血管形成，改善治疗区域的新陈代谢，激发细胞内在愈合能力，减轻患处的炎性反应，消除水肿及粘连，促进损伤组织恢复。

3. 对相关细胞的生物学效应 体外冲击波通过对骨髓间充质干细胞、成骨细胞、成纤维细胞、淋巴细胞、肿瘤细胞的代谢产生影响而促进骨细胞增殖和骨再生，抑制肿瘤生长。

【治疗方法】

1. 治疗前准备 治疗前测量血压、脉搏、体温等，询问相关病史，确保患者无治疗禁忌证，并向患者简单介绍冲击波疗法的治疗原理。

2. 治疗过程 根据患者病情设置工作电压、能流密度等治疗参数；协助患者采取舒适体位，冲击波发射器正对治疗部位，涂敷耦合剂后以局部压痛点为中心进行治疗。

每次治疗 15～30 分钟，每周 1 次，3～5 次为 1 个疗程。

3. 治疗后处理 一般实施门诊治疗，治疗后休息大约 30 分钟，无特殊不适后再离开。部分患者治疗后局部有疼痛等不适症状，可口服消炎镇痛药处理。

【临床应用】

1. 适应证 骨组织疾病，如骨折延迟愈合、骨不连、股骨头坏死、跟痛症、跟骨骨刺等；软组织慢性损伤性疾病，如足底筋膜炎、肱骨外上髁炎、钙化性冈上肌肌腱炎、肱二头肌长头肌腱鞘炎、肩峰下滑囊炎、肩部钙化性肌腱炎等。

2. 禁忌证 内置心脏起搏器及植入其他医疗用金属物、出血性疾病、肿瘤、血栓形成、癫痫、感觉障碍、使用抗免疫制剂患者及孕妇、骨未成熟的儿童禁用，病因不明的疼痛、各种感染及皮肤破溃、肌腱及筋膜急性损伤、急性炎症和肿胀、关节内渗液、大段骨缺损（＞1cm）等患者禁用，头部、颈部、脊柱、前胸、生殖器、重要脏器及大的神经、血管走行部位禁用。

3. 注意事项

（1）治疗应由经过训练的、有经验的医疗人员实施。

（2）治疗前向患者说明本疗法的治疗原理和可能出现的治疗反应，取得患者配合。

（3）治疗期间尽量减少治疗部位的负重及活动，一般需休息 1～2 周，待损伤组织充分恢复后再行正常活动。

（4）治疗过程中，患者可能出现疼痛现象，注意观察患者反应并嘱患者及时告知疼痛感受，及时调整冲击量。

（5）治疗结束数日内，患者治疗部位也可能出现疼痛等不适，属正常治疗反应。嘱患者可自行局部冰敷处理，严重者可服用消炎止痛药物，一般数日即会消失。

第四章 作业疗法

第一节 作业疗法概述

作业疗法是康复医学的一个重要组成部分，是通过有目的性和选择性的作业活动，如日常生活活动、手工操作技巧、休闲娱乐活动等，促进身体、心理及社会功能障碍者康复，帮助病伤残者最大限度地恢复身体功能，促进其适应社会、家庭的需要，过有意义的生活。

一、作业疗法的基本概念

作业（occupation）是指人类的活动、劳作或所从事的工作。occupation 一词源于动词 occupy，是指占领或占有时间、地点、物品或充满某人的头脑和忙于某项事物等，也即译为占有或填满其时空与身心，使之参与和忙碌。故在某种意义上可以认为，作业疗法是以活动、劳动或从事某项事情等作为一种治疗的手段，以对人类的健康或各方面的功能产生影响。所以，活动、劳作或从事的工作等构成了作业疗法的基础。

作业疗法（occupational therapy，OT）是有选择性和目的性地应用与日常生活、工作、学习和休闲等有关的各种活动来治疗患者躯体、心理等方面的功能障碍，发挥患者身心的最大潜能，以最大限度地改善和恢复患者躯体、心理和社会等方面的功能，提高生存质量，促其早日回归家庭、重返社会的一种康复治疗技术或方法。

作业疗法的定义随着社会和环境的变化而不断完善。1922 年，H. A. Pattison 给作业疗法下了第一个定义：任何躯体或精神的活动，具有特定的目的，而且能够明确表达，能够促进疾病或外伤的恢复，即可称为作业疗法。1989 年 5 月，作业疗法世界联合会（WFOT）的定义为：作业疗法是通过特殊的活动来治疗躯体和精神疾患，目的是帮助人们在日常生活所有方面的功能独立性均达到其最大水平。1997 年，世界卫生组织（WHO）对作业疗法的定义为：作业疗法是通过各种精心设计的活动，促进疾病、发育障碍及/或身体和心理社会功能障碍者康复；帮助病残者最大限度地恢复其身体功能，以促进其适应工作、社会、个人及家庭生活的需要，过有意义的生活。2002 年，WHO 将作业疗法的定义修改为：协助残疾者和患者选择、参与、应用有目的和有意义的活动，以达到最大限度地恢复其躯体、心理和社会方面的功能，增进健康，预防能力的丧失及残疾的发生，以发展为目的，鼓励他们参与及贡献社会。

作业活动在治疗的过程中不仅能改善躯体的功能状况，还能增加患者的兴趣，改善心理状况。作业操作者在制订作业疗法方案时，应以患者为核心，根据患者个体情况，如年龄、性别、职业、文化程度、工作和生活环境等不同情况，选择和设计适合患者个体、符合患者意愿和需求的作业疗法。同时，作业疗法也是一种需要患者主动参与的创造性活动，因此，在有选择地进行作业治疗时，要充分发挥患者运动、认知等各方面的能力或潜能，尽最大可能恢复其功能，最终恢复独立的日常生活和工作能力，提高生存质量，真正回归家庭、重返社会。

由此可见，作业疗法的内涵包括：作业疗法应以患者为中心，选择和设计有目的性的作业活动，并随着治疗对象不同阶段的需求而改变；作业疗法应是一种创造性作业活动，常需综合、协调地发挥躯体、认知、心理等方面的作用，并且每种作业活动均应符合患者的需求并能被患者所接受，使患者能积极主动地参加；作业疗法以治疗患者躯体和精神疾患为主，其目的是着眼于帮助患者恢复或获得正常的、健康的、独立而有意义的生活方式和生活能力。因此，作业疗法对患者从医院回归家庭、重返社会起着重要的桥梁作用。

二、作业活动的分类

作业活动的种类很多，目前常根据作业活动的项目、性质、功能与目的进行分类。

1. 按作业活动的项目分类　根据作业活动的项目可分为：①木工作业。②手工艺作业。③日常生活活动。④编织作业。⑤黏土作业。⑥制陶作业。⑦五金、金工作业。⑧皮工、纺织作业。⑨园艺作业。⑩计算机作业。⑪电气装配与维修。⑫治疗性娱乐、游戏。⑬书法、绘画。⑭认知作业。

2. 按作业活动的性质分类　根据作业活动的性质和作业活动对象的特点，分为以下几类：

（1）*功能性作业活动*　是指以改善患者某种功能为目标的作业活动，如增加关节活动范围、增强肌力、增强耐力及改善运动的协调性和精细运动能力等的作业活动。

（2）*心理及精神性作业活动*　主要针对患者的心理及精神障碍，以改善其功能的作业活动，如进行轻松有趣的消遣性活动，包括娱乐、游戏活动、人际交往、社会活动等。

（3）*儿童作业活动*　主要根据儿童生长发育的特点及其功能障碍和残疾的特点，制订一些活泼有趣的游戏或文娱活动，以提高患者的日常生活技能和学习能力。由于儿童多依赖父母及家属的照顾，故在训练中要重视养育者的作用，指导他们如何对儿童进行作业功能训练，并将训练融入日常生活中。根据儿童的心理特点，充分利用玩具，将游戏活动作为儿童作业治疗的主要手段，以增强患儿兴趣，提高康复治疗效果。

（4）*老年人作业活动*　随着年龄增长，老年人各项机体功能逐渐衰退，体力下降，活动多较为缓慢、笨拙，甚者不能自理。因此，对老年患者进行功能训练时，除维持原有的功能外，还可以教会他们使用一些辅助器械，掌握一些常用活动技能，或改善其家居环境，以代偿和弥补其在运动、感觉、视觉等方面的功能缺陷。同时，老年人多伴有认知功能障碍，如记忆衰退、注意力与辨向力差等，治疗时可采用一些改善记忆力、注意力、定向力等方面的认知功能训练。也可组织老年人参加一些消遣性活动和集体活动，增加其人际交往机会，融洽亲朋好友及患友之间的人际关系，消除老年人的孤独感，以及改善老年患者的心理功能和社会活动能力。

3. 按作业活动的功能分类 根据作业活动所表现的功能类型进行分类。

（1）日常生活活动 是指人们为了满足日常生活的需要而每日必须反复进行的、具有共性的基本活动。日常生活活动一般包括衣、食、住、行和个人卫生5个方面的内容，如穿衣、进食、如厕、洗漱、坐起、床上翻身、行走等活动。

（2）生产性作业活动 是指能创造价值的活动，通过这类作业活动能生产出一定的产品或作品。生产性作业活动一般有：编织、刺绣、纺织、泥塑、制陶等。其目的是通过这类活动可获得一定的技能。

（3）娱乐休闲性活动 是指利用各种游戏、棋牌、书画、弹琴、集体郊游等娱乐休闲活动，以调节患者的精神心理状态、转移注意力和丰富患者的生活，并同时使患者在心情轻松、愉悦的情况下，获得功能的改善。

（4）特殊教育性活动 是指针对某些有发育障碍或残疾的青少年患者进行特殊的教育和训练，使其在进行康复治疗的同时，获得一定的知识和技能。其内容包括各种文化知识教育、唱歌、跳舞及游戏活动等。

4. 按作业活动的目的分类 根据患者出现的功能障碍，有针对性地选择能改善其某种功能、以达到某种治疗效果为目的而进行的作业活动分类：①减轻疼痛的作业活动。②增强肌力的作业活动。③增加耐力的作业活动。④改善关节活动范围的作业活动。⑤改善手眼协调性和平衡控制能力的作业活动。⑥改善知觉技能的作业活动。⑦改善视、听、触觉的作业活动。⑧改善记忆力、定向力、注意力、理解力等认知功能的作业活动。⑨增强语言表达及沟通能力的作业活动。

三、作业疗法的基本内容

1. 功能性作业活动（运动性作业活动） 功能性作业活动是为了促进患者躯体功能的恢复而进行的治疗活动。针对患者的功能障碍、兴趣爱好和心理状态，设计和选择相应的作业活动（如木工、刺绣、治疗性游戏等），以使患者的关节活动度、肌力、耐力、平衡性、协调性等得到改善。

2. 日常生活活动训练 日常生活活动（activities of daily living，ADL）训练是作业治疗师的主要工作之一。患者在患病或遭受意外后，最迫切的希望是恢复基本的日常生活活动能力，如进食、更衣、梳洗、如厕等，应使患者通过学习训练重新获得生活自理能力。

3. 心理性作业活动 心理性作业活动是通过作业活动来改善患者的心理状态。患者在出现身体功能障碍时，往往伴随特定的情绪，如否认、愤怒、抑郁、绝望等。而住院后与社会隔离，相当一部分患者也会因环境的变化而产生负性情绪。作业治疗师可以根据患者的兴趣及心理状态的不同阶段设计有针对性的作业活动，帮助其摆脱不良情绪。

4. 自助具、矫形器的制作和使用训练 根据患者功能障碍的程度和日常生活活动训练的结果，作业治疗师应能设计并亲手制作适合患者使用的简单的自助具及矫形器，如加粗改型的勺，改造的碗、筷、刀具等，用低温热塑材料制作手夹板、踝关节跖屈内翻矫形器等，以代偿患者丧失的功能，提高日常生活活动能力。

5. 假肢使用训练 假肢是为患者恢复原有肢体的形态或功能，弥补肢体缺损，代偿丧失肢体功能而装配的人工肢体。作业治疗师应对装配假肢的患者反复进行功能活动训练，使其能够熟练使用假肢。

6. 职业前训练活动 职业前训练活动包括职业前评定和职业前训练两部分。在患者回归社会、重返工作岗位之前，作业治疗师应对患者的躯体功能、精神状态、日常生活活动能力及学习能力进行全面评定，并对可能从事的职业进行试训练。认真记录评定和训练情况，并介绍给职业康复中心或职业介绍所。

7. 休闲娱乐活动 各种休闲娱乐活动不仅能改善患者的身体功能，更重要的是能改善患者情绪，增加生活乐趣，增强患者的交流能力。

四、作业疗法的治疗作用

1. 促进患者躯体功能的恢复 作业活动能增强肌力、耐力；扩大关节活动范围；增强运动的协调性及灵巧性，提高平衡能力；促进感觉、认知觉的恢复。

2. 提高患者日常生活活动的自理能力 日常生活活动训练及自助具的使用，可提高患者翻身、坐起、进食、穿衣、洗漱、如厕、行走等生活自理能力。

3. 改善患者心理状态 作业活动可改善患者的精神状态和情绪，作业活动中的劳动成果可使患者在心理上得到满足，增强自信心，提升自我价值感。

4. 改造有利于患者恢复正常生活和工作的环境 当患者不能通过改善自身功能来提高其作业活动能力时，可对其生活和工作的环境进行改造，以适应其功能水平。

5. 提高患者职业技能，增加就业机会 作业活动可改善和提高患者的职业技能，作业治疗师可根据患者自身的功能及将来拟从事的工作，选择相应的作业活动进行针对性训练。

五、作业疗法的临床应用

作业疗法主要针对因各种功能障碍而影响日常生活、工作和休闲等活动的患者进行功能训练，是患者回归家庭和社会的桥梁，充分体现"以人为本"的康复医学特色，具有极其广泛的实用价值。

（一）适应证

1. 神经系统疾病 如脑卒中、脑外伤、脑瘫、脑炎、脑瘤术后所致的瘫痪、帕金森病、老年性痴呆、脊髓损伤、脊髓灰质炎后遗症及各种原因引起的周围神经损伤等。

2. 运动系统疾病 如四肢骨折、截肢、各种关节炎、关节置换术后、手外伤、软组织损伤等所致功能障碍患者。

3. 其他 如心肺系统疾病、糖尿病、烧伤、小儿精神发育迟滞、先天性畸形、学习障碍及精神心理障碍性疾病等。

（二）禁忌证

严重精神、意识障碍者，不能合作者，急危重症及病情不稳定者，需绝对休息者，均属于作业疗法的禁忌证。

（三）注意事项

作业治疗师不仅应具有熟练的作业治疗技术，更应有高度的责任心，应尊重患者的意愿，对患者热情、耐心地进行指导。

1. 应根据患者个体功能障碍的特点和评定结果进行综合分析，有目的地选择作业活动。在整个作业治疗的过程中，要取得患者的密切配合，加强与患者沟通。

2. 应与患者所处的环境相适应，具有实用性。有些患者经康复后，需要独立生活或可能重新参加工作。因此，所选择的作业活动应具有现实意义，为患者的独立生活和工作提供帮助，与患者的客观需求或条件相一致。

3. 重视患者的参与作用，根据患者的需求及个人背景因素，选择患者愿意参与的作业活动，或让患者自己选择某一作业活动，以提高主动参与的兴趣。

4. 根据患者的功能障碍情况，制订适宜的、循序渐进的作业治疗方案。在作业活动过程中，以不易使患者产生疲劳为宜，并要遵循渐进性原则，逐渐加大治疗量。

5. 应考虑患者在回归家庭、重返社会后，环境因素对其功能的影响。在对患者进行作业治疗或训练时，应尽量模拟实际环境，以使患者能更好地适应生活环境，提高独立生活能力。

六、作业疗法的常用器械与设备

作业疗法的器械和设备一般比较简单，但种类繁多。临床常用的器械和设备有：

1. **手的精细活动及上肢活动训练器械** 如插板、插针、磨砂板、套圈、七巧板、手指抓握练习器、手指屈伸牵拉重量练习器、手腕功能综合训练器、结扣解扣练习器、计算机等，以及各种训练手指精细抓捏动作用的小粒滚珠、木棒和细小的物件等。

2. **日常生活活动训练器具** 如穿衣钩、扣纽器、穿袜器、鞋拔、长柄梳子、拾物器、C 型夹、姿势矫正镜及个人洗漱、清洁用具、物品、餐具、自动喂食器、厨具、家用电器、模拟厕所浴室设备，以及功能独立性评定器具等。

3. **认知功能评定及训练器具** 如各种记忆图片、实物、棋牌、积木、拼图材料、交流沟通板，以及实体觉测验器具、感觉统合测验器材和计算机测试软件等。

4. **工艺治疗用设备或器材** 如黏土和制陶材料及其工具和设备、刺绣用材料及器材、竹编或藤编工艺材料及用具、写字和绘画用笔及颜料等。

5. **辅助器具及支具** 如各种手杖、腋杖、肘杖、轮椅、水平转移车、转移板，以及各种助行器和功能改善用的支具等。

七、作业疗法与运动疗法的区别

作业疗法与运动治疗都是康复医学的重要组成部分，在临床上常同时应用，应用非常广泛。作业疗法与运动疗法同属康复治疗技术范畴，均以生物力学与神经生理学为治疗依据，但在治疗目标、范围、手段、重点和患者参与情况等方面有所区别（表4-1）。

临床上在对患者进行康复治疗时，两者常相互配合应用，并可结合其他康复治疗措施，如心理、言语、认知等康复技术，以增强康复治疗的综合效果。

表4-1 作业疗法与运动疗法的区别

	作业治疗	运动治疗
治疗目标	改善和提高患者的日常生活和工作能力	使患者运动功能最大限度的发挥
治疗范围	躯体、认知和心理功能障碍	躯体功能障碍
治疗手段	日常生活活动、生产性和休闲娱乐活动以及辅助器具的使用和训练等	肌力训练、神经肌肉促进技术、牵引、手法治疗、器械训练、医疗体操等
治疗重点	体现患者的综合能力，增加功能活动的控制能力和耐力，增强手的灵活性、手眼的协调性，以上肢或手的精细、协调运动为主	增加肌力及关节活动度，改善运动协调性、运动耐力及躯体平衡
患者参与	主动参与	主动为主，被动为辅
趣味性、积极性	强	弱

第二节 作业活动的分析和治疗方法的选择

一、作业活动的分析

作业疗法需要根据患者功能障碍的情况及其身体基本状况，并结合患者的个体因素，包括年龄、性别、职业、文化程度、个人兴趣、爱好及患者的生活、工作环境等，选择一些有针对性的、患者能主动参与的、个体化的作业治疗方法，以制订较完善的作业治疗方案。原则是通过作业治疗改善或恢复功能，克服功能障碍的影响，达到康复目标。因此，操作者应首先进行作业活动分析，在分析的基础上，为患者选择一项针对其功能障碍的作业活动进行治疗。

作业活动分析是对一项活动的基本组成成分及患者完成该项活动所应具备的功能水平的认知过程。通过作业活动分析，操作者将活动分解成步骤、动作直至运动类型以确定其基本组成成分，提取治疗的要素。在选择某项作业活动时，患者的能力要与该项活动所要求的水平相符合，即所选活动既要向患者当前水平提出挑战，又要在患者目前水平上能确保完成。

例如，患者要开门这个动作可以分成：走到合适的位置停住，手放到门扶手上，开、关门的动作，身体准确地移动 4 项基本动作。为完成以上基本动作必须具备如下的基本功能，即一定的关节活动度、肌力、平衡能力、协调能力、运动速度及正确的判断力。因此，作业操作者要认真分析某一个阶段动作伴随的基本动作成分及基本功能。

操作者在对一项活动进行分析时，应首先对以下问题进行提问：

1. 该项活动的治疗目标是什么？

2. 该项活动的具体步骤是什么？

3 完成该项活动需具备哪些条件（如躯体、心理、认知、感觉、社会等方面的条件）？

4. 患者可在该项活动的哪些部分中受益？

5. 该项活动的特点是什么？

6. 该项活动的难点是什么？

7. 该项活动的注意事项是什么？

8. 该项活动是否可以分级和改造？

对于中枢神经系统损伤的患者采用神经发育学方法进行活动分析，运动系统损伤的患者采用生物力学分析法进行分析。

二、治疗方法的选择

1. **根据治疗目的选择作业疗法的内容与方法**　根据患者功能障碍的评定结果，明确治疗目的或设定目标，制订适合患者情况的作业治疗计划。

2. **根据患者的功能状态选择适宜的作业活动**　在选择作业治疗方法时，应根据患者的功能障碍及个体情况，选择患者能主动参与并能完成 70% ~80% 以上的作业活动。

3. **根据患者的个人爱好、兴趣，因人而异选择作业活动**　为了更好地达到治疗目的，应考虑到患者的年龄、性别、文化背景的不同及个人爱好、兴趣的差异等，所选择的作业活动要能够充分调动患者的积极性及参与意识，并能改善患者的心理状态。如改善患者的注意力及调节情绪，可选择下棋、玩牌、游戏、社交及有趣味性的活动；如提高患者的自信心及自我价值感，可选择书法、绘画、雕塑、制陶及手工艺等的作业活动。应使患者在轻松、愉快的环境中完成治疗，以获得较好的康复效果。

4. **根据患者所处的环境，因地制宜地选择作业活动**　患者在住院治疗期间，医院的康复治疗条件较好，可重点训练患者的日常生活自理能力及沟通能力，使其学会各种生活技能。回归家庭及社区后，根据患者的生活或工作环境，需要训练其利用在医院所学到的技能适应所处的环境，以达到独立自理生活的目的。如患者应学会各种转移技术，以独立完成从床－椅转移和椅－椅的转移；对于需要辅助器具帮助的患者，要训练其学会使用器具去完成日常生活活动，如穿衣、进食等。如患者功能恢复的程度不足以适应现有环境时，应对其环境进行评估和改造，以适应患者的功能和能力，方便其进行日常生活活动，如在走廊、卫生间安装扶手，去除门槛，增加门的宽度，降低床、椅的高度等。

另外，在为回到家庭和社区的患者选择作业活动时，还应考虑当地自然环境和某些地理条件，如家居农村有土地、树木，可因地制宜地开展园艺治疗；在有制陶工艺的地区，可就地取材，开展制陶工艺的作业治疗活动。

5. 根据患者的身体状况选择作业活动的强度　每一种作业活动的强度不一样，选择作业活动时，应根据患者当时的身体状态及个体不同情况，选择患者能够承受的作业活动强度和活动时间。如果作业治疗的强度过大、时间过长，则患者难以忍受，不能完成作业活动；如果作业治疗量很小，即作业治疗的强度过小、时间过短，则达不到作业治疗的效果。因此，作业活动的强度即治疗量要适宜。

6. 根据运动功能训练的需要选择作业活动

(1) 扩大关节活动范围的作业训练　①肩外展、内收作业训练：写大字、粉刷、编织、拉琴等。②肩肘屈伸作业训练：磨砂板训练、锤钉木板、锯木、打锤、推滚筒、打保龄球等。③前臂旋前、旋后作业训练：拧螺帽、拧水龙头等。④腕屈伸、桡尺偏作业训练：和泥、粉刷、锤钉等。⑤手指精细活动作业训练：捡珠子或豆、黏土塑形、编织、刺绣、插钉板。等。⑥髋、膝、踝屈伸作业训练：上下楼、踏缝纫机、骑功率自行车等。

(2) 增强肌力的作业训练　①增强上肢肌力的作业训练：拉锯、刨木、磨砂板训练、调和黏土等。②增强手部肌力的作业训练：捏黏土或橡皮泥、和面、捏饺子等。③增强下肢肌力的作业训练：上下楼、骑功率自行车等。

(3) 改善协调平衡的作业训练　①眼－手－上肢协调作业训练：磨砂板训练、拉锯、刺绣、嵌插、木刻等。②上、下肢协调作业训练：用脚踏缝纫机做缝纫、打保龄球等。③平衡作业训练：套圈、向两侧摆放物品等。

7. 根据心理状态训练的需要选择作业活动

(1) 镇静情绪的作业训练　书法、绘画、音乐欣赏、园艺、插花等。

(2) 宣泄情绪的作业训练　钉钉子、锤打等。

(3) 转移注意力的作业训练　弹琴、下棋、书法、绘画、插花、编织、游戏等。

(4) 减轻罪责感的作业训练　帮助别人劳动、打扫卫生等。

(5) 增强自信心的作业训练　木工、编织、刺绣、泥塑等能完成作品、获得成果的活动。

8. 根据社会生活技能训练的需要选择作业活动

(1) 增强集体观念的作业训练　打扫庭院及室内卫生、旅游等。

(2) 增强时间观念、计划性的作业训练　计件作业等。

第三节　常用的作业疗法

一、改善躯体功能训练

(一) 维持和改善关节活动度训练

维持和改善关节活动度训练是作业疗法中重要的内容之一。操作者可根据作业疗法的特点及患者的具体情况设计一些既能引发患者兴趣又可维持和改善关节活动范围的作业活动，常用的有推拉滚筒、木钉板、磨砂板训练等。

1. 推拉滚筒训练 患者取坐位，治疗台上放置滚筒。患者 Bobath 握手，双侧腕关节置于滚筒上。操作者站在患侧，让患者利用健侧上肢带动患肢，将滚筒推向前方（即完成肩关节屈曲→肘关节伸展→前臂旋后→腕关节背伸的动作）［图 4 - 1 （1）］。然后，在健侧上肢协助下，将滚筒退回原位（即完成肩关节伸展→肘关节屈曲→前臂旋前→腕关节背伸的动作）。［图 4 - 1 （2）］。

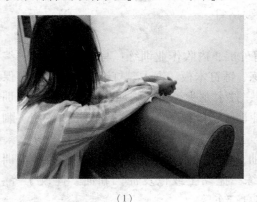 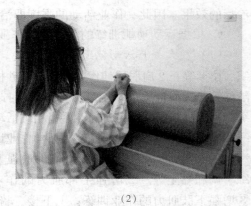

（1）　　　　　　　　　　　　　　　　　　（2）

图 4 - 1　推拉滚筒训练

2. 木钉板训练 患者坐在治疗台前，双足平放于地面，患侧上肢处于抗痉挛肢位支撑在凳子上。在患者两侧各放置一块木钉板，嘱患者旋转躯干，利用健手从患侧取木钉插在健侧的木钉板上，然后再将木钉取出放回原处。可调整两块木钉板摆放的高低、远近位置，进行平面的、立体的或躯干双侧对称的运动，逐渐扩大患者的关节活动范围。

3. 磨砂板训练 患者坐在磨砂板前方，治疗时根据患者上肢功能水平调节好磨砂板的角度，如患者上肢功能较差，可选用双把手磨砂板。嘱患者利用健侧上肢带动患肢完成肩关节屈曲、肘关节伸展、腕关节背伸的运动（图 4 - 2）。

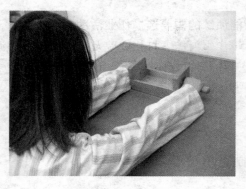

图 4 - 2　磨砂板训练

（二）增强肌力训练

作业疗法中的肌力增强训练包括健侧和患侧肌群的训练。针对患侧肌群，应重点强化其残存肌力训练，以达到肌力的改善、提高；针对健侧肌群，则是通过肌力训练使原有的正常肌力进一步增强，以提高其代偿能力。在作业治疗中，常利用作业活动或对作业活动进行改造，设计不同的抗阻形式，如利用木工、磨砂板等作业活动，对患者进行不同强度的抗重力、抗阻力的运动训练，以增强其肌力。

（三）增强全身耐力训练

作业疗法中的耐力训练遵循的原则为小负荷、多重复。训练时依据患者的心肺功能状况，选择患者感兴趣且易于完成的作业活动，通过反复训练或持续较长时间，以达到提高全身耐力的目的。

（四）改善平衡功能训练

1. 利用平衡板进行平衡训练　患者可双脚左右位、前后位（分开）或双脚并拢站在平衡板上进行训练，待平衡功能进一步提高后，还可在平衡板上进行慢速步行。

2. 选用治疗性作业活动　如坐位或站位向不同方向投球、套圈作业、抛沙包等进行平衡功能训练。

（五）改善协调性和灵巧度训练

日常生活活动离不开肢体的协调配合和手的精细协调活动，改善协调性的作业治疗训练包括粗大运动协调功能训练和精细运动协调功能训练。粗大运动协调功能训练如翻身、抬头、坐卧转换、坐站转换、步行活动等，也可利用锯木、磨砂板等作业活动提高患者躯体和肢体的综合协调控制能力。精细运动协调功能训练如手指的屈伸、内收、外展、对掌、抓握等，可利用方片组装立体图案、编织、捡豆、用筷子或钳子持物、不同颜色的马赛克小瓷片黏贴的嵌镶等作业活动。眼－手协调和灵巧度训练可利用拼图、插板、搭积木等提高视觉运动整合能力，改善手眼协调性。

（六）感觉训练

有针对性地对健侧和患侧进行同步治疗，强化正确感觉的输入，包括触觉、痛觉、温度觉等，训练要反复进行。此外，也可进行感觉替代训练，如有本体感觉障碍的患者，可通过视觉代偿，保持身体平衡。

（七）肩胛胸廓关节运动训练

大部分偏瘫患者由于肩胛骨周围肌肉痉挛，影响肩胛骨的正常外展和上旋。因此，对于偏瘫患者来说，只有肩胛胸廓关节的运动得到改善，上肢的正常运动模式才会较易诱发出来。

1. 肩胛胸廓关节的被动运动训练

（1）早期患者取健侧卧位，操作者位于患者腰部后方靠近其躯干，一手固定患侧肱骨近端，并用前臂托起患侧前臂，另一手托扶患侧肩胛骨，两手配合，协助完成肩胛骨上抬、下降、内收、外展运动。

（2）患者取坐位，操作者一手固定患侧上肢近端，另一手托扶患侧肩胛骨下角，辅助患者完成肩胛骨上举→外展→下降→内收的动作，然后根据患者情况进行相反方向的运动。随着患者主动运动的出现，逐渐由被动运动过渡到辅助－主动运动、主动运动。

应当强调的是，患者肩胛胸廓关节运动功能缺失时，不能硬性完成肩肱关节的屈曲和外展的被动运动，尤其不得使用滑轮或肩关节训练器。

2. 肩胛胸廓关节的主动运动训练

（1）在肩胛胸廓关节诱发训练的基础上，进行肩胛骨主动运动的训练。如患者取坐位，桌前摆放一个皮球（或滑板），患手控制皮球（或滑板），肘关节伸展，做顺时针或逆时针方向的运动。

（2）患者健侧手搭在患肩上，嘱患者完成患侧肩关节指向自己鼻子方向的运动，使肩胛骨前伸，以防止肩胛骨后缩。

（3）患者取仰卧位，肩关节屈曲 90°，肘关节伸展，做上肢指向天花板的上举动作，然后完成内收、外展的运动。

（八）肩关节半脱位训练

1. 体位控制

（1）卧位方法　见良好肢位摆放。

（2）坐位方法　患者 Bobath 握手放置于桌面上，双上肢肩胛骨充分前伸，这种体位可以有效地缓解痉挛。

2. 上肢负重　患者取站立位，面向（或背向）治疗台。操作者协助患者完成患肢肘关节伸展、腕关节背伸、手指伸展、双手支撑于治疗台上。令患者用上肢支撑体重，完成重心的前后、左右转移，以调整肩关节的负重，以促使肌张力恢复正常，改善肩关节半脱位。也可取膝手位，用移动身体重心的方法调整肩关节负重，或操作者在肩胛骨处施加垂直向下的压力。

3. 肩胛骨的主动运动训练　具体训练方法如上所述。

4. 增加近端弛缓的肌群的肌力　对三角肌中部、后部纤维，冈上肌，菱形肌等施用叩打手法，叩打前要调整患侧上肢呈抗痉挛体位。叩打手法力量要均匀，节奏要快。

5. 上肢操球训练　患者取坐位，操作者双手扶持患者肩关节，矫正姿势。患者健手放在膝关节上，患手置于球上，利用肘关节的屈曲、伸展，完成球的前后滚动。

（九）抑制痉挛的训练

1. 在充分活动肩胛骨的基础上，操作者用前臂托扶于患侧肘关节下方，拇指抵于患手手背，其余四指压迫患手大鱼际肌，并将患手拇指伸直、外展，另一手控制患手使四指伸展。保持患者呈肘关节伸展、腕关节背伸、手指伸展的体位，轻提上肢，使肩关节向前伸出同时完成肩关节上举动作。

2. 如患者可以完成上举动作，操作者在维持患者上肢呈抗痉挛的体位下做水平外展的运动。当达到外展90°时保持片刻，然后嘱患者屈曲肘关节，但不得过度用力。操作者协助患者完成触摸其前额的动作。

3. 维持以上手法，操作者协助患者完成肩关节屈曲90°的训练。

4. 当卧位训练完成较好时可以变换体位，在坐位或立位下进行训练。

5. 为抑制腕关节和手指屈曲痉挛，可让患者握住一个空的圆锥状物体，操作者从患者腕关节尺侧向内施加压力，降低手指屈肌张力。

以上运动模式以被动运动为主，当患者能够配合时，可以转换为辅助－主动运动。

（十）促进分离运动的训练

1. 上肢分离运动与控制能力训练　患者卧位，Bobath握手，健手带动患手做伸向天花板的运动，并让患者的手随操作者的手在一定范围内活动，如以最小的辅助让患者完成屈肘动作，用手触摸自己的前额、嘴等部位，或使患肩外展90°，然后再缓慢地返回至肘伸展位。

2. 上肢分离运动强化训练　患者面对墙壁，双手抵住墙壁使肩关节屈曲90°，肘关节伸，

二、日常生活活动能力训练

日常生活活动（activities of daily living，ADL）是维持一个人的日常生活所必需的基本活动。日常生活活动训练是康复治疗的重要内容，功能障碍患者重新恢复自理能力必须从最简单、最基本的日常生活活动开始。日常生活活动有广义和狭义之分，广义的日常生活活动是指人们为了达到独立生活而每日必须反复进行的活动，既包括基本的日常生活活动（如衣、食、住、行、个人卫生等活动），还包括人与人之间的交往能力，经济上、社会上、职业上达到独立的一些活动（如打电话、购物、乘坐交通工具等）。狭义的日常生活活动仅指基本的日常生活活动。ADL分为两种类型：①个人性ADL：包括基本自理活动，如洗浴、如厕、穿衣和吃饭。②工具性ADL：包括家庭和社区活动，如家庭维护任务和社区活动。

以改善或恢复这些日常生活活动能力为目的而进行的一系列针对性的训练，称为日常生活活动训练（ADL训练）。

日常生活活动训练的主要目的有：①建立患者的自我康复意识，充分发挥其主观能动性，重建独立自理生活的信心。②维持或恢复患者基本的日常生活活动，调动并挖掘

其自身潜力，使其达到生活自理，或将对他人的依赖程度降至最低。③进一步改善患者的躯体功能，包括关节的灵活性、机体的协调性与平衡能力，以适应日后回归家庭、重返社会的需要。④通过在日常生活环境中进行训练，并对特定动作进行分析，找出患者存在的主要问题，提出解决问题的方法；并在辅助具或自助具使用方面提出建议，使其在辅助装置帮助下，达到最大限度的生活自理。

（一）床上活动训练

这里主要介绍良肢位的摆放。

正确的卧姿是预防压疮、抑制痉挛、保持肢体良好体位的关键，应在发病后立即训练，并在 ADL 训练中保持。治疗过程中，要针对功能障碍的特点选择合适的体位摆放方法。这里主要介绍卧位摆放。脑卒中、脊髓损伤、截肢后、骨折、烧伤患者等的卧床体位有不同要求，总原则为将肢体摆放在功能位或抗痉挛位，防止关节挛缩畸形。

1. 偏瘫患者的良好肢位摆放 偏瘫患者良好肢位是为了防止或对抗痉挛模式的出现、保护肩关节及早期诱发分离运动而设计的一种治疗性体位。偏瘫患者典型的痉挛姿势表现为肩关节内收、内旋，肩胛骨下移后缩，肘关节屈曲，前臂旋前，腕关节掌屈、尺偏，手指屈曲；下肢髋关节内收、内旋，膝关节伸展，踝关节跖屈、内翻。偏瘫患者的良好肢位应针对其痉挛姿势，采取抑制痉挛的体位，即上肢保持肩胛骨向前，肩前伸，伸肘；下肢保持稍屈髋、屈膝，踝中立位。偏瘫患者在卧床期间应采取正确的姿势和体位，以利于今后功能的恢复，同时可避免患者长期卧床造成心肺功能下降，并为将来的功能恢复创造条件。

（1）**患侧卧位** 这一体位是卧位姿势中对患者最有利的。采取患侧卧位时，增加对患侧的感觉输入，有利于患侧功能恢复；同时患侧躯体得到伸展，可避免诱发或加重痉挛，使患者健侧的活动能力得以增强。患者头颈稍前屈，患侧肩胛带前伸，肩关节屈曲、肘关节伸展，前臂旋后，腕关节背伸，手指伸展；患侧下肢稍屈髋、屈膝，踝关节中立位。健侧上肢放松处于舒适体位即可；健侧下肢放在患侧下肢前面，屈髋、屈膝，在其下放一枕头防止压迫患侧下肢（图 4-3）。

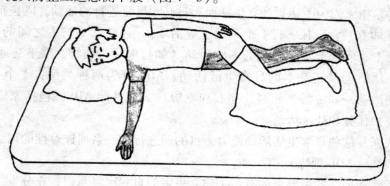

图4-3 偏瘫患者患侧卧位

（2）健侧卧位 该体位有利于患侧肢体的血液循环，预防患肢水肿。患者躯干略向前倾，背部与床面夹角 > 90°。健侧上肢在下，置于舒适放松体位；患侧上肢在上，肩向前伸出，肩关节前屈约90°，在其下方放一个枕头支持，伸肘、前臂旋前，手伸展。健侧下肢髋关节伸展，膝关节轻度屈曲平放在床上；患侧下肢髋、膝关节屈曲，置于健侧下肢前，患膝下方放一个枕头，踝中立位。注意患足不可悬空（图 4 – 4）。

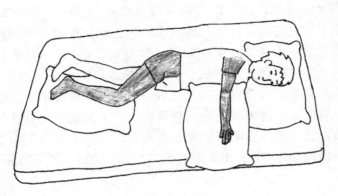

图 4 – 4 偏瘫患者健侧卧位

（3）仰卧位 偏瘫患者痉挛明显时尽量少采取仰卧位，由于仰卧位时受颈紧张性反射和迷路反射的影响，异常反射活动加强，同时在该体位易引起骶尾部、足跟外侧和外踝等处发生压疮。但是患者在卧床期间进行体位变换时需要这种体位与其他体位交替使用，因此要注意仰卧位的正确摆放方法。摆放方法：头部置于枕头上，枕头高度适宜，注意不能使胸椎屈曲。患侧骨盆下垫一薄枕，使患侧骨盆向前突，并防止患侧髋关节屈曲、外旋。患侧肩关节和上肢下垫一长枕，使肩胛骨前伸；患侧肩关节稍外展、肘关节伸展、腕关节背伸、手指伸展，平放于枕上。患侧下肢髋关节伸直，在膝关节下垫软枕，保持膝微屈，注意防止膝关节过于屈曲。要避免将软枕垫于小腿下方，防止膝过伸或对下肢静脉造成压迫。踝关节保持背屈、外翻位，防止足下垂（图 4 – 5）。

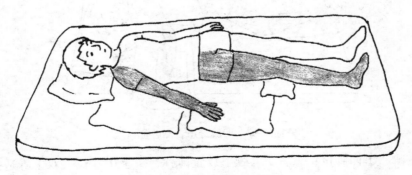

图 4 – 5 偏瘫患者仰卧位

2. 脊髓损伤患者的良好肢位摆放 脊髓损伤患者急性期卧床阶段，正确的体位摆放不仅有利于维持脊柱稳定，而且对预防压疮、关节挛缩及痉挛均非常重要，应于发病后立即按照正确体位摆放患者。脊髓损伤患者常见的正确卧位姿势有仰卧位和侧卧位。

（1）四肢瘫 ①仰卧位：患者头、颈下置枕，头呈中立位。双肩下垫枕，确保双肩不致后缩。双上肢放于身体两侧枕上，肘关节伸展位，腕关节背伸约45°以保持功能位。手指自然屈曲，颈髓损伤者可握毛巾卷，以防功能丧失形成"猿手"。臀部及大腿外侧下方放置一长枕，两腿间放一长枕，保持髋关节轻度外展，防止髋关节外旋。膝关节下用小枕垫起保持微屈。踝关节背屈90°，足底用枕垫足，足趾伸展（图4-6）。②侧卧位：患者头、颈下置枕，和躯干呈直线，头枕下宜过高，避免头部侧屈及颈部悬空，背部与床面夹角＞90°，背部放置枕头保持稳定。下方的肩胛骨着床，肩前屈，肘关节屈曲，前臂后旋；上方的前臂放在胸前软枕上，腕关节伸展，手指自然屈曲。当手指出现屈曲内收时，可手握一毛巾卷以对抗指屈肌痉挛。下方的腿屈髋屈膝20°；上方的髋关节屈曲约20°，膝关节屈约60°放于软枕上（图4-7）。

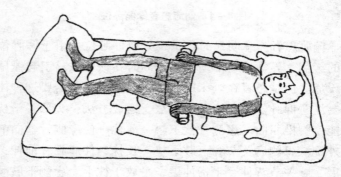

图4-6 四肢瘫患者仰卧位

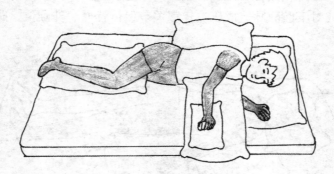

图4-7 四肢瘫患者侧卧位

（2）截瘫 ①仰卧位：患者头、颈下放置薄枕，头呈中立位。双上舒适摆放。伸髋并稍外展，两侧髋关节至大腿外侧下方放置一长枕，防止髋关节外旋，膝关节下用小枕垫起保持微屈。踝关节背屈90°，足底用枕垫足，足趾伸展（图4-8）。②侧卧位：

患者头、颈下置枕，和躯干呈直线，背部与床面夹角＞90°，背部放置枕头保持稳定。下方的上肢自然放置；上方的上肢肩保持伸展位，稍屈肘，前臂旋前，胸前部和上肢间放一软枕。下方的腿屈髋屈膝20°，上方的腿屈髋屈膝30°，在两膝和踝关节之间垫枕（图4-9）。

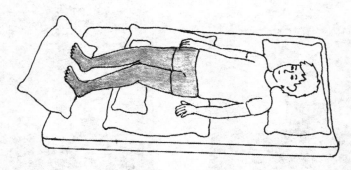

图4-8　截瘫患者仰卧位

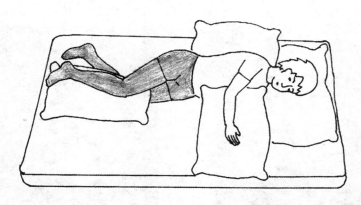

图4-9　截瘫患者侧卧位

（二）转移训练

转移训练包括床上翻身，由卧位向到床边坐位及坐位与立位、床与轮椅之间、轮椅与椅之间、轮椅与坐厕之间的转移等，参阅第二章第四节相关内容。

（三）更衣训练

1. 偏瘫患者更衣训练　偏瘫患者双上肢不能配合穿衣动作，常为单手操作。必要时可对上衣、裤子、鞋等进行改造。

（1）穿、脱前开襟上衣　穿衣时，患者取坐位，将衣服铺在双膝上。用健侧手将衣袖穿入患侧上肢，然后将衣领和肩部向上拉至患侧肩，健侧手抓住衣领部，沿颈后将衣服拉至身体对侧，健侧上肢后伸，穿入衣袖内，系好衣扣并整理（图4-10）。脱上衣时用健手将患侧衣袖从肩部退至肘关节以下，然后健手脱掉整个衣袖，再用健手将患侧衣袖脱出，完成脱衣动作。

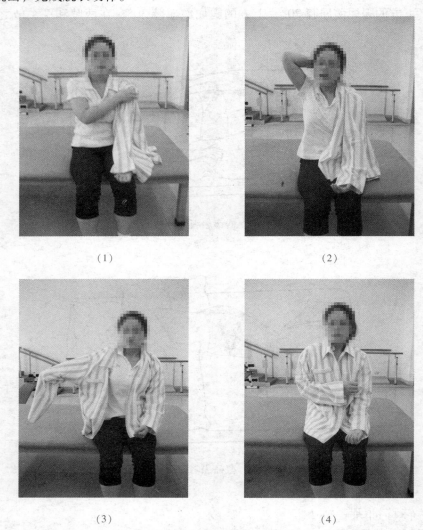

（1）　　　　　　　　　　　　　　　　（2）

（3）　　　　　　　　　　　　　　　　（4）

图 4 - 10　偏瘫患者穿前开襟上衣

（2）穿、脱套头上衣　患者取坐位，健手将衣服后面向上置于膝上，将患手插入同侧衣袖内，并将手腕伸出衣袖，然后健手插入另一衣袖中，并将整个前臂伸出袖口，用健手将衣服尽可能拉向患侧肩部，随后健手抓住衣服后身，颈部前屈，将头套入领口并伸出，最后整理好衣服。脱套头上衣与穿衣相反，先脱健侧，再脱患侧。偏瘫患者健手抓住后领向上拉，在背部从头脱出，随之脱出健侧衣袖，最后脱出患侧衣袖，完成脱衣动作。

（3）穿、脱裤子　①卧位穿、脱裤子：患者坐起，将患侧下肢屈膝、屈髋放在健腿上，患腿穿上裤腿后拉至膝盖上方，以同样的方法穿健腿裤子；躺下，蹬起健腿抬起臀部，将裤子提至腰部，扣好纽扣，系好腰带并整理。脱裤子的顺序与穿裤子的顺序相反。②坐位穿、脱裤子：患者坐位，将患腿屈膝、屈髋，放在健腿上，用健手将患侧裤腿穿上，向上提拉；放下患腿，然后穿上健侧裤腿，站起，将裤子提至腰部并整理，并系好腰带。脱裤子的顺序与穿裤子的顺序相反，先脱健侧，再脱患侧。

（4）穿、脱袜子　患者取坐位，穿袜子时健手将患腿抬起置于健腿上，用健手撑开袜口，手掌对脚掌将患脚伸入袜口，再抽出手指整理袜底、袜面，将袜腰拉到踝关节处，最后从足跟处向上拉平整理，用同样的方法穿上另一只袜子。脱袜子比穿袜子简单，动作类似。

（5）穿、脱鞋　应选择穿脱方便的鞋。对弯腰有困难的患者，可用简易穿鞋器协助穿脱。

注意事项：①患者学习自己穿、脱衣服时，健侧肢体应具备基本活动功能，有一定的肌力和协调性。②穿、脱裤子时，患者应具备坐位平衡的能力，掌握桥式运动，以便能将裤子拉到腰上。③如健侧肢体有关节活动受限时，应将所穿衣服改制成宽松式，以免硬行穿、脱引起疼痛或穿脱困难，使患者失去信心。④应选择方便穿脱的衣服，上衣以宽松、前开襟为宜，衣扣可改为按扣或尼龙搭扣，裤子可选用松紧带裤腰或背带挂钩式。⑤应选择软底、不系带的鞋，鞋后帮最好稍硬些，有利于穿脱。

2. 脊髓损伤患者更衣训练

（1）穿、脱上衣

1）穿、脱开襟上衣：要求衣袖宽松、袖口大、布料结实。同时，根据患者的平衡能力和所需要的时间来选择穿衣方法。现介绍一种常用的方法：患者坐位，将上衣前襟打开，后身放在膝上，领子朝上。双臂伸入衣袖，手腕伸出袖口，然后再将上衣向上甩过头，当上衣达到颈背部时，臂伸直，使上衣落到肩部；身体前倾，使上衣后身沿躯干滑下，最后整理衣服（图4-11）。脱衣服的顺序与之相反。

2）穿、脱套头上衣：将左手伸入同侧衣袖，在右手的帮助下左手腕伸出袖口，同法完成右手，然后双手上举，同时头向前伸入衣服并钻出领口，整理好衣服。脱衣时躯干尽可能前屈，双手将衣服由后领向上拉，直至退出头部，先退出一侧肩和手，再退出另一侧的肩和手。

（2）穿、脱裤子　脊髓损伤患者穿、脱裤子时应注意在操作时，维持身体的稳定性；当把裤腰拉过臀部时固定一侧，活动另一侧。穿裤子的方法根据脊髓损伤平面、个人习惯的不同，方法各异。下面介绍两种截瘫患者常用的穿裤子方法。

1）坐位穿、脱裤子：患者坐在床上，把裤子散开放在身体一侧。一只手抬起该侧下肢并使其外旋，脚指向裤口，另一只手张开裤子，用双手把腿穿进裤腿内。以同样的方法穿另一条腿。当裤子穿到臀部时，用一只肘支撑，身体向后倾抬起一侧臀部，将裤子拉过臀部，以同样方法提拉另一侧（图4-12）。脱裤子的顺序与之相反。

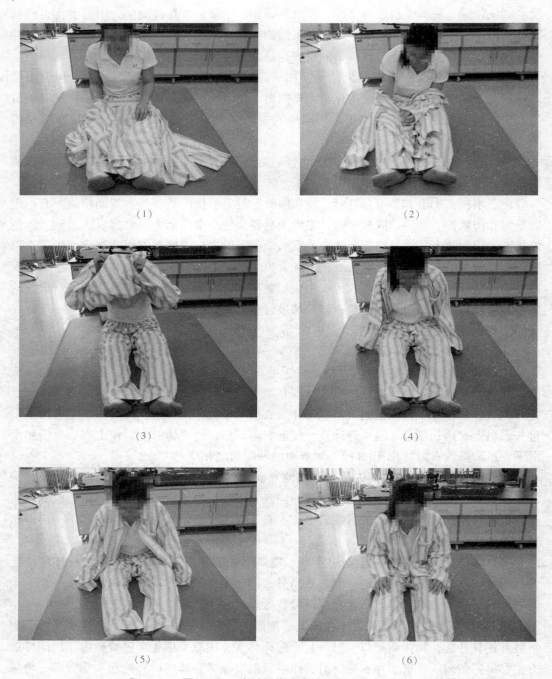

（1）　　　　　　　　　　　　　　　（2）

（3）　　　　　　　　　　　　　　　（4）

（5）　　　　　　　　　　　　　　　（6）

图 4 – 11　脊髓损伤患者穿开襟衣服

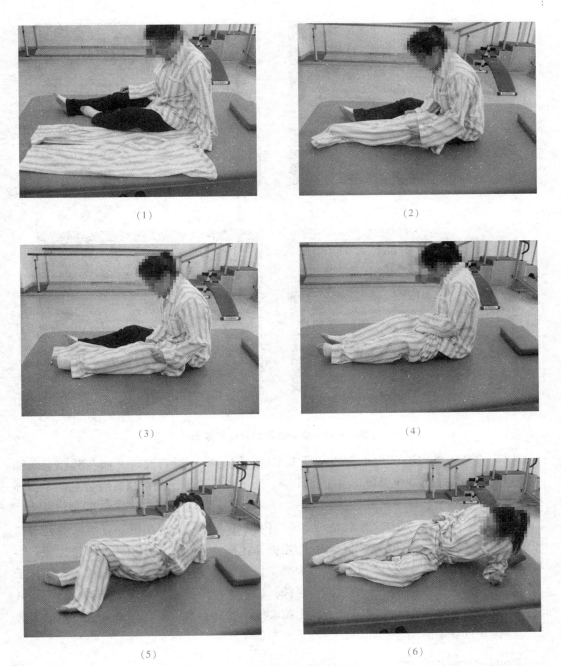

（1）　　　　　　　　　　　　　（2）

（3）　　　　　　　　　　　　　（4）

（5）　　　　　　　　　　　　　（6）

图 4 - 12　截瘫患者坐位穿裤子

　　2）侧卧位穿、脱裤子：患者侧卧位，用卧侧肘部支撑床面，另一只手先将卧侧腿穿进裤腿，然后穿上另一条裤腿。最后将躯干左右交替倾斜，将裤子拉过臀部（图 4 - 13）。脱裤子的顺序与之相反。

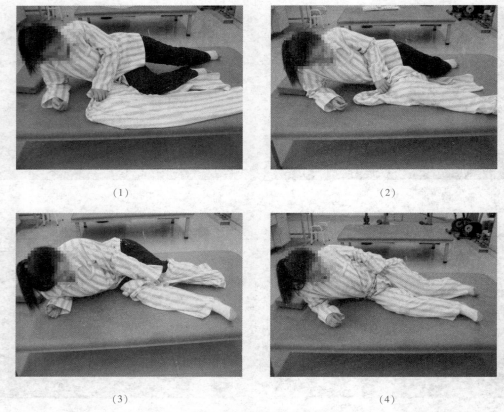

（1）　　　　　　　　　　　　　　（2）

（3）　　　　　　　　　　　　　　（4）

图 4 - 13　截瘫患者侧卧位穿裤子

（3）穿鞋　要求鞋子大小合适，易于穿脱，或对鞋子进行改进，如在鞋扣上增加一个尼龙搭扣，也可在上面缝上一个指环带，便于扣紧鞋子，或在鞋后面装上一个指环带以辅助将鞋穿上，还可借助鞋拔。

（4）穿袜子　要求袜口不能太紧，袜口内也可缝上一个指环带，方便患者利用指环带撑开袜子。现介绍两种常用方法：①用拇指把袜口打开，将袜子向两侧拉，使其容易套在脚上，当脚掌穿进袜内时，双手大拇指移到袜后部呈钩状，向上拉袜子，使袜子通过足跟，再整理服帖。②利用穿袜器穿袜：患者可将袜子撑开套在穿袜器上，再将其套在脚上；抽出穿袜器，然后将袜子向上拉。使用穿袜器时，要求患者具有一定的姿势稳定性，并且双手的功能较好。

（四）进食训练

1. 吞咽动作训练　对于意识清楚、有吞咽困难但无误咽的患者，应先进行吞咽动作的训练。包括对口轮匝肌、颊肌、咬肌等口面部肌群训练，增强口腔对食物的控制能力；做舌的主动水平前伸、后缩、侧方运动（舌尖顶两侧颊腮部）及卷舌运动；以冰冷棉棒刺激吞咽反射；进行呼吸、咳嗽、构音等训练；注意调配食物的软硬度和黏度，从糊状、羹状食物逐渐过渡到正常饮食；使患者在进食时处于半卧位或坐位，颈部前屈放松，头可转向吞咽无力侧；必要时采用吸管或可挤压的容器摄食；进食时每口量不宜过多，速度不宜过快，应一口一口咀嚼、吞咽。

2. 摄食动作训练 对于因上肢关节活动受限，肌力、肌张力异常而不能抓握或动作不协调的患者，除对其进行上肢功能训练、摄食动作训练外，还应对其进行自助具或辅助器具使用的训练。

（1）偏瘫患者摄食训练 患者单手用勺进食时，可以使用带有特制碟挡的碟子，以防止食物推出碟外。还可在碗、杯、碟子的下面加一橡皮垫或带负压的固定器，使之在进食时不易移动、倾倒。为了便于抓握餐具，可用毛巾缠绕餐具手柄起到加粗作用。

（2）脊髓损伤患者摄食训练 四肢瘫患者大多不具备抓握功能，因此需要借助 C 形夹自助具及改良的日常生活餐具等来完成进食，如在饮食器具上增加、延长或加粗把手等，但要求患者具备肘关节的屈伸功能。若患者难以端起茶杯，可改用塑料吸管等，也可使用自助杯、碗、盘。另外，对肌力很弱的患者亦可使用上肢辅助器改善患者独立进食的能力。C6 ~ C7 颈髓损伤的患者经过训练可独立完成进食；而 C5 颈髓损伤患者则不能独立完成进食，需要由他人辅助。

（五）梳洗训练

上肢功能障碍而不能自行梳洗的患者，除需要进行上肢功能训练、梳洗动作训练外，亦可训练使用自助具或辅助器具完成梳洗。

1. 偏瘫患者的梳洗训练 刷牙或剃须时可将牙刷或剃须刀柄加粗、加长，或在柄上加一尼龙搭扣或 C 形箍。用背面带有吸盘的刷子固定于洗手池旁，将手在刷子上来回刷洗，清洁健手，亦可将毛巾放在洗脸盆边上进行健手清洗；拧毛巾时可将毛巾绕在水龙头上用单手拧干，亦可在水龙头上装上把手，以便于用单手操作；也可以改造水龙头，如使用按压式水龙头、加长把柄的水龙头等。洗澡时可用长毛巾或带长柄的海绵刷涂上肥皂后擦洗后背；肥皂可置于挂在脖子上的布袋中或专用的肥皂手袋中，防止从手中滑落；可借用手套巾、长柄浴刷、环状毛巾擦洗身体。

2. 脊髓损伤患者的梳洗训练 截瘫患者上肢功能均较好，基本可独立完成梳洗活动，而四肢瘫患者则需他人协助完成梳洗。

（六）如厕训练

如厕可采用坐式或蹲式，两者训练方法基本相同。具体训练方法为：患者站立位，两足分开，一手抓住扶手，另一手解开腰带，脱下裤子，身体前倾，借助扶手慢慢坐下（或蹲下）。便后进行自我清洁。然后一手抓住扶手，另一手拉住裤子，身体前倾，伸髋伸膝，站起后系上腰带。

（七）家务劳动训练和指导

上肢运动、感觉、协调功能及认知功能恢复较好的患者可进行家务劳动训练。家务活动的内容丰富，如洗衣、熨烫衣服、铺床、打扫卫生、室内布置、切菜、烹调、布置餐桌、钱财保存、购物、使用电器、抚育幼儿等。在训练前应对患者的家务活动能力进行评定，如活动能到达的范围、移动能力、手的活动、能量消耗、安全性及交往能力等；还需了解其家庭成员组成和环境状况、患者在家庭中担当的角色，据此选择患者及其家庭需首要解决的问题，并对家务活动进行必要的简化，对家庭设施进行必要的改造，以适应患者的需要。

另外，可指导患者如何应用残存的肢体进行代偿性活动。如偏瘫患者单手切菜、单手打鸡蛋、单手开启罐盖、单手扫地等；如何借助辅助器具做家务，用改制的刀具、菜板切菜；如何改装家用设备以适应患者的功能水平。四肢瘫患者通常选用气控、颏控、手控的环境控制系统来完成开、关电灯、窗帘及看电视、打电话等家务活动，以提高其生活质量。必要时改造家居环境，为瘫痪患者的行动提供最大的方便和最小的体能消耗，如屋内设计应便于轮椅通行及患者在轮椅上工作；锅的把手要方便拎起，可改装成木制或竹片加粗的把手，以便抓握，使用木头、竹子的把手亦可避免烫伤等。

（八）社会活动训练

社会活动训练的主要目的是创造条件使患者能够与健全人一同学习、工作和参与文体活动，使他们更好地融入社会。通过参加适宜的职业培训，使其掌握某一项工作技能，如电器修理、电脑操作、手工艺制作等。同时，文体活动还可使患者身心愉悦，增强康复的信心。

社会活动训练内容主要包括以下几方面：

1. 应帮助患者积极参与家庭生活，尽可能体现其家庭角色的相应行为和能力。

2. 根据患者的功能状态、个人兴趣和职业需要，与患者及其家属一起讨论、学习新的知识和技能，进行专业培训。

3. 指导患者充分利用闲暇时间，积极参加有益的集体活动，丰富自己的日常生活。

4. 应用所学的交流技巧和手段与他人交往，接触不同层次的群体。

5. 指导训练患者社交中必需的功能活动，如上街购物、交通工具的使用、进餐馆就餐、到公共场所娱乐等。

此外，对有言语障碍的偏瘫患者还应训练其交流能力，使其能够用言语、手势、文字、图示等任意一种方式表达自己的意愿，提高与他人沟通和交流的能力。

三、认知功能训练

认知功能是人在对客观事物的认识过程中，对感觉输入信息的获取、编码、操作、提取和使用的过程，包括对事物的感知觉、注意、记忆、理解和思维等，属大脑高级活动范畴。当病变损伤大脑皮质时，可出现注意障碍、记忆障碍、失认症、失用症等认知功能障碍。

（一）注意障碍的训练

注意障碍是认知功能康复的中心问题，在治疗性训练中，应对注意力各个成分从易到难进行分级训练。

1. 反应速度训练　通常采用简单的反应－时间作业，改善和提高患者对于刺激的反应速度。可用反应时间显示记录仪，或采用记录反应时间的软件。此外，某些粗大运动也可用于提高对刺激的反应速度，如投球等活动。

2. 注意稳定性训练

（1）视觉注意稳定训练　例如，患者与操作者保持目光接触，训练患者注视固定目标和追视移动目标的能力。此外，也可采用数字或形状划消作业。随着症状的改善，可选择需保持较长注意时间的作业训练。

（2）听觉注意稳定训练　操作者念一串数字，要求患者在听到数字"1"时举手示意；在每听到"1"或"5"时举手示意……也可从录音中听指定数字。

（3）静坐放松训练　嘱患者静坐，全身放松，情绪稳定，有助于患者集中注意力，进入特定情境。

3. 注意转移性训练　例如，准备两种不同的作业活动，在患者进行一种作业活动的过程中，操作者发出"改变"指令，要求患者停止当前作业，改做另一作业，以训练患者注意转移的能力。

4. 注意选择性训练　主要是通过增加干扰来实现。

（1）视觉注意选择训练　将一张有错误的划消作业纸作为干扰放在正在做的划消作业纸上，增加患者完成划消作业活动的难度。

（2）听觉注意选择训练　例如，让患者从有背景声音的录音带中听指定的数字或字母；或让患者一边进行诸如磨砂板、木钉板的作业，一边听录有新闻、故事或谈话的录音带。

5. 信息处理能力训练

（1）兴趣训练法　利用患者感兴趣的物品和熟悉的活动刺激患者保持注意力，如选择下棋、打牌、玩电脑游戏及应专门编制的软件、虚拟的应用程序等。

（2）示范训练法　操作者用语言提示并结合示范动作，以多种感觉方式将要做的活动展示给患者，有助于患者将注意力集中于有用信息。例如，进行日常生活活动训练时，一边让患者看示范动作，一边讲解要领，使患者视觉、听觉同步调动，加强注意。

（3）奖赏训练法　用词语称赞或其他强化刺激，增加所希望的注意行为出现的频率和持续时间。希望的注意反应出现之后，应立即给予患者奖励。

（4）电话交谈　操作者可采用电话分机与患者分处两室进行交谈，也可鼓励患者与亲友打电话聊天。打电话之前指导患者将要交谈的内容列简要提纲，随时查看提纲以免跑题。

（二）记忆障碍训练

记忆是过去感知过、体验过和做过的事物在大脑中留下的痕迹，是过去的经验在人脑中的反映。当记忆部分或完全失去再现能力，称为遗忘。在记忆重建过程中，学习的基本原则是自然渐进。记忆康复不能从头开始，凭空而起，是要强化仍留存在记忆中的内容，并促进建立新的脑功能系统；另一个原则是在学习过程中要考虑特异性。记忆与注意关系密切。记忆障碍训练方法包括内辅助和外辅助两大类。

1. 内辅助训练 在患者某方面功能已有明显缺陷的情况下，以其本身另一种损害较轻或仍保留较好的功能去记住新信息的方法，如复述、语义细加工、视意象、首词记忆、PQRST 练习法等。如患者语言性记忆较差，应鼓励其用形象性记忆法。

（1）复述 让患者无声或大声重复要记住的信息，复述内容可选择名字、图形、地址等。随着记忆能力的进步，可逐渐提高作业难度，增加作业量。

（2）语义细加工 让患者编一个故事或句子来巩固要记住的信息。

（3）视意象 让患者把需要记住的信息在脑中形成一幅图画以巩固记忆。主要用于训练患者学习和记住他人姓名。

（4）首词记忆 让患者把需要记住的词或短语的第一个字编成易记的成语或句子。可用于训练患者记忆购物清单一类的物品。

（5）PQRST 练习法 给患者一篇短文，让其按程序进行练习：①P（preview）：患者浏览阅读材料。②Q（question）：操作者就有关内容向患者进行提问。③R（read）：患者再仔细阅读。④S（state）：患者复述阅读内容。⑤T（test）：通过回答问题检查患者是否理解并记住了有关信息。通过让患者反复阅读、理解、提问来促进记忆。

（6）无错性学习 片段性记忆障碍者不能记住曾犯过的错误，也难以纠正错误。如果某次行为是错误的，患者在从事这种行为活动时有可能会强化它。因此，应保证严重记忆障碍者所要强化的行为是正确的。如在词汇学习中，应明示正确意思，避免猜测，以防出现错误。

2. 外辅助训练 外辅助是借助他人或他物来帮助记忆的方法，是一类代偿技术。利用外在辅助物品或提示来帮助患者进行记忆，适用于功能性记忆障碍者，如年轻、记忆障碍较轻且其他认知障碍较少者。外辅助工具包括储存类工具，如笔记本、录音机、计算机等；提示类工具，如定时器、报时手表、日历、标志性张贴等。

（三）失认症训练

失认症是由大脑功能损伤所致，而非因感觉功能缺陷、智力衰退、意识不清、言语困难、以往不熟悉等原因而引起的、面对某事物不能以感官感受而加以识别的症状。临床常见的有躯体失认、视觉失认、手指失认、单侧忽略等。

1. 躯体失认训练 训练目的在于增强患者对身体各部分或某一部位的认识。

（1）感觉整合疗法 将特殊的感觉输入与特定的运动反应联系在一起，如用粗糙毛巾或患者的手摩擦身体的某一部位并同时说出该部位名称；患者模仿操作者动作，如用左手触摸右耳，将左手放在头上。

（2）强化训练 为加强患者对身体各部分及其相互间关系的认识，给予指令，如"指出（或触摸）你的鼻子"；或者操作者触摸患者身体某一部分，让患者说出部位名称；也可利用人体部位拼图游戏进行训练。

2. 视觉失认训练

（1）辨识训练 颜色失认患者，可使用各种颜色的图片，训练患者命名和辨别颜色，反复训练；面容失认患者，可让患者尽量记住与其熟悉的人物的姓名，如父母、配偶、医生、护士等，让患者将姓名与照片进行匹配。

（2）代偿技术 在视觉失认难以改善时，鼓励患者利用其他正常的感觉输入方式进行代偿。

3. 手指失认训练

（1）增加手指皮肤的触觉和压觉输入。

（2）让患者根据操作者指令辨认手指图，伸出自己的手指或指出操作者的手指，进行手指辨认训练。

4. 单侧忽略训练 单侧忽略与偏盲性质完全不同。单侧忽略患者不能意识到障碍的存在而无主动代偿动作，即使反复提醒也不能完成。偏盲是由视束和视中枢受损所致，患者通常了解障碍的存在并主动转头代偿。

单侧忽略训练的目的是加强患者对忽略侧的注意，使患者逐渐意识到忽略侧的存在，最终能主动注意被忽略侧。

（1）视扫描训练 常通过划消作业来完成。

（2）加强对忽略侧注意训练 在患者忽略侧进行谈话、递物等；用移动的颜色鲜艳物品或手电筒提醒忽略侧；对忽略侧施以触摸、按摩、冷刺激、拍打；读书时令患者从忽略侧一边开始读（或将颜色鲜艳的格尺放在忽略侧，提醒患者从该侧开始读），进行阅读训练。

（四）失用症训练

失用症是指任务概念化障碍，不能主动地按指令进行有目的的运动。患者不能理解某项任务的总体概念，不能在脑中保留该任务的意念，不能完成该任务所需的运动形式。临床常见的失用症有结构性失用、意念性失用、意念运动性失用和穿衣失用等。

1. 结构性失用训练 培养患者仔细观察和理解整体事物各部分之间的关系，训练视觉分析和辨别能力，使患者最终能将各个部分准确地组合成一个整体。训练应由易到难，训练过程中可给予提示或暗示。

（1）指导患者完成桌面上的二维、三维作业，逐渐增加复杂性，如增加所使用的积木数量、使用不同形状和大小的积木等。

（2）在进行一项结构性作业前，让患者触摸该物品，进行触觉和运动觉暗示训练。

（3）在患者进行作业操作时，操作者可手把手提供触觉和运动觉指导，根据完成情况减少帮助。

（4）分析动作成分及可能遇到的困难，在完成过程中，提供辅助技术。可用逆行"锁链法"，先完成部分，再完成全部。

（5）找出完成任务的关键环节，如完成组装任务时，要把配件按一定顺序摆放或将配件按顺序做出标记。

2. 意念性失用训练　训练目的在于帮助患者理解如何使用物品或如何完成连续动作。

（1）基本技能训练　在连续动作训练之前，进行故事图片排序训练，让患者按正确顺序将图片排列起来，然后逐渐增加故事情节的复杂性；连续动作训练时，将要训练的动作进行分解，分步练习，待前一步动作掌握后，再练习下一步动作，逐渐将每个动作以锁链的形式连接起来。如训练患者邮寄信件，先将邮寄过程分解为将信折好放进信封、封口、贴邮票、书写地址及收信人姓名、寄出等步骤，再分步训练，最后让患者完成连续动作。

（2）提示训练　根据患者具体情况采用视觉或口头方法进行提示。如让患者观看操作者演示一套完整动作，或让患者闭眼想象活动中的动作顺序，或让患者先大声重复活动步骤，然后逐渐低声重复，直至默念。

3. 意念运动性失用训练　训练前和训练过程中给患者施加本体感觉、触觉和运动觉刺激，加强正常运动模式和运动计划的输出，尽量使患者的动作在无意识水平上整体地出现。如让患者刷牙，可以将牙刷放在患者手中，通过触觉提示完成刷牙的连续动作。

4. 穿衣失用训练

（1）鼓励患者自己穿衣，提供声音和视觉暗示，在穿衣过程中，操作者应给予触觉和运动觉指导，当有进步后可减少或不提供指导。如某个步骤出现停顿或困难，可重新给予指导。

（2）穿衣前让患者用手去感受衣服的重量、质地，变换不同的穿衣技巧。目的是迫使患者使用受累侧肢体。

（3）找出穿衣动作的一些表面特征，怎样变换能够使患者完成动作。如是一次给一件还是给多件，哪一种方法更容易使患者穿上衣服。

（4）使用功能代偿方法，利用商标区分衣服前后；用不同颜色作为标记以区分衣服的上下、左右。若患者系扣有困难可采用由下而上的方法，先系最后一个，逐渐向上对扣。如仍不能完成，可找相同颜色的扣子和扣眼匹配；或用手指触摸方法系扣并检查是否正确。

四、职业技能训练

职业技能训练是操作者组织并指导患者参加适当的工作和生产劳动，以改善患者躯体功能障碍和心理障碍，为其就业做准备。

（一）木工作业训练

木工作业是利用木工工具对木材进行锯、刨、打磨、加工、组装，制作成各种用具或作品，具有方便、实用、易操作、安全等特点。适用于上肢关节活动度受限、上肢及手部肌力较弱、手指精细动作及协调性差的患者。禁用于坐位平衡差、认知及感觉功能障碍、精神障碍患者。

1. 常用工具及材料

（1）工具 锯、刨、木工台、桌椅、凳、螺丝刀、钻、钳子、钢尺、锤子、纸、软尺、记号笔、砂纸、刷子等。

（2）材料 木板、木条、合成板、钉子、油漆、白乳胶、腻子等。

2. 代表性活动 选料、量尺寸、画线、拉锯、钉钉子、刨削、打磨、组装、着色等。最具代表性的活动是锯木、刨削和钉钉子。

3. 活动分析 现仅以锯木、刨削和钉钉子为例予以说明。

（1）锯木 锯木作业可增加上肢肌力和耐力，改善肩、肘关节和躯干活动范围，提高躯体平衡能力。

活动成分包括：①固定木材：小块材料可用一侧下肢踩于矮凳上固定或用台钳固定；大块木材需用专门固定装置进行固定。②拉锯：用单手或双手持锯，利用肩肘关节屈伸力量平稳完成拉送动作。

（2）刨削 刨削作业可增加上肢、躯干肌力和耐力，改善肩、肘关节和躯干活动范围，提高躯体平衡能力。

活动成分包括：①固定木材：用台钳将木材固定于水平桌面上，以保证所刨出的平面水平。②刨削：双手或单手持刨，利用躯干、肩肘关节屈伸力量平稳完成推拉动作。

（3）钉钉子 钉钉子作业可增加上肢肌力和耐力，提高肘、腕部肌群力量和握力，改善肩关节内外旋、肘关节屈伸、腕关节屈伸、腕关节尺偏和桡偏活动范围，改善手眼协调性，宣泄情绪。

活动成分包括：①固定木材：木材固定方法同上，钉子可用手持固定或钳夹固定。②锤打：根据治疗目的不同，分别应用肩关节内旋、肘关节伸展、腕关节屈曲、腕关节尺偏的力量向下敲打。

4. 活动选择与调整

（1）工具 用弯手柄锯子或环状手柄锯子增加抓握稳定性，加粗手柄锤子和刨子可利于抓握。

（2）材料 增加木材硬度可增强肌力；选择不同钉子和锤子大小，会产生不同的治疗效果。

（3）姿态调整 固定于较高位置的木材进行锯断时，主要训练肘关节的屈伸功能；较低位置主要训练肩关节后伸功能；木材固定于斜板上可扩大肩关节屈曲活动范围。

（二）手工艺作业训练

手工艺作业是应用手工制作具有艺术风格的工艺品来改善功能障碍，具有身心治疗意义。常用的有编织、织染、刺绣、布艺、剪纸、折纸、黏贴画、插花、雕刻等，现仅以手工编织为例予以说明。

1. 常用工具及材料

（1）工具　编织框、挂棒、分经棒、毛衣棒针、缝毛线针、钩针、剪刀、镊子、钳子、尺子等。

（2）材料　丝线、毛线、竹片、竹叶、藤条、编织用草等。

2. 代表性活动　按工艺技法分为针织、编织、钩织、交织等；按所用原料分为草编、竹编、藤编、柳编、棕编、葵编、绳编等。

3. 活动分析

（1）编织毛衣　包括下针、上针、加针、浮针、滑针、并针等工艺。

（2）编织藤条　包括编辫、平纹编织、花纹编织、绞编、编帽、勒编等工艺。

4. 活动选择与调整

（1）材料　手功能稍差患者，可先选用较粗的线进行操作；为了增加肌力，可选藤编并使用较粗的藤条；手部感觉差的患者不宜选过细的线或锋利的草和竹片。

（2）工具或方法调整　为了改善手指的灵活性，可选择针织或钩织，并选取稍复杂的图案或形状；为扩大上肢关节活动范围，可利用较大编织框进行大件物品编织；手功能欠佳者可在钩针末端增加套环或加粗钩针把手，以利于抓握和稳定。

（3）姿态调整　可选择站立位、坐位、轮椅坐位。训练站立平衡、下肢力量和关节活动范围、坐位平衡和轮椅上的耐力，如为扩大肩关节或躯干的关节活动范围，将编织框挂于墙上较高处进行编织。

（4）工序调整　手功能较差的患者，可选用其中的一两个工序进行训练，也可几个患者流水线作业。如编结时，一人负责编、一人负责抽，另外一人可专门进行修饰，以培养患者合作精神和作业时间感。

（三）制陶作业训练

陶艺作业主要通过水土糅合的可塑性、流变性、成型方法及烧结规律等工艺，生产制造出不同的陶艺形态。制陶作业趣味性及操作性较强，对场地及材料要求不高，临床可用橡皮泥等材料替代，易于在作业治疗中开展。适用于手部关节活动度受限、手部肌力较弱、双手协调性差、手指精细动作差的患者。禁用于皮肤破损、手部肌力低下、精神障碍的患者。

1. 常用工具及材料

（1）工具　转盘（陶车）、面板、面杖、金属棒、竹刮板、石膏粉、容器、瓷器刀、针、剪刀等。

（2）材料　陶土、黏土（瓷土、陶土）、釉彩等。

2. 代表性活动　原料选择与处理、器物成型与装饰、烧成工艺。最具代表性的活动是调和黏土和成型工艺。

3. 活动分析　现仅以调和黏土和手捏（雕塑）成型工艺为例予以说明。

（1）调和黏土　准备好适量黏土，加水后在面板上反复揉搓，直至挤出所有空气；自中心向外按压，制成厚饼状；用面杖擀压黏土，使其平整且厚薄均匀，便于成型。

（2）手捏（雕塑）成型工艺　可不用工具，仅用手捏，把泥团捏成想要的形状；或用雕塑刀等工具制作，在泥半干时将雕像挖空。

4. 活动的选择与调整

（1）材料　可使用黏土替代品，如硅胶土（泥）、橡皮泥等；为改善关节活动范围和缓解疼痛，可使用加热黏土进行训练。

（2）姿态调整　可选择站立位、蹲位、坐位，以便针对性地训练站立平衡、肌力和关节活动度、坐位平衡和耐力等。

（3）工序　可选用调和黏土和（或）成型工艺进行训练。

（四）金工作业训练

金工作业是用金属材料制作物品的过程或工艺，主要包括景泰蓝、烧瓷、花丝镶嵌、斑铜工艺、锡制工艺、铁画、金银饰品制作等；工种有车工、铣工、磨工、焊工等。金工作业中捶打、拧、敲击、旋转等活动强度较大，动作简单，可较好地宣泄过激情绪，且作业产品易于长久保存及使用。因需要专业工具和专门培训，近年多数金工作业已不在治疗中应用。

1. 常用工具及材料

（1）工具　台钳、铁锤、扳手、钳子、螺丝刀、镊子、剪刀、直尺、记号笔、车床铣床、切割机等。

（2）材料　各种金属材料、钉子、螺丝等。

2. 代表性活动　画线、锯削、锉削、刮削、研磨、扩孔、钻孔、拧螺丝、捶打、修理、装配等。最具代表性的活动是锤打、拧螺丝。

3. 活动分析　现仅以锤打、拧螺丝为例予以说明。

（1）锤打　可增加上肢肌力和耐力，改善上肢关节活动范围，改善手眼协调性，宣泄情绪。

活动成分包括：①固定：用手、钳或台钳固定。②锤打：同钉钉子，但活动强度更大。可利用肩关节内旋、肘关节屈伸、腕关节屈曲或腕关节尺偏的力量，活动强度大时需用全身力量。

（2）拧螺丝　可改善手的灵活性，扩大前臂旋转及手指活动范围，增强上肢肌力，促进感觉恢复。

活动成分包括：①握持：用拇指、中指、无名指三指捏持，或通过抓握扳手、螺丝刀固定。②旋转：如利用手指活动旋转，直接拧；通过前臂旋前、旋后进行旋转用螺丝刀；利用腕关节屈伸进行旋转使用扳手。

4. 活动的选择与调整

（1）工具　手抓握功能欠佳者，可用加粗手柄工具；握力不足者可加长工具手柄来延长力臂。

（2）姿态调整　可选坐位、站立位，也可通过位置改变以扩大关节活动范围。

（3）工序　如制作整件产品不方便，可仅选其中某些简单工序进行训练。

五、休闲活动训练

休闲活动可增加患者的生活情趣，改善精神心理状态，提高社会交往能力。如通过欣赏音乐、舞蹈、演奏乐器等文娱活动，可陶冶情操、放松精神；通过投沙包、套圈、下棋等治疗性游戏，可增加乐趣，分散注意力，扩大关节活动范围，增加肢体协调性，增强患者的交往能力；通过书法、绘画、盆景等活动，可分散注意力，改善手的精细功能，作品的完成可使患者获得自我价值感和成就感。

（一）绘画作业训练

通过绘画作品的创作过程，利用非言语工具，将患者内心压抑的情绪呈现出来，并在绘画过程中获得缓解与满足。绘画作业包括欣赏和自由创作。

1. 常用工具及材料

（1）工具　画笔，如钢笔、铅笔、毛笔、中国画毛笔、水彩画笔、木炭条等。

（2）材料　画纸、颜料、调色盒、画夹、直尺、橡皮、小刀、胶纸等。

2. 代表性活动　素描、水粉画、水彩画、中国画等。最具代表性的活动是涂色、写生、素描、临摹、创作等。

3. 活动分析

（1）涂色　采用彩色铅笔、蜡笔、颜料等在图案上着色。

（2）写生　写生前，要求患者仔细观察对象，确定作画对象大小、长短和形态；写生中，先以几何形状概括法描绘对象，构好图，安排好所描绘对象的大小位置，再用长线条从整体入手，概括出各大部分的几何形状，逐步描绘各个细部，用手中铅笔当尺子测量所绘对象的倾斜度、平衡度、比例。

（3）创作　给患者一个命题，让患者独立创作或采用合作方式完成。给患者提供一张白纸，让其随意在白纸上画出自己的想法，也可根据个人特长分工合作。如以《太空》命题进行创作，让患者分别画太阳、星星、银河，可充分发挥其想象力，使每个患者都参与活动，培养团队协作精神，促进相互间的交流。

（4）临摹　临摹前仔细观察画的内容、布局、色彩、结构等，然后将画放在白纸旁边，照着画上的内容画。临摹时应有轻重节奏和粗细、明暗变化，以培养患者的耐心和恒心。

4. 活动选择与调整

（1）工具　手功能不佳者可加粗画笔手持的部分，不能抓握者可使用自助工具固定画笔于手上，或通过自助具用头、口或脚进行绘画；不能固定画纸者可使用镇尺或画夹固定。

（2）姿势调整　坐位、站立位，或调整画纸位置为平放、斜放、竖放，以改变上肢活动范围。

（3）工序　可选择不同绘画方法，初学者可选择素描；有一定基础者可选择水彩画、水粉画；上肢协调障碍者选用不需使用颜料和特殊工具的活动；训练协调性或颜色识别能力可选择水彩画、水粉画等。

（二）舞蹈作业训练

通过舞蹈作业将患者潜伏在内心深处的焦虑、愤怒、悲哀和抑郁等情绪释放出来，改善躯体及心理功能障碍，促进健康。

1. 常用工具及材料 根据场地实际情况、病种特点和患者的兴趣爱好，选择不同的音乐、服装、道具，如果在舞台上表演，还需灯光和布景。

2. 代表性活动 舞蹈的动作兼顾头、颈、胸、腿、髋等部位。体能是舞者掌握各类舞蹈技巧的基础，如形态、机能、运动能力等，运动能力（如力量、柔韧度、灵敏度、耐力等）是构成体能各要素中的决定因素。

3. 活动分析

（1）热身运动 为避免舞蹈时拉伤关节和韧带，训练前应进行热身运动。热身运动应从系统的拉伸活动开始，动作应缓慢，避免突然用力，使被拉伸的肌肉得到放松。热身运动主要拉伸的肌肉包括大腿后部、大腿内侧、背部、肩部。

（2）舞蹈活动 根据患者的具体情况和兴趣爱好选择适宜的舞蹈，选择舞蹈时应由简单到复杂。

4. 活动的选择与调整

（1）活动方式 不同的舞蹈，其节奏和动作也不一样，可根据患者的具体情况灵活选择。

（2）姿态调整 根据患者的情况选择卧位、坐位与站位。

（3）环境调整 在相对独立和安静的环境中进行训练。

（三）飞镖作业训练

飞镖作业是室内体育运动，集趣味性、竞技性于一体，技术简单、易于掌握，不需要专门的场地和设施，不受年龄、性别的限制，且运动量适宜。

1. 常用工具及材料 只要有镖盘和飞镖即可进行训练和比赛。

2. 代表性活动 瞄准、后移、加速、释放、随势动作等。

3. 活动分析

（1）基本姿势和动作 ①肩：在投掷过程中肩部保持不动，只有手臂是动的，身体的其他部分都应保持一定的姿势不动。②肘：在投掷动作的前期，即手臂后甩肘部应基本保持不动，在手臂前挥飞镖加速过程的某一点，肘部顺势上扬。③腕：腕固定不动或通过甩腕的动作来增加速度。

（2）活动成分 ①瞄准：使眼睛、镖、目标点成一线。②后移：后移程度依个人而定，尽量越远越好。③加速：尽量自然圆滑地运动，沿着一定的抛物线方向。此过程应适当提肘，如采用甩腕动作，也应遵循原来的曲线方向，直到飞镖脱手。④释放：用正确的方法投掷，这一步是前述动作的自然延伸。⑤随势动作：在投出镖之后，手应继续沿着原来瞄准目标的方向，而不是立刻下垂手臂。

4. 活动的选择与调整

（1）工具　为保证安全和避免损坏治疗设施，可使用吸盘式飞镖进行训练，也可选用黏贴性飞镖或吸盘式羽毛球取代飞镖。

（2）体位　站立位、坐位或轮椅坐位。

（四）套圈游戏作业训练

套圈作业是由若干靶棍和环圈构成的装置。环圈可于远处抛掷而套于靶棍上，用于训练手、眼、躯干和下肢的协调能力及上肢、下肢肌力和关节活动范围，可调节情绪、缓解抑郁。

1. 常用工具及材料　各式套圈（靶棍、环圈）等。

2. 代表性活动　水平投掷、垂直投掷。

3. 活动分析　患者取坐椅位、站立位（或平行杠间站立位），进行握圈、投圈、拾圈的综合动作训练，整个动作需上肢屈伸协调、手功能协调、手眼协调及躯干、下肢平衡。

4. 活动的选择与调整

（1）工具　手指灵活性欠佳的患者可选择较粗的环圈。为加强肌力，可于前臂加沙袋以增加阻力，也可利用沙袋改变身体重心，以增加平衡训练难度。可选择大小不同的环圈，或用重量或摩擦阻力不同的套环进行训练。

（2）活动方式　①位置：调整患者和套圈之间的距离。②体位：坐位、站立位、轮椅坐位。

六、辅助器具的应用

辅助器具是指能够有效地预防、补偿、减轻或抵消因残疾造成的身体功能减弱或丧失的产品、机械、设备或技术系统（《残疾人辅助器具分类和术语》国家标准GB/T16432－2004）。2001年，世界卫生大会对辅助产品技术的定义为：改善残疾人功能状况而采用适配的或专门设计的任何产品、器具、设备或技术。

（一）辅助器具处方

辅助器具处方内容包括辅助器具类型、尺寸、材料、使用范围等，应包含名称、型号、尺寸、材料、颜色、承重、其他配件、特殊要求等。同时，应考虑使用者的意愿、操作能力及辅助器具的安全性、重量、使用地点、外观、价格等。

（二）常用自助辅助器具

1. 穿衣辅助器具

（1）穿衣钩　通过穿衣钩牵引实现穿衣功能，为偏瘫和截瘫患者常用的自助具。

（2）扣纽器　插入纽扣孔，钩住纽扣并旋出的器具。适用于手精细功能障碍的患者，如四肢瘫或偏瘫患者。

（3）穿袜器 向上拉动穿袜器两侧的带子实现穿袜功能。适用于躯干活动障碍者、手精细功能障碍者、肢体协调障碍者等。

（4）鞋拔 可辅助穿鞋，不必解鞋带或用手提，防止把鞋子后面踩坏。适用于平衡功能障碍者、躯干或四肢活动受限者。

2. 进食辅助器具

（1）弹性筷子 在两根筷子中间安装一根弹簧片，筷子头部可自动打开。适用于手指伸肌肌力低下而屈肌肌力存在的患者。

（2）叉、勺 在柄上增加附件以替代手的持握功能，适用于部分偏瘫和 C7 脊髓损伤患者；增加柄的长度，或根据患者的具体情况调节叉、勺柄颈部的角度，适用于肩、肘关节活动受限患者；将勺柄加粗，适用于手部关节屈曲活动受限而不能握勺的患者。

（3）防洒碗 碗底部有吸盘，放于承托物的表面，使碗更具稳定性、不易脱落。适用于手功能障碍者或单手操作患者。

（4）防滑垫 餐桌上放置橡胶垫或在碗、盘子底部安装负压吸盘，以防止碗和盘子在进食时移动、倾倒。适用于一侧上肢能力低下的偏瘫患者。

（5）盘挡 在盘子边缘一侧加盘挡，防止用勺取食物时将食物推出盘外。

（6）自动喂食器 适用于手功能严重障碍而无法用手或上肢进食的患者。

3. 如厕辅助器具

（1）坐便器（或可调节式坐便器） 坐便器的高度和周围的扶手均可以调节。适用于平衡协调功能障碍患者，下肢无力或关节活动受限患者，以及体力低下患者。

（2）助起式坐圈 协助患者完成便后站起的动作，便后利用双手抓住两侧扶手，用向下压的力量使坐便器坐垫弹起。适用于下肢肌力弱或年老体弱、便后起立困难的患者。

（3）厕纸夹 辅助患者取厕纸完成会阴部清洁卫生。厕纸夹长度可调节，便后用其夹住卫生纸完成擦拭动作。适用于截肢、上肢关节活动受限、手指功能低下的患者。

4. 洗浴辅助器具

（1）洗澡椅 适用于平衡协调功能障碍患者，下肢无力或关节活动受限患者，以及体力低下患者。

（2）洗澡刷 方便单手患者使用，如偏瘫患者。

（3）带套环的洗澡巾 适用于上肢关节活动受限患者或手部运动障碍患者。

（4）洗澡手套 适用于手功能障碍患者。

5. 个人卫生辅助器具

（1）剪指甲辅助器具 可增加自身稳定性，易于操作。适用于手功能障碍患者，如偏瘫、截肢、手外伤等。

（2）改装牙刷 粗柄易于抓握，适用于手功能障碍患者。

（3）改装梳子　带 C 形夹的梳子可辅助手部无抓握能力者完成梳理动作。适用于上肢功能障碍患者。

6. 书写、阅读及交流辅助器具

（1）书写辅助器具　可套置于手掌部，调整笔的角度，取得最佳的书写位置。适用于手抓握或抓捏能力障碍者。

（2）翻书器　可将一根末端为橡胶的金属棒插入万能袖带或环绕手掌进行翻书动作。适用于手功能障碍患者。四肢瘫患者可用口棒翻书页。

（3）打电话辅助器具　例如，在话筒上安装一个"C"形夹，四指一起卡入其中便可提起话筒；把带橡皮头的铅笔笔尖插入圆球中，患者握住圆球，用橡皮头一端拨号。适用于手不能握听筒而上肢存留部分功能的患者。

（4）电脑输入辅助器具　适用于用手指输入困难的患者。

（5）沟通板　适用于认知障碍或言语表达障碍的患者。

7. 炊事类辅助器具

（1）刀　"L"形刀或叉，呈手锯状易于割切食物。适用于手指屈曲挛缩的患者。

（2）开瓶器　将一"V"形条固定于板上，再将板固定于悬吊柜的底部，单手将瓶盖卡入"V"形口内并加以旋转，即可打开瓶盖。

（3）切菜板　在菜板上安装各种类型的刀片，患者可用一只手完成土豆剥皮、切片、切丝等加工；在切菜板上钉三颗钉子，尖端朝上，将土豆、洋葱等食品插在钉子上再进行切割；在切菜板的左上方加直角挡板，防止食品被推出去。

8. 其他辅助器具

（1）拾物器　用于拿取稍远处物品，适用于躯干活动障碍或转移障碍的患者。

（2）改装柄钥匙　将钥匙孔内穿一根短棍或加一个硬塑料片，适用于手抓握功能障碍的患者。

（3）特制砧板　可固定食物，适用于单手操作的患者。

（4）坐姿保持器　适用于高位截瘫患者。

（5）环境控制系统　常用于四肢瘫或其他重度残疾患者，如声控开关、电话语音拨号等。

（6）其他　康复机器人、康复护理机器人等。

（三）轮椅的使用训练

1. 乘坐轮椅的正确姿势　乘坐轮椅时，需维持良好的姿势才能安全舒适，且方便操控，并可降低压疮的发生率。乘坐轮椅的正确姿势为：

（1）坐姿端正、双目平视、两肩放松、上肢悬垂于腋中线或双手握扶住轮椅扶手，身体稍向前倾。

（2）臀部紧贴后靠背，当驱车运动时，臀部与腹肌收缩，有利于骨盆的稳定，减少臀部异常活动。

（3）大腿、小腿之间的角度在 110°～130° 范围内，髋部与膝部处于同一高度。内收肌痉挛患者，需在两膝间放垫，以预防压疮。

（4）两足平行，双足间距与骨盆同宽，有利于稳定骨盆，并可分担身体重量。

（5）驱车时，肘关节保持120°左右为宜，以减少上肢肌肉的疲劳程度。

2. 减压训练　由于久坐轮椅者坐骨结节等处压力大，应从乘坐轮椅时开始掌握减压动作。减压动作应两侧交替进行，一般每隔30分钟进行1次。

3. 独立驱动训练

（1）平地驱动训练　正确地掌握驱动期和放松期，加强躯干的平衡训练和上肢、手指的肌力强化训练，是完成驱动轮椅的基本条件。平地驱动分为：①驱动前：松开车闸，身体向后坐直，眼看前方。②驱动期：双上肢后伸，稍屈肘，双手握紧手轮的后半部分，上身前倾的同时双上肢向前推动手轮并伸直肘关节。③放松期：当肘关节完全伸展后松开手轮，上肢自然放松下垂于大轮的轴心位置。

（2）转换方向和旋转训练　患者用一只手驱动轮椅即可改变方向，前进或后退过程中均可应用。如在静止状态下迅速转换方向，可一手固定一侧手动轮，另一手驱动另一侧手动轮，以固定车轮为轴使轮椅旋转；若需在固定位置上使轮椅旋转180°，可使左、右轮向相反方向驱动，一侧向前，另侧向后，便可完成快速180°旋转。

（3）抬前轮训练　轮椅上下坡路、上下台阶、越过障碍物、遇到不平整的路面或希望快速行驶时，需将轮椅的小前轮抬起：①在轮椅前放一低台阶（高2~3cm），让患者驱动轮椅上台阶；患者乘坐的轮椅放置于坡路上，向背后滑动，在轮椅下坡滑到一定速度时，患者用力握后轮使轮椅停住，由于惯性作用有利于前轮抬起。这种方法易造成轮椅向后翻倒，须有人保护。②平地练习时，患者双手紧握手动轮，完成轮椅向前、向后、再向前的驱动动作。当再次向前驱动时突然加力，同时躯干后倾，前轮可抬起。平地训练时亦需要有人在旁边保护。

（4）单手驱动轮椅训练　患者将患足放在足托板上，患侧上肢放在扶手上，用健侧上肢驱动手轮，健侧足着地作为舵来掌握方向。

七、工作、生活环境改造

当患者不能通过改善身体功能来提高其作业活动能力时，需要通过改变环境以适应其功能水平，主要包括家居环境改造和工作环境改造等。改造原则应符合无障碍要求，使患者的活动达到高效、安全、舒适。

（一）家居环境咨询及改造指导

1. 出入口　理想的出入口应是门内外同高，水平可行走路线，面光滑、平坦，光线良好；门开启后宽度应足以使轮椅或其他助行器通过；门锁可根据患者需要采用呼叫对讲或电子卡开锁系统等。如出入口为斜坡形，倾斜角度应在5°左右，宽度应保证轮椅等助行器通过，地面应防滑；两侧应设扶手，扶手两端各应水平延伸30.5cm；门内外应有足够大的平台，以便于患者进出后能转过身关门或锁门。

2. 走廊 走廊的宽度以 120cm 为宜。如通过一个轮椅和一个行人的走廊宽度应为 140cm。

3. 楼梯 楼梯每级台阶高度不应大于 15cm，深度为 30cm，楼梯至少应有 120cm 的宽度，两侧均需有扶手，扶手离地面的高度为 65～85cm，楼梯表面材料应防滑。

4. 客厅及卧室

（1）室内光线应充足，家具之间应有足够空间，室内地毯应尽量除去，地板不应打蜡。

（2）卧室：床应牢固不动，高度可适度调整，床垫应坚固、舒适；床边可放置一个床头柜，其上可放一盏台灯、电话及必需药品；卧室内桌前、柜前及床的一侧应有 160cm 的活动空间，以便乘坐轮椅活动。

（3）家具：衣柜内挂衣架不应高于在轮椅上手能触及的最大高度（约 122cm）；坐在轮椅上时向侧方探身的合适距离约为 137cm；侧方伸手下探时最低可达高度约为 23cm。

（4）门把手应为向外延伸的横向把手以利于开关；墙上的电源开关不高于 92cm，墙电插座以离地 30cm 以上为宜。

5. 卫生间 卫生间内应有洗手池、马桶和小浴盆等，应至少有 221cm×152cm 的使用面积；卫生间门最好是拉门，应有 82cm 的门宽。

（1）便器 采用坐式便器，高 40～45cm，两侧安置扶手，两侧扶手相距 80cm；坐便器和洗手池中轴线间距不应少于 68.5cm，与墙的距离不应少于 45cm，以利于轮椅靠近。

（2）洗手池 洗手池底部与地面的距离不应少于 69cm，以利于乘轮椅患者的大腿进入池底；水池深不大于 16cm；水龙头应为长手柄式，便于操作；洗手池上方应有镜子。

（3）浴盆、淋浴 浴盆高度 40～45cm，地面和盆底应防滑，水龙头用手柄式；盆周与盆沿同高处设有平台部分，以便患者转移和摆放一些洗浴物品；盆周设有直径 4cm 的不锈钢扶手，浴盆内安装可调的座板。如果采用淋浴，应选择带蛇皮管的手持式喷头，喷头最大高度应使患者坐在淋浴专用轮椅上也能够到。

6. 厨房 包括厨房大小、通道、操作台面的高度与深度、碗架的高度，水龙头、电灯开关的种类及高度等改造。操作台高度应低于 79cm，台面深度至少 61cm。台面应光滑，以方便物品移动；操作台下方、水池下方及炉灶下方均应留有放置双膝的空间。水龙头应采用长手柄式。常用的器皿、食品应放在易拿到的地方，橱柜内的储物架采用拉筐式或轨道式以便于拿取。远距离搬运可使用带脚轮的小推车，方便将物品由冰箱或其他地方转移到操作台。

（二）工作环境咨询及改造指导

1. 建筑物外部环境

（1）无障碍通道 为了便于轮椅通过，其宽度不小于 120cm，如有斜坡则倾斜角为

5°。路面应以柏油铺成，如以砖石铺设应平整，砖与砖之间紧密无缝，路边镶边石应呈斜坡状，以利于轮椅通过。

（2）可移动的斜坡　如某场所残疾人只是偶尔光顾，则可使用移动式斜坡。其最大高度约三级台阶，材料可使用0.3cm厚的铝片。

（3）停车场　供残疾人机动车停车位应设明显标志。应便于机动车出入，靠近人行通道，停车位宽度不得小于244cm。

2. 建筑物内部环境

（1）入口处可安装自动门，方便残疾人轮椅通过。

（2）单级台阶可在附近墙面安装一垂直扶手，距台阶底部约90cm；多级台阶则应安装水平性扶手，并在台阶的底端和顶端各延伸至少30cm。扶手直径应为2.5～3.2cm，扶手内侧缘与墙之间距离为5cm。

（3）电梯控制按钮距地面的高度不超过122cm，以方便乘坐轮椅者使用。

（4）供一辆轮椅通行的通道宽度不应小于82cm，供两辆轮椅交错通过的宽度应至少153cm。

（5）对于躯干控制能力较差的轮椅使用者，其工作空间为一侧上肢向侧方活动的距离（51～122cm），水平向前触摸至桌边的距离（约46cm）。躯干控制能力较好的轮椅使用者向侧方及前方的活动空间还可增加。工作区轮椅活动面积不应小于153cm×153cm。

（6）洗手间门开启后净宽不应少于82cm。洗手间内应保持183cm×183cm的轮椅转动面积。洗手池下方应留有放入双膝的空间。水龙头应为长手柄式。厕所内应安装扶手。坐便器的高度应达到40～45cm。

（7）公用电话距地面高度不应超过122cm。

第四节　作业治疗处方

临床作业治疗由康复医师开具作业治疗处方，由作业操作者执行。由于康复医学在我国处于初级发展阶段，目前尚无统一的作业治疗处方，相关康复机构根据各自经验和实际情况，设计了康复治疗处方，其中包括作业治疗处方等。

一、作业治疗处方的内容

作业治疗处方应包括：患者一般情况、功能评定、目前存在的障碍问题、康复治疗目标、作业治疗内容及方法、注意事项等内容。制订作业治疗处方时，应根据患者身心功能评定结果、性别、年龄、职业、兴趣爱好、家庭状况，确定作业治疗目标，选择合适的作业训练项目。

二、作业治疗处方格式举例

（一）某医院康复医学科作业治疗处方

作业治疗（OT）处方

患者姓名：　　　性别：　　　年龄：　　　住院号：　　　床号：

临床诊断：

病历摘要：包括现病史、既往史、个人生活史等。

功能评定：

存在障碍问题：如日常生活问题、大小便问题、心理问题等。

康复目标：

作业治疗内容及方法：

注意事项：

　　　　　　　　　　　　　　　　　　　　　　康复医师：

　　　　　　　　　　　　　　　　　　　　　　年　月　日

（二）脑卒中患者作业治疗计划制订举例

患者李某，男性，50 岁；职业：农民；文化程度：小学；个人爱好：务农种植；住址：某县乡村。家庭背景、经济条件一般。

患者目前右侧肢体活动不利，乏力，伴说话吐字不清，情绪不稳，生命体征平稳。

诊断：脑梗死。

功能评定：肌张力稍高，Ashworth 分级评定 2 级；Barthel 指数 50 分；Berg 评分 25 分；Brunnstrom 偏瘫运动功能评定 Ⅲ级。

现根据患者目前存在的问题，以及患者个体情况，首先设定以改善患者功能状况为近期目标，制订作业治疗计划如下：

1. 床上翻身、坐起和站立训练，以及站立位重心转移、坐位和站立平衡训练。

2. 穿、脱衣裤、鞋袜训练，以及洗漱、进食等日常生活活动训练。

3. 手功能训练，如手捡豆粒、花生，手指插件等手眼协调等训练。

4. 认知功能训练，如利用蔬菜、水果、日常生活等卡片知识，训练患者记忆、思维能力等，并进行心理辅导，改善心理功能。

5. 言语训练，如发声训练，平时可让患者多听收音机、看电视等。

6. 园艺活动：患者功能逐渐恢复并出院后，可利用当地农村资源，开展种植蔬菜、花草等园艺治疗。

以上每项训练，每日进行 2 ~ 3 次、每次 30 ~ 50 分钟。一段时间后再进行功能评定，根据功能改善情况，修正治疗计划、设定新目标，不断提高患者的功能水平，恢复生活自理能力。

第五章 语言疗法

第一节 语言疗法概述

语言障碍是指发音困难、嗓音异常、气流中断或者语言韵律异常，代表性的语言障碍为构音障碍。语言功能评定主要是通过交流、观察或使用通用的量表（必要时还可以通过仪器对发音器官进行检查）来评定患者有无语言功能障碍并确定是否需要语言治疗。

语言治疗又称语言训练或语言再学习，是指通过各种手段对存在语言障碍的患者进行针对性治疗。其目的是通过语言治疗来改善患者的语言功能，提高交流能力。经系统训练后效果仍不理想者，应加强非语言交流方式的训练，或借助替代语言交流的方法，如手势语、交流板等，以达到交流的目的。

一、语言交流的生理基础

在个体发育过程中，具有语言功能的左侧半球为优势半球。但右侧半球并非绝对不参与语言过程，其主要分管语调与韵律。当右半球受损时，患者表现为语调平淡，感情色彩减弱或消失。同时，右半球还分管部分文字理解功能。大脑皮质中，与语言形成直接相关的部分遭受损害时，其所引起的语言障碍特征与受损的解剖位置呈对应关系。

正常语言的形成过程一般分为 3 个阶段：

1. 语言感受阶段 口语和其他声音刺激一样，首先是经过听觉系统传入大脑皮质的听觉中枢颞横回，优势半球颞横回对各种听觉信息进行处理，将与语言有关的信息重新组合，输入同侧的感觉性语言中枢（Wernicke 区）；文字信息和其他光感刺激一样，首先经视觉系统传入大脑皮质枕叶后部的初级视区，初级视皮质对视觉信息处理后，变成视觉性语言信息，向视觉联络区发放，然后输入同侧角回。

2. 脑内语言阶段 语言信息在语言中枢进行编排，形成文字、符号和概念。首先是 Wernicke 区把语言特征转变为音素和各个音素序列信息，然后进行信息整合。优势半球后部语言中枢（顶下叶的角回和缘上回）对接受的视、听、语言信息进行综合、联想，产生语义及表达这些语义的符号和句法编码，通过传导纤维束将信息输入前部语言中枢（运动性语言中枢及书写中枢）。前部语言中枢将整合后的语言信息转换成一系列的语言运动命令，传送到初级运动皮质。

3. 语言表达阶段 将语言信号转变成口语的形式表达出来，需要多个系统和器官连续的活动过程。语言运动信息转变为运动冲动，经锥体束至运动神经核团，支配呼吸肌、喉和其他构音器官。喉的发声包括从肺内产生呼气流的过程及在声门（左右声带间隙）将呼气流转变成间断气流并形成声波的过程；同时锥体外系也发出神经纤维支配这些核团，影响控制声门以上各个器官的肌张力及共济运动，以保证声音的音调及音色。

二、语言疗法的途径

1. 语言训练 是语言治疗的核心，包括口语表达与理解训练、阅读及书写训练、构音训练、语音及语调训练、语言交流替代训练等。

2. 指导 对于重度语言障碍者家属及轻度语言障碍者本人进行指导，建立有效的沟通方式。

3. 手法治疗 对于构音及吞咽障碍者，可以对相关肌肉实施按摩等手法治疗，改善肌肉的功能。

4. 替代产品 为了达到正常的日常交流，对于重度语言障碍者，可考虑替代产品，包括肢体手势语言、交流板和语言交流器等。

5. 辅助产品 对于残存功能不足以代偿的情况，可以考虑装配辅助器具，如重度运动型构音障碍的腭咽肌闭合不全者可佩戴腭托。

三、语言疗法的原则

1. 及时评定 治疗前应进行全面的语言功能评定，了解是否存在语言障碍及障碍的类型和程度，制订训练方案。并定期评定治疗效果，及时调整治疗方案。

2. 早期开始 病情稳定后24~48小时即可开始康复评定与治疗，开始得越早，效果越好。

3. 语言环境 为患者提供适当的语言环境，依据患者的治疗需要可以采用集体治疗、个别治疗或家庭治疗。

4. 及时反馈 语言治疗就是治疗人员给予患者某种刺激，患者做出相应反应。正确的反应要加以鼓励，错误的反应要告知患者，并通过提示或修正刺激以形成正确反应。在康复训练过程中，正反应逐渐增多并稳定时，可以考虑将训练难度升级。

5. 患者主动参与 语言治疗时，患者必须主动参与，没有训练者与被训练者之间的双向交流，无法完成语言治疗。

6. 循序渐进 语言治疗应遵循循序渐进的原则，合理安排治疗时间及内容，防止患者出现厌烦与疲劳，也可避免治疗中出现过多错误。治疗内容先易后难，如果听、说、读、写均有障碍，治疗应从听理解开始。

四、语言疗法的临床应用

（一）适应证

患者意识清楚、病情稳定 24～48 小时后，如能够耐受集中训练 30 分钟左右，即可开始进行语言治疗。但由于语言治疗需要患者的主动参与及配合，因此患者如果出现生命体征不稳定、意识障碍、有严重的并发症、重度智能低下、拒绝或无治疗欲望、接受一段时间的系统语言治疗已达到平台期等情况，则语言治疗难以进行或疗效欠佳，应暂时停止治疗。

（二）注意事项

1. 选择适当的课题　治疗中选择的课题难易程度要适当，预期成功率应在 70%～90% 水平，可使患者有一定的成功感以激励进一步坚持治疗。如果成功率过高，患者会失去康复治疗的欲望；如果成功率过低，则会产生挫败感，丧失康复的信心。

2. 确保建立恰当的交流手段　语言康复的目的之一是建立有效的交流方式。对重症患者，要尽量保持和巩固现有的交流能力。在不能完成有效的语言交流之前，可以利用非语言交流工具，如手势、画图、交流板等，确保建立基本的交流。

3. 重视患者的能动性，充分治疗　语言治疗的效果原则上与治疗的时间成正相关。因此，要充分发挥患者本人的能动性，并要调动家属的积极性，积极配合治疗，并要将治疗时学到的语言交流能力，有意识地应用到实际生活中去。

4. 强调反馈的重要性　这里所说的"反馈"，是指治疗过程中，要让患者对自己的反应正确与否有客观的认知。正确的结果要加以肯定，以激励患者的康复愿望；不恰当的结果要及时纠正。

5. 注意观察患者的异常反应　治疗前要充分了解患者原发病情况、有无并发症及可能出现的意外情况。原发病可引起患者的注意力、观察力下降，或出现抑郁、焦虑、过度紧张等情绪。因此，要注意与患者的交流方式及态度，并要适时调整环境。同时要了解患者躯体功能障碍、尿便功能等情况，还要了解患者正在进行的运动疗法、作业疗法等训练内容。注意监测患者的生命体征，特别要注意患者的疲劳表现。训练时如发现与平时状态不同，一定要查找原因，并及时与康复医师沟通，不可勉强训练。

影响语言治疗效果的因素很多。语言治疗的效果可与以下因素有关：治疗开始的时间、语言障碍的程度、是否有并发症、是否初次发病、脑损伤的程度及部位等。一般外伤性脑损伤所致语言障碍的治疗效果好于其他原因所致的语言障碍；表达障碍为主者要好于理解障碍为主者；家属和本人积极参与、有恢复愿望者康复效果好。

第二节 失语症的治疗

一、失语症的概念

临床上比较常用的是 Benson 对失语症的定义，即失语症是指由于大脑功能受损所引起的语言功能丧失或受损。患者表现为在意识清楚、无精神症状及严重智能障碍的前提下，无感觉缺失和发音器官肌肉瘫痪及共济运动障碍，却听不懂别人及自己的讲话，说不清要表达的意思，不理解亦读写不出病前会读、会写的字句等。

二、失语症的病因及分类

（一）病因

脑血管病是最常见的病因，其他病因包括颅脑损伤、脑部肿瘤、脑炎等。

（二）分类

目前对失语症尚无统一的、公认的分类方法。随着功能影像学的发展，现在认为，大脑某一部位的损害，会造成一组完全或不完全的语言临床症状较高频率的出现。如果损害广泛，会出现非典型的失语症状；如果损害局限，会表现出典型的失语症状。我国学者制订了汉语失语症分类法，将失语症分为以下几种：①外侧裂周围失语综合征：包括运动性失语、感觉性失语和传导性失语。②分水岭区失语综合征：包括经皮质运动性失语、经皮质感觉性失语和经皮质混合性失语。③完全性失语。④命名性失语。⑤皮质下失语综合征：包括丘脑性失语和基底节性失语。⑥纯词聋、纯词哑。⑦交叉性失语。⑧失读症、失写症。

由于患者的病变性质、病灶部位及病理变化的不同，其临床表现会有很大的差别。根据国内外研究观察，约 30% 的失语症无法明确归于哪一类。因此，又有将失语症分为非流利型失语和流利型失语的二分法。此种分类方法注重失语症的语言障碍性质而非病灶的具体部位，其鉴别方法为：①非流利型失语：语量减少（每分钟 50 字以下），说话费力，有短语现象，韵律异常，信息量多。②流利型失语：语量多（每分钟 100 字以上），说话不费力，没有短语现象，韵律正常，错语较多，信息量少。

几种常见失语症的病灶部位及语言障碍特征见表 5 – 1。

表 5 – 1 常见失语症类型的病灶部位和语言障碍特征

	病灶部位	自发语	听理解	复述	命名	阅读	书写
运动性失语	优势侧额下回后部皮质或皮质下	非流利，语量少，电报式或无语	相对较好，复杂的语言理解困难	困难	障碍，可接受语言提示	朗读受损	形态破坏，语法错误

续表

	病灶部位	自发语	听理解	复述	命名	阅读	书写
感觉性失语	优势侧颞上回后1/3区域	流利，缺乏实质词汇	语音、语义、自己的话均不理解	很差	部分障碍	朗读困难，理解差	形态保持，书写错误
传导性失语	优势侧缘上回或深部白质弓状纤维	流利但找词困难	轻度障碍	不成比例的差	语音错语	语音错语	有障碍
经皮质运动性失语	优势侧Broca区的前上部	少，不流利	基本正常	正常	部分障碍	部分障碍	中度障碍
经皮质感觉性失语	优势侧颞顶分水岭区	流利，但错语较多	严重障碍	较好	严重障碍	可以，但不理解	有障碍
经皮质混合型失语	优势侧分水岭区	严重障碍	障碍明显	很好	有障碍	有障碍	有障碍
完全性（球性）失语	颈内动脉或大脑中动脉分布区	不流利，自发语较少	严重障碍	完全障碍	完全障碍	完全障碍	形式破坏，书写错误
命名性失语	优势侧颞中回后部或颞枕结合区	流利，但缺少实质词	正常或轻度障碍	正常	障碍	轻度障碍或正常	轻度障碍

三、失语症的治疗目标及方法

（一）治疗目标

失语症治疗的目的是利用各种方法改善患者的语言功能和交流能力（表5-2）。

表5-2　不同程度失语症的治疗目标

失语分度	长期目标
轻度失语	改善语言和心理障碍，适应职业需要
中度失语	充分利用残存的语言功能以改善功能障碍，基本能够日常交流
重度失语	尽可能利用残存的语言能力或使用代偿方法进行简单的日常交流，适应回归家庭的需要

（二）治疗方法

1. Schuell 刺激疗法　是多种失语症治疗的基础方法，也是应用最广泛的治疗方法之一。其原则是通过对患者受损的语言符号系统进行较强的、特定的听觉刺激，最大限度地促进失语症患者的语言功能重建和恢复。

（1）基本原则（表5-3）

表5-3　Schuell 刺激疗法的基本原则

刺激原则	具体操作
采用较强的听觉刺激	听觉模式在语言过程中居于首位，而且听觉模式的障碍在失语症中也很突出。只有听理解改善，其他刺激才能产生反应
采用恰当的语言刺激	采用的刺激能输入大脑，因此要根据失语症的类型和程度，选用适当的控制下的刺激，在难度上要以使患者感到有一些难度但尚能完成为宜
利用多途径刺激	听觉刺激的同时给予视、触、嗅等刺激（实物或仿制品），可以相互促进效果
反复应用刺激	一次刺激得不到正确反应时，反复刺激可能会提高其反应性
每个刺激均应引出反应	一个刺激应引出一个反应，这是评价刺激是否恰当的唯一方法，并应提供反馈，使操作者可依据反馈结果调整下一步的刺激
正确反应要强化，并不断修正刺激	当患者对刺激反应正确时，要鼓励和肯定以达到强化的目的；当刺激得不到正确反应时，多是刺激方式不当或刺激不充分，要及时修正

（2）治疗课题的选择　常用的治疗课题选择方法如下：

1）根据失语症语言模式及障碍程度选择治疗课题：绝大多数失语症患者听、说、读、写4种功能均受损，且4种障碍的严重程度可能不平行，会以某种障碍为突出表现。因此，要根据患者语言模式和严重程度选择治疗课题，采取针对性治疗。原则上轻症者以直接改善日常交流为目标，重症者则以增强其残存功能或进行实验性治疗为主。训练内容见表5-4。

表5-4　不同语言类型、不同严重程度失语症的治疗课题

语言模式	程度	治疗课题选择
阅读障碍为主	重度	绘画图片和文字图片匹配（日常物品、简单动作）
	中度	情景画、句子、短篇文章，执行简单的书写命令，短篇阅读理解
	轻度	听写长句子，读长篇文章（故事等）后提问
听理解障碍为主	重度	听单词与画、文字匹配
	中度	听短句做是或非反应，执行简单口头指令
	轻度	听复杂句、短文或内容复杂的材料，如新闻理解等
书写障碍为主	重度	写姓名或日常用词
	中度	听写单词、短文，书写简单句
	轻度	复杂句、短文书写，记日记、某一图画描述性书写
口语表达障碍为主	重度	复述简单单词、系列短语或问候语，日常用词称呼
	中度	读短文，复述短文，动作描述
	轻度	日常生活聊天，某一事物描述
其他		练习计算、绘画、写信、查字典、写作等，均应按程度练习

2）根据失语症类型选择治疗课题：见表5-5。

表5-5　不同类型失语症治疗课题

类型	治疗课题选择
传导性失语	听写训练、复述训练
运动性失语	构音训练、口语表达训练、文字表达训练
感觉性失语	听理解训练、复述训练、会话训练
经皮质运动性失语	构音训练、文字训练（以运动性失语课题为基础）
经皮质感觉性失语	听理解训练（以感觉性失语课题为基础）

3）失语症计算机训练系统的应用：近年来，随着计算机技术的进展及失语症机制与疗法研究的不断深入，利用计算机评定与训练系统治疗失语症的技术正逐渐普及。该系统具有以下优点：①语言识别系统可以识别患者的语音错误。②训练内容丰富，增加了训练的趣味性。③减轻了操作者的劳动强度。④提高了训练效率，延长了治疗时间。⑤可与计算机系统进行人机对话，减轻了患者的心理压力。该系统虽有以上诸多优点，但仍不能替代个性化的、人工的、一对一的训练方式。

（3）治疗过程

1）听理解训练：在训练中，患者与治疗师双向交流。治疗师利用准备好的图片给予患者听觉刺激，患者做出相应反应。由单个词的理解开始，可以使用图片或实物。例如勺子，由治疗师说"勺子"，患者指出实物或图片。患者能够正确指认后，可增加动词成分，如"把勺子递给我"。再逐渐增加更多的实物或图片，词义理解难度逐渐加大，包括动词、形容词、介词、数字、相关词义、相同词义、相反词义的理解。还要进行记忆跨度训练：治疗师出示一系列图片，患者完成指令。如"把笔、帽子和牙刷拣出来"等，逐渐增加难度。

2）口语表达训练：部分听理解的项目可以变换为口语表达的治疗课题，即治疗师用不同方式对患者施加刺激，患者用口语回答。例如，跟着治疗师大声复述名词、数字、拼音等，吟唱歌曲及唐诗，复述词组及句子；治疗师说出大部分词组或句子，患者补充同义词、反义词、名词、动词、介词等；进行实物、图片或分类等形式的命名，按照单词→短句→长句的顺序进行。给患者出示一组图片，就图片上的内容进行提问。例如，出示有一支钢笔的图片，可问"这是什么""他是做什么用的"等反复练习；也可进行反义词、关联词等的练习。逐渐过渡到句子、短文，用词或图片组句，自发口语练习。例如，看动作画，让其用口语说明；看情景画、漫画，让患者自由叙述；与患者进行谈话，让患者回答自身、家庭及日常生活的问题等，逐渐增加句子的长度及复杂性。

3）阅读理解及朗读练习：治疗师提供不同内容的视觉刺激，患者做出回答。例如，图片、图形-图片、文字-图片匹配，阅读补充短语、句子，阅读句子与图匹配，读句子回答问题或进行匹配词选择，阅读文章进行答案选择、问题回答，进行内容叙述总结。每日坚持，以提高朗读的流畅性。

4）书写练习：部分用于口语表达的训练课题可以转换为书写完成，即治疗师提供不同方式的刺激，患者用文字书写回答：①描摹或抄写：让患者抄写一定数量的名词、动词、句子。②听写：听写单词、短句、长句及短文等。③描写：让患者看图片，写出句子。④记日记和写信。

5）计算能力训练：以患者现有的计算能力为基础开始进行训练，逐渐增加难度。可结合日常生活中熟悉的内容进行，如买菜、买票等。

2. 实用交流能力的训练　据统计，正常人交谈时只有35%的信息是由语言传递的，其他65%是由非语言（如手势语等）交流方式传递。对大多数失语症患者而言，其语言功能及非语言功能多同时受损，但非语言功能损害相对较轻。因此，要训练失语症患者最大限度地利用其残存的语言或非语言能力进行实际交流，从而使其掌握日常生活中最有效的交流方法。

（1）训练原则

1）以实用为目的：采用日常生活活动的内容为训练课题，选用接近现实生活的训练材料，如实物、照片、新闻报道等。充分调动患者的兴趣及积极性，并在日常生活中练习、应用和体会训练的效果。

2）重视传递性：为了达到有效交流，除口语表达外，患者还可采用书面语、手势语、交流板或交流手册等代偿手段，通过多种方式，提高综合交流能力。

3）随时调整交流策略：让患者学会根据不同场合及自身交流水平来选择合适的交流方式。治疗计划中应包括促进调整交流策略的训练，并让患者体验在交流过程中运用不同对应策略的不同效果。

4）重视反馈交流：让语境更接近实际生活，吸引患者的兴趣并引发自发交流反应，在交流中给予恰当的反馈。

（2）训练方法　由 davis 和 Wilcox 创立的 PACE（promoting aphasics communication effectiveness）技术是国际上公认的实用交流训练法之一，适用于各种类型和不同程度的语言障碍者。在训练中，PACE 技术要求由治疗师与患者双向交互传递信息，利用接近于实际交流的对话结构，充分调动患者残余的语言功能，以使其掌握实用性的交流技术。

具体训练方法为：将一叠图片扣置在桌子上，治疗师与患者交替摸取，不让对方看见自己手中图片的内容，然后各自运用各种表达方式（如呼名、迂回语、手势语、指物、绘画等）将图片信息传递给对方，接受者通过重复猜测、反复提问、确认等方式与提问者进行沟通，以达到训练目的。治疗师可根据患者的语言能力提供适当的示范。

训练中选材应适合患者的水平，由易到难，对重度患者应限制图片的数量。对于需要示范代偿方法者，可同时进行代偿手段的训练，如肢体语言、绘画等。通过此种方法的训练，可以调动患者积极参与，提高治疗效果。

（3）PACE 的治疗特点　见表 5 - 6。

图 5 - 6　PACE 的治疗特点

治疗特点	说明
双方交流未知的新信息	利用多张卡片，治疗师和患者一方随机抽卡，然后向对方表达传递卡片信息，努力使对方得知卡片内容。而过去的治疗方法为：在治疗者已知单词或语句的情况下对患者单方面提问
自由选择交流手段	为了让对方获得信息，除口语表达外，还可采用书面语、手势、绘画、指物等各种手段进行表达交流。治疗师在传达信息时，必须向患者示范与其能力相适应的表达手段
平等分担会话责任	治疗师与患者在交流时处于同等地位，会话任务在双方之间来回交替进行
根据信息传递的成效进行反馈	治疗师要及时调整患者的信息表达方式。当患者作为表达者、治疗师作为接受者时，治疗师根据对患者表达内容的理解给予患者适当的反馈或提示，引导其修正表达方式，提高表达能力

3. 非语言交流方式的利用和训练　非语言交流对失语症患者是一种重要的交流方式。作为一种社会交流技能，可以通过训练得以加强。对重度失语症患者，可将其作为最主要的交流代偿手段来进行训练。

（1）肢体语言训练　肢体语言包括手、头及四肢的动作，具有强调、说明和标志的功能。训练时可以从常用的肢体语言开始（如用点头、摇头表达是或不是等），强化肢体语言的日常应用。可按照"治疗者示范肢体语言→患者模仿→与图或物的对应练习→确立肢体语言"的顺序进行训练。

（2）画图练习　图画交流可以保证患者有较充足的思考时间，提高信息传递的准确性，适用于重度语言功能障碍但具有一定绘画能力的患者。训练中鼓励患者同时使用其他的信息交流手段，如图画加手势、文字等。

（3）交流板和交流手册的应用　适用于口语及书写交流均有困难，但有一定的文字及图画认知能力的患者。根据患者的能力及不同的交流需要建立交流板及交流手册，对于有阅读能力的患者，还可以补充一些文字。

（4）电脑交流辅助装置　包括发音器、电脑说话器、环境控制系统等。

临床上一对一治疗是语言治疗的主要形式，另一种治疗形式是小组治疗。将语言障碍程度接近的患者分成一组，在治疗师的引领下，治疗时间内进行组内信息交流，包括打招呼、辞行、个体信息交流、身体部位辨识等内容。小组治疗可提高患者康复训练的趣味性，降低治疗成本，增强治疗效果。

第三节　构音障碍的治疗

一、构音障碍的概念

构音障碍是指由构音器官的先天性或后天性结构异常导致的器质性语言障碍或由神经系统损害导致的无构音器官结构异常的语言障碍。患者通常听理解正常，并能正确地选择词汇及按语法排列语句，但不能很好地控制重音、音量及音调，表现为发声困难、发音不准、咬字不清、节律异常与鼻音过重等。运动型构音障碍是指神经系统损害导致与构音有关的肌肉麻痹、肌张力异常，以及运动不协调所致的语言障碍。本节主要介绍运动型构音障碍的分类与治疗。

二、构音障碍的病因及分类

（一）病因

常见于神经系统疾病，如脑卒中；先天或后天原因导致的结构异常，如唇腭裂；无明显原因的构音障碍，如模式固定的发音错误等。

（二）运动型构音障碍分类

根据神经系统损害的部位及语言受损的程度不同，运动型构音障碍可分为 6 种类型：①迟缓型构音障碍。②痉挛型构音障碍。③共济失调型构音障碍。④运动减少型构音障碍。⑤运动过多型构音障碍。⑥混合型构音障碍。

几种构音障碍的常见病因及语言特征见表 5 - 7。

表 5 - 7　运动型构音障碍的常见病因及语言特征

类型	常见病因	神经肌肉病变表现	语言异常特征
迟缓型	真性球麻痹、重症肌无力、颅神经麻痹、格林巴利综合征等	迟缓型瘫痪，肌力、肌张力低下，肌肉萎缩，舌肌震颤	气息音，辅音不准，不适宜的停顿，音量降低
痉挛型	脑卒中、脑外伤、脑肿瘤、假性球麻痹等	痉挛性瘫痪，肌张力增高，腱反射亢进，病理征阳性	费力音，刺耳音，鼻音过重，辅音不准，不自然中断，音量急剧变化
共济失调型	脑卒中、肿瘤、中毒、外伤、共济失调型脑瘫	肢体动作不协调，平衡障碍，肌张力低下，运动缓慢	以韵律失常为主，初始发音困难，不规则的语言中断，声音的高低强弱呆板
运动减少型	帕金森病、帕金森综合征	运动缓慢，活动范围受限伴震颤	音调单一，音量低，重音减弱，有呼吸音，速率缓慢或有失声现象
运动过多型	舞蹈症、手足徐动症	异常的不随意运动	元音、辅音不准，语速、音量急剧变化，重鼻音
混合型	多发性硬化、肌萎缩侧索硬化、脑外伤	多种运动障碍的混合	多种症状的混合

三、构音障碍的治疗方法

运动型构音障碍治疗时，应针对患者语言障碍的特征性表现制订训练计划，目的是促使患者发音讲话，并使构音器官恢复协调的运动功能。首先要对患者的构音器官和构音状况进行评定，构音运动训练从评定所发现的异常部位开始。如有多个部位出现异常，训练时要分清主次，或者同时开始。构音器官的运动情况改善后，再进行构音训练，训练时应遵循由易到难的原则。对于轻、中度障碍患者，以自身主动训练为主；对于重度障碍患者，需要操作者应用手法辅助治疗。

（一）轻度至中度构音障碍的治疗

1. 放松训练　痉挛型及运动减少型构音障碍者，在肢体肌张力增高的同时，往往伴有咽喉部肌群张力的增高，导致构音障碍。通过放松训练，可以降低腰腹部、颈肩部、咽喉部肌肉张力，使构音器官的肌群处于易于发起运动的状态。训练方法为：使患者身体处于放松状态。在各部位设计一些使肌肉先紧张、再放松的动作，让患者更容易体会松弛的感觉。例如，肩关节的放松，可以先做双肩上耸，使肩部肌肉紧张，保持 3 秒，然后再放松，重复 3 次以放松肩关节周围肌肉。

2. 呼吸训练　构音障碍患者常出现呼气时相短且气息弱的情况。训练时，建立规律可控的呼吸频率，能为发声动作和发音节奏练习打下良好的基础。方法如下：

（1）上肢上举、摇摆，可改善呼吸功能。

（2）双上肢向前上伸展时吸气，回落时呼气，可改善呼吸协调动作。

（3）进行吸气－屏气－呼气训练，可使用吸管在水杯内吹泡、吹气球、吹蜡烛等方法，或者直接采用呼吸训练器，尽量延长呼气时间。

3. 改善构音的训练

（1）**本体感觉刺激训练**　用长冰棉棒按照"唇→牙龈→上牙龈背侧→硬腭、软腭→舌→口底→颊黏膜"的顺序进行环状刺激。

（2）**口唇、舌肌运动训练**　唇的张开、闭合、前突、回缩；舌的前伸、后缩、上举、向两侧活动等，可用压舌板增加阻力进行力量训练。对于严重舌运动障碍的患者，可用冰刺激治疗，也可戴指套或用压舌板辅助舌肌运动，或利用舌肌训练器进行舌肌的被动及主动抗阻训练。

（3）**发音训练**　唇、舌、下颌等器官具备较充分的主动运动功能后，可以进行发音训练。可按照"元音→辅音→元音与辅音"、"单音节→双音节→单词→句子"的顺序进行训练。训练时，可让患者通过画图理解发特定音时各构音器官的正确位置，明确自身发音障碍的原因，并纠正其发音音位。

（4）**发音韵律练习**　构音器官的痉挛或不协调，可导致患者发音歪曲或韵律失常。训练时，可由治疗者按节奏轻拍桌子或利用节拍器加以矫正。速度可根据患者的病情而定，由慢到快，患者随节拍发音。通过训练，可明显增强患者发音的清晰度，并逐渐使韵律恢复正常。

（5）**辨音练习**　训练材料由治疗者口述或录音播放，令患者分辨并指出错音，然后对其进行纠正。

4. 鼻音控制训练　鼻音过重是由于软腭运动力弱，或腭咽部不能适当闭合，导致气流经鼻腔逸出，将鼻音以外的音发成鼻音。治疗方法包括：

（1）**引导气流法**　吹吸管、气球、蜡烛、纸张等，可以引带气流通过口腔，减少鼻漏气。

（2）"推撑"疗法 患者两只手放在桌面上用力向下推撑或两手掌相对推撑，同时发短元音［a］。也可训练发舌后部音［ka］，促进腭肌收缩及腭咽闭合。

5. 克服费力音训练 发音费力是由于声带过分内收所致，治疗的目的是让患者学会较轻松的发音方式。治疗方法包括：

（1）让患者处于一种很轻的打哈欠状态时同时发声。

（2）颈部肌肉放松。做颈部前屈、后伸、左右侧屈及旋转动作。

（3）咀嚼练习。咀嚼动作可以使声带放松，训练患者咀嚼时从不发声到逐渐发声。

（4）训练患者随着发"喝"音时同时发声。发"喝"音时，声带外展，使发声动作容易完成。

6. 克服气息音训练 气息音是由于声门闭合不充分而引起。训练方法通常有"推撑"法、咳嗽法等。也可采用手法辅助发音（如辅助甲状软骨的运动等），还可用一个元音或双元音结合辅音和另一个元音同时发音。

7. 语调训练 对于音调低或单一音调的患者，可跟随乐器节奏训练音调和音量，也可采用可视音调训练器进行辅助训练。

（二）重度构音障碍的治疗

重度构音障碍是由于严重的肌肉麻痹及运动功能严重障碍以致难以发音，或发音清晰度过低而不能正常交流。对急性期患者可训练其暂时使用替代法进行交流，同时利用手法治疗辅助其进行呼吸、舌唇运动训练，并进行本体感觉刺激训练；对病程长且已形成后遗症，或病情逐渐加重的患者，则要训练其学会使用替代的交流辅助设备，如交流板、图画、小型交流仪器等，以满足基本的交流需要。

第四节 语言失用的治疗

一、语言失用的概念

语言失用是指构音器官本身没有病理性改变，但却不能发出主动运动完成发音等语言活动。因此，语言失用是实现说话运动过程中的障碍，是一种运动性语言障碍。由于引起语言失用的病灶位于大脑左半球前部语言中枢 Broca 区附近，因此患者常伴有 Broca 失语，也可以和构音障碍同时存在。

二、语言失用的病因

主要是由于脑血管病、脑外伤、脑肿瘤等原因导致的脑损伤，病灶主要在左大脑半球，且损伤波及第三额回。

三、语言失用的临床特征

1. 患者有意识说话时出现错误，而无意识说话反而正确。

2. 患者发辅音在开头的词较发辅音在其他位置上的词更容易出错。

3. 重复同样语言，常出现不相同的错误发音。

4. 随着词句难度增加，对发音器官运动协调性的要求提高，发音错误增加。

5. 说话费力、不灵活、语言拖长、脱落、置换或不清晰。

四、语言失用的治疗方法

语言失用的治疗重点主要是针对患者的异常发音，要求患者首先能够从听觉上判断出正确音和错误音，然后通过看图片确定目标音的发音位置。因此，与治疗失语症和构音障碍时主要应用语言刺激、听觉刺激不同，视觉刺激模式是语言失用治疗的关键。治疗中，治疗者要帮助患者通过视觉刺激掌握目标音正确的发音位置和发音机制，再指导患者发音。治疗的目的在于使患者建立每个目标音发音的运动模式，继而掌握连续音节发音的运动模式，最终达到随意、主动、正确、有目的说话的目标。治疗方法包括：

（一）Rosenbek 八步疗法

可采用 Rosenbek 八步疗法，帮助患者重新掌握发音运动模式。

1. 在视觉（口型）＋听觉刺激下与患者同步发音。

2. 呈现视觉刺激，令患者复述。

3. 在听觉刺激下复述。

4. 在听觉刺激 5 秒后再复述。

5. 利用文字刺激进行朗读。

6. 除去文字刺激后说出目的词。

7. 提问后自发回答。

8. 在有游戏规则的场合下说话。

（二）发声及构音训练

治疗师用手按压患者腹部帮助其发声，此法一般用"二"练习元音的发音；为了使患者能看到构音动作，可从元音和双唇音［p］［m］等辅音构音开始训练。掌握每个单音的发音位置，从单音逐渐向单词过渡，并努力说复杂的词和短语。

另外，还应进行发音器官的基本运动训练。

第五节　儿童语言发育迟缓的治疗

一、儿童语言发育迟缓的概念

儿童语言发育迟缓是指儿童语言发展落后于同龄正常儿童水平，在儿童语言障碍中发生率最高。多由于语言发育过程中，长期语言信息输入（理解）和/或信息输出（表达）异常，使儿童语言能力的获得和发展出现障碍。

二、儿童语言发育障碍的病因

儿童语言发育迟缓常见于中度以上耳聋、孤独症、精神发育迟缓、大脑功能发育不全、脑瘫、重症黄疸、癫痫、长期被完全隔离等儿童。

三、儿童语言发育障碍的特征

1. 语言表达障碍　患儿已过了说话年龄仍不会说话，或到了 2 岁多只会讲单字，到四五岁还不能用句子表达自己的意思；开始说话后，语言功能发展缓慢或停滞。

2. 对事物或口语理解障碍和执行指令困难　正常儿童 1.5 岁半到 2 岁时，能理解并执行简单指令，如给他笔他会在纸上乱画，递给他鞋子他会往脚上穿；而语言发育迟缓的儿童通常不能理解物品及物品间的关系。正常儿童两岁后能更加明确理解口语中词与事物的关系，如让其把帽子拿给妈妈，能正确完成；但语言发育迟缓的儿童由于语言符号理解困难而不能完成。

3. 交流障碍　多数患儿均有不同程度的交流障碍，表现为缺少与他人交往的愿望、注意力不集中、不合群、回答问题反应迟钝等。最典型的是孤独症儿童，严重者甚至与他人全无目光接触。

四、正常儿童发育阶段及语言发育迟缓的分类

（一）正常儿童发育阶段

参考正常儿童每一阶段语言功能的发育情况，将语言发育迟缓儿童与之相比较，明确患儿语言功能所处的发育阶段，并据此制订训练计划。

1. 符号形式与指示内容关系的阶段　见表 5－8。

表 5－8　符号形式与指示内容关系的阶段

阶段	内容
第一阶段	对事物、事态理解障碍
第二阶段	事物的基础概念
	2－1 功能性操作
	2－2 匹配
	2－3 选择
第三阶段	事物性符号
	3－1 手势符号（相关符号）
	3－2 语言符号
	幼儿语（相关符号）
	成人语（任意性符号）

阶段	内容
第四阶段	句子，主要句子成分
	4 - 1 两词句
	4 - 2 三词句
第五阶段	词句，语法规则
	5 - 1 语序
	5 - 2 被动语态

2. 符号形式 – 指示内容的关系及年龄可通过阶段　见表 5 - 9。

表 5 - 9　符号形式 – 指示内容的关系及年龄可通过阶段

年龄	1.5 岁 ~	2 岁 ~	2.5 岁 ~	3.5 岁 ~	5 ~ 6.5 岁
阶段	3 - 2	4 - 2	4 - 2	5 - 1	5 - 2
	语言符号	主谓 + 动宾	主谓宾	语序规则	被动语态

3. 操作性课题与年龄阶段对照　见表 5 - 10。

表 5 - 10　操作性课题与年龄阶段对照表

年龄	镶嵌图形	积木	描画	投入小球及延续性
5 岁以上			◇	
3 岁 6 个月至 4 岁 11 个月			△、□	
3 岁至 3 岁 5 个月	10 种图形 10/10 +		+、○	
2 岁至 2 岁 11 个月	10 种图形 7/10 +	隧道		
1 岁 9 个月至 1 岁 11 个月	6 种图形 3/6 ~ 4/6 +	排列	∣、—	
1 岁 6 个月至 1 岁 11 个月	3 种图形 3/3 +	堆积		+
1 岁至 1 岁 5 个月				部分儿童 +

注："+"代表可以完成。

（二）语言发育迟缓的分类

1. 按语言符号与指示内容关系分群　根据语言符号与指示内容相关的检查和操作性课题的完成情况，可分为：

（1）A 群　语言符号未掌握，符号与指示内容相关的检查在 3 - 1 阶段以下，不能理解口语中的名词。主要包括：①A 群 a：符号与指示内容关系的相关检查及操作性课题均落后于实际年龄，即操作性课题 = 语言符号。②A 群 b：操作性课题好于符号与指示内容的相关检查，即操作性课题 > 语言符号。

（2）B 群　语言表达困难，应具备以下条件：①实际年龄在 4 岁以上。②符号形式与指示内容关系的相关检查在 4 - 1 阶段以上。③不能模仿语言或有波动。④一般可以用数词表达。⑤无明显运动功能障碍。⑥上述②~④状态持续 1 年以上且固定。

（3）C 群　语言发育落后于实际年龄，条件为符号形式与指示内容的相关检查在 3-2 阶段以上。主要有：①C 群 a：符号形式与指示内容关系的相关检查及操作性课题全面落后，即操作性课题＝语言符号的理解＝表达。②C 群 b：操作性课题好于语言符号与知识内容的相关检查，即操作性课题＞语言符号的理解＝表达。③C 群 c：语言符号的理解好于表达，操作性课题检查基本与应用符号理解相当，即操作性课题＝语言符号的理解＞表达。④C 群 d：语言符号表达可，但理解不好，即语言符号表达＞理解。

2. 按交流态度分群　根据交流态度分为Ⅰ群和Ⅱ群。

（1）Ⅰ群　交流态度良好。

（2）Ⅱ群　交流态度不良。

五、儿童语言发育迟缓的治疗方法

（一）治疗原则

1. 严格按照分类结果及患儿所处的阶段制订康复治疗计划，并设定相应的短期和长期目标。

2. 训练方案个体化，尽早开始，随时训练，持之以恒。

3. 改变患儿所处的不适当的语言环境，尤其要发挥家庭在语言训练中的重要作用，以使训练效果得以保持和增强。

4. 训练要双向发展，即横向和纵向发展。如患儿已能理解大、小、鞋、帽，则可以采用"大、小鞋子"，"大、小帽子"组词训练（横向发展）；还可加入颜色信息，用各种表示颜色的词语＋"大、小帽子（鞋子）"进行组词训练（纵向发展）。

5. 去除限制患儿语言发展的因素，增加对患儿的语言信息刺激。例如，智力障碍患儿应进行提高智力的训练；听力障碍者应装配合适的助听器；交流障碍的患儿，周围人应主动与其交流。

（二）适应证

1. 学习能力低下的患儿，需接受治疗。

2. 根据分类结果，A 群 b、B 群、C 群 b 及 c 群患儿必须接受专门训练。

3. 发育过程中，语言功能发育停滞、语言能力未随年龄增长而提高的患儿，必须进行专门训练。

4. 实际年龄与语言发育年龄有差距、但症状不断减轻且学习能力较强的患儿，可采取定期向家长提供指导的间接训练模式。

（三）语言训练

语言训练分为直接训练及间接训练：直接训练由治疗师选择训练场地、时间及训练频率等，并由治疗师实施训练。训练场所通常应安静、宽敞、明亮、无干扰。根据患儿的具体情况选择适宜的训练方式，如游戏训练、手势符号训练、符号形式与指示内容训练、表达训练、文字训练、交流训练等。一般训练次数多、时间长、项目少的训练效果较好。以一对一的训练形式为主，也可以将智力水平、语言水平相当的患儿进行编组，进行集体训练。训练时间宜选择在儿童注意力较集中的上午，每次训练 30～60 分钟，每天 1～2 次。间接训练由家长或照顾者实施，由治疗师协助或指导。

通常为患儿建立新的治疗行为时，采用直接训练；而需要横向扩展，并将其所学到的语言技巧应用于日常生活中时，则采用间接训练。直接训练与间接训练相结合，提高治疗效果。

各群集亚群的训练要点如下：

1. 语言符号未获得（A 群） 以理解语言符号和建立初步的交流为目标。先理解语言符号，重点是先导入手势语、幼儿语等象征性较高的符号，然后再形成基础性概念。

2. 语言表达困难（B 群） 治疗目标为使患儿的表达水平与其理解水平相一致。在表达训练的同时进行理解训练，重点是能将手势语、语言作为有意义的符号在实际中应用，进一步提高语言符号的理解水平。手势语应逐步减少，口语表达应逐渐增多，最终过渡到完全性口语表达。

3. 语言发育水平低于实际年龄（C 群） 以扩大语言理解与表达范围为目标。强调理解与表达训练要同时进行，而且也要进行基础性过程的训练。此外，还要进行相应水平的文字、数量词的学习及"提问与回答"方面的交流训练。

4. 理解语言符号但不能说话（过渡群） 以获得词句水平的理解、全面扩大表达范围为目标。在提高理解水平的同时加强表达能力的训练。可以首先导入手势语进行表达训练，逐步过渡到口语表达。

5. 交流态度不良（Ⅱ 群） 根据语言的发展阶段进行相应的训练。对于严重交流障碍者，应以建立交流关系和改善交流态度为目标进行重点训练。

附：吞咽障碍的治疗

一、吞咽障碍的概念

《国际功能、残疾和健康分类》（ICF）中，吞咽是指通过口腔、咽及食管把食物和水以适宜的频率和速度送入胃中的功能。吞咽障碍是由下颌、双唇、舌、软腭、咽喉、食管上括约肌或食管功能受损，不能安全协调地把食物和水从口腔送到胃内的进食障碍。吞咽障碍可由于口周至食管的肌肉及支配肌肉的神经或脑干及大脑半球病变引起。

二、吞咽的生理过程

吞咽过程是一个流畅、协调的生理过程，共分为 4 期，分别为口腔准备期、口腔期、咽期和食管期。其中口腔准备期、口腔期处于随意控制下，咽期和食管期则是反射完成。

1. 口腔准备期　是指食物摄入口腔到咀嚼成食团的过程。主要是张口将食物纳入并保持于口腔内，分泌适量的唾液，唇、齿、舌、颊及咀嚼肌将食物切割、磨碎并将其与唾液混合，形成食团。软腭位于舌后部阻止食物流入咽部。

2. 口腔期　是指食团被推送至舌根部及咽部的过程。此期唇封闭，颊肌收缩，舌上举至硬腭，口腔内压上升，将食团沿硬腭推至舌根部，触发咽反射。此期需时约1秒。

3. 咽期　是指食团由咽入口处到食管入口段的过程，由吞咽反射控制完成。食物刺激咽部，反射性地引起腭肌收缩，软腭（腭垂）抵咽后壁，鼻咽封闭；继之咽提肌收缩，上提咽喉，会厌翻转盖住喉入口；食管环咽肌松弛，入口开放；咽缩肌依次收缩使咽腔缩小，食团或液体被挤入食管中。此期需时约1秒，是吞咽的最关键时期。此期最容易发生误吸。

4. 食管期　是指食物通过环咽肌后在食管内进入胃的过程。此期食团或液体在食管平滑肌和横纹肌收缩产生的蠕动波推动及其自身重力作用下，由食管入口移动到胃。此期耗时最长，持续6~10秒。

三、吞咽障碍的表现

1. 口腔期吞咽障碍　主要由唇、舌、腭肌功能障碍引起。吞咽障碍表现为口唇闭合不全、流涎、食物咀嚼不当或不能咀嚼、食物不能向后推送至舌根部或吞咽后口腔内有食物残留；食物存留于颊肌与牙床之间。

2. 咽期吞咽障碍　最主要的异常表现为误吸，多由于食物在会厌谷或梨状窝存留并在咽期误吸入气管所致。可因喉上抬幅度降低造成梨状窝食物滞留；咽喉部感觉减退，或咽肌运动紊乱、收缩力减弱，导致食团到达腭咽弓的前部时不能触发吞咽，称为吞咽反射延迟或缺乏；由于环咽肌打开不全、咽缩肌无力，导致食团在咽部停滞；舌后部力量减弱，推送食团进入下咽部的力量降低，导致食物存留等。

3. 食管期吞咽障碍　引起食管协调性收缩障碍的疾病，可出现食管无蠕动、食管倒流、食管痉挛，均可导致吞咽障碍。可表现为机械性梗阻、食物反流，从而导致误吸。

四、吞咽障碍的治疗方法

（一）介入时间

吞咽障碍患者如意识清楚，生命体征稳定48小时后，没有严重的心肺并发症，呼吸平稳，痰不多，无发热，能配合完成张口伸舌的指令，即可介入康复评估及训练。

（二）康复治疗方法

分为直接治疗及间接治疗，在治疗过程中依据评定结果及患者的实际吞咽障碍情况选择治疗方案。

1. 直接摄食训练

（1）体位　患者尽量采取坐位进食，如不能耐受坐位，可令患者取躯干屈曲 30°仰卧位，头部前屈，颈前部肌肉呈放松状态，头歪向健侧。喂食者站在患者健侧，增加患者对进食的注意力。将食物送进口腔健侧，可以减少向鼻腔逆流及误咽的危险。确认能安全吞咽后，增大躯干屈曲角度。如果患者表现为单纯舌功能障碍，咽功能正常，可头向后仰，有助于食物传送。

（2）姿势　对于不同类型的吞咽障碍患者，合适的姿势可以减轻或消除吞咽障碍舌后推力量差的患者，可采取头部后仰位；舌根部收缩力量不足、启动咽期吞咽延迟、喉入口闭合不全者可采取低头吞咽；单侧咽肌麻痹者，可使头颈部向健侧倾斜；咽部食物残留者，可采取点头吞咽、空吞咽及交互吞咽的方式。

（3）食物形态遵循先易后难的原则来选择　容易吞咽的食物特征为密度均一、有适当的黏性、不易松散、柔软、容易变形、不易在黏膜上残留，如菜泥、果冻、蛋羹等糊状物。

（4）一口量　即吞咽过程中，适于一次性完成吞咽的食物量，正常人为 2～20mL。一般先从小量流质开始（2～4mL），然后酌情增加，掌握合适的一口量。

（5）合适的速度　指导患者以合适的速度摄食、咀嚼和吞咽，通常慢于正常人。

（6）吞咽的有意识控制　引导患者有意识地进行摄食、咀嚼、吞咽等一系列动作，注意力集中在各时相应做的动作及吞咽感觉上，防止误咽。

2. 间接训练　间接训练包括感觉促进综合训练，吞咽相关肌群力量训练、吞咽辅助手法训练、电刺激治疗、球囊扩张术、针灸治疗及其他治疗。

（1）感觉促进综合训练　对于口腔感觉降低、延迟咽期起始时间、吞咽失用、食物感觉失用的患者，在开始吞咽之前给予感觉刺激，使其能够及时吞咽，称为感觉促进法。感觉促进法包括：①给予温度觉刺激：对于口腔感觉差的患者，进食前以冰棉签摩擦舌根部、咽部等处并进行口腔内清洁，或进食时冷热食物交替。②深压觉输入：把食物送入口中时，加大茶匙按压舌部的力量。③给予感觉刺激较强的食物，如有触感的食团（布丁、果冻），或有较强酸甜苦辣味道的食团。④给予需要咀嚼的食团，借助咀嚼运动提供口腔刺激。

（2）吞咽相关肌群力量训练　目的是加强唇、舌、下颌、软腭、声带等器官的运动功能，改善肌群的力量与协调性，改善吞咽功能：①唇运动：包括闭唇、张嘴、噘嘴和唇角上抬做微笑动作等主动及抗阻训练。抗阻训练也可通过唇含压舌板抗阻、唇齿之间含纽扣抗阻防止被拖出等训练。②舌运动：包括舌伸出、后缩、左右侧伸、舌尖舌根抬高顶至口腔背部及舌尖卷起进行旋转等主动及抗阻运动。主动运动可以通过伸舌到不同方向舔吸管或果冻等方式诱导，抗阻可通过用勺子、压舌板、舌肌训练器等设备给予阻力。③下颌运动：包括张颌、左右移颌和闭颌的主动及抗阻运动。患者张嘴时，尽量张大，或张口左右移动下颌，充分运动后治疗师手把手放在下颌下，给予反向阻力，进行抗阻运动。闭颌时，患者用力咬合，治疗师向下拉下颌，施加反向力。选择咀嚼器进行练习。④腭咽闭合训练：可给予冰棉棒刺激腭咽弓，并同时发"啊"音；双手用力推撑桌面，并同时发"啊"音；或者口含一段封闭的吸管，做吸吮动作。⑤声带内收训练：经鼻深吸气，保持双手胸前紧扣，吸气时尽力对压手掌，屏气 5 秒，反复进行；发长元音"啊"数次。⑥咳嗽训练：患者反复咳嗽、清嗓子，改善喉部闭锁功能。

（3）综合训练 包括躯干肌肌力训练、咳嗽排痰训练、呼吸训练、上肢功能训练、辅助具选择与使用、食物的调配、进食前后口腔内残留食物的清理等，凡是与吞咽有关的细节都应该考虑在内。

（4）物理因子治疗 主要应用的物理因子治疗包括：①低频电刺激疗法：主要对三叉神经、面神经、舌咽迷走、舌下神经及其支配的肌肉给予电刺激，通常采用神经肌肉电刺激模式。②肌电生物反馈疗法：给予电刺激的同时，以反馈模式帮助患者被动、助力或主动地配合完成吞咽动作，改善喉上抬功能。对于咀嚼肌痉挛者可给予局部蜡疗法治疗。

（5）球囊导管扩张术 球囊导管扩张术是 20 世纪 80 年代发展起来的技术，分为一次性球囊导管扩张术和分级分次球囊导管扩张术，对于中风、放射治疗损伤导致的环咽肌痉挛，可作为首选治疗手段。临床上采用一次性硅胶导尿管，经口或鼻插入食管内，球囊内注入 3~8mL 不等量的水，自下而上，移至环咽肌下端时嘱患者用力吞咽的同时上拉导管，利用球囊进行环咽肌的扩张治疗，降低环咽肌张力。

（6）针灸疗法 常用穴位包括风池、翳风、廉泉、人迎、合谷、内关、金津、玉液等。

（7）饮食管理 包括进食方式的调整、食物性状改变、进食注意事项等。对不能经口摄入足够的营养及水分的患者应考虑肠内营养，肠内营养的方式包括鼻饲饮食及经皮内镜胃造瘘饮食。

（8）手术治疗 经康复治疗吞咽功能无改善的患者，必要时可行手术治疗。主要有：①环咽肌功能障碍者，可切断食管入口处的环咽肌，缓解局部紧张，易于食物通过。②因喉部上抬不良或舌根部运动障碍所致的吞咽困难，实施喉上抬术。③软腭麻痹导致鼻腔和咽部闭锁发生障碍，吞咽时食团向鼻腔逆流，可行咽瓣成形术。

第六章 康复工程

第一节 康复工程概述

一、康复工程技术的基本概念

康复工程技术是工程技术人员在全面康复和有关工程理论指导下，与各个康复领域的康复工作者、残疾人、残疾人家属密切合作，以各种工艺技术为手段，对人体的功能障碍进行全面评价后，通过功能代偿、替代和重建的途径来矫治畸形、弥补功能缺陷、预防和改善功能障碍，帮助残疾人最大限度地开发潜能，实现生活自理，改善生活质量和重返社会的技术。

康复工程技术是生物医学工程领域的重要分支，是残疾人康复工作与工程学相结合而产生的一门应用性技术，是现代机械学、电子学、化学、计算机学、材料学、生物力学与康复事业相结合的跨学科的边缘科学技术。

二、康复工程技术的发展历史

二次世界大战留下了相当多的残疾人，残疾人的康复工作促使一些工程师加入到残疾人康复事业。美国是世界上最早成立康复工程研究所的国家，随后前苏联、英国、法国和日本等相继建立了各自的康复工程研究中心。工程师与医生、假肢技师、理疗师、作业操作者共同工作，工作内容包括制造假肢与矫形器、感应装置、环境控制、康复护理、神经康复、功能评价等。对残疾人康复工作起到了重要的推动作用。

我国现代康复工程起步于 20 世纪 70 年代末期。1979 年成立了假肢科学研究所，1983 年成立了中国康复研究中心康复工程研究所。目前，我国在假肢、矫形器和其他康复器具等领域，均能达到国际先进水平。

三、康复工程技术产品的分类

凡是为帮助残疾人独立生活、回归社会而开发、设计、制造的特殊产品或现成产品都是康复工程技术产品。

（一）国际标准化组织 ISO 9999 分类

国际标准化组织将康复器具分为 11 个主类、135 个次类、741 个支类，上万个品种。11 个主类是：

1. 用于个人医疗的康复器具。
2. 技能康复训练器具。
3. 矫形器和假肢。
4. 个人生活自理和防护康复器具。
5. 个人移动康复器具。
6. 家务康复器具。
7. 家庭和其他场所使用的家具及其适配件。
8. 通讯、信息和讯号康复器具。
9. 产品和物品管理康复器具。
10. 用于环境改善、工具和机器的康复器具与设备。
11. 休闲娱乐康复器具。

（二）我国康复器具分类

1. **行动辅具** 包括助行器、轮椅和导向器具等。
2. **视觉辅具** 包括助视器和放大镜等。
3. **听觉辅具** 包括助听器和人工耳蜗等。
4. **肢体辅具** 包括假肢和矫形器等。
5. **居家生活辅具** 包括桌、椅、床和各种自助用具等。
6. **康复训练辅具** 包括运动训练器具和作业训练器具等。
7. **信息交流辅具** 包括用于盲人等特殊人群使用的电脑软硬件和通过振动、语音、闪光等提示、警示的器具等。

本章主要介绍行动辅具与肢体辅具。

第二节 假 肢

一、假肢概述

假肢是用于截肢者为弥补肢体缺损，代偿已失肢体部分功能而制造、装配的人工肢体。

为使假肢的功能发挥得更加合理有效，截肢患者佩戴假肢需要具有理想的残肢，具体要求为：残肢有适当的长度，以保证有足够的杠杆力控制假肢；皮肤耐压、耐磨，切口瘢痕呈线状，与骨骼无粘连，皮肤感觉正常；皮下软组织适当；局部无压痛，残肢侧关节无畸形，有良好的功能和肌力；残肢定型，临床上常以间隔 2 周、残肢同水平部位周长值相同时作为订制永久性假肢的标志。

（一）假肢分类

1. **根据结构分类** ①壳式假肢，亦称外骨骼假肢。②骨骼式假肢，亦称内骨骼假肢。

2. 根据安装时间分类 ①训练用临时假肢。②永久性假肢。

3. 根据功能分类

（1）上肢假肢 ①装饰用上肢假肢。②作业用上肢假肢。③功能性上肢假肢。

（2）下肢假肢 ①作业用下肢假肢。②常用下肢假肢。③运动专用假肢。

4. 根据部位分类

（1）上肢假肢 ①肩离断假肢。②上臂假肢。③肘离断假肢。④前臂假肢。⑤腕离断假肢。⑥手部假肢，如假手掌、假手指。

（2）下肢假肢 ①髋离断假肢。②大腿假肢。③膝离断假肢。④小腿假肢。⑤赛姆假肢。⑥足部假肢，如假半脚、假脚趾。

5. 根据驱动动力来源分类 ①自身动力假肢。②外部动力假肢（电动假肢、气动假肢）。

（二）假肢的制造材料

各种塑料材料的广泛使用是假肢现代化的重要标志。广泛应用的有：尼龙、丙烯酸树脂、不饱和聚酯树脂、聚丙烯板、聚乙烯板、聚氨酯泡沫塑料、硅橡胶、增强纤维等。

（三）假肢产品的质量检查和评价

假肢的检查、评价工作有 3 个方面：

1. 工程学检查、评价 假肢作为一类工业产品，由国家质量监督检验检疫总局同民政部、中国残联共同组成的康复工程产品国家级标准化检测委员会制订了工业质量标准，由检测站负责检测各种假肢部件。

2. 生物力学检测 对新产品设计、鉴定和假肢装配很有意义。

3. 临床适合检查和评价 分初检和终检两个阶段。初检是假肢初步组装、试样、调整后的检查，初检时的假肢是半成品，便于修改，费用损失少。只有通过初检的假肢才能交截肢者进行训练性使用。终检是全部完成产品的临床使用检查，通过后方可交付截肢者使用。

二、假肢的装配

（一）截肢者康复协作组

截肢者康复需要多方面康复技术的合作，协作组的主要任务是共同制订截肢者的全面康复治疗方案、假肢处方和进行初检、终检、随防。协作组成员应包括截肢者本人及熟悉假肢学和外科手术医生、有经验的假肢技师、作业治疗师、运动疗法治疗师、社会工作者、职业顾问等专业人员。

这里应强调的是截肢者参加协作组的重要性。截肢者不但应该是参与者而且应当是协作组工作凝聚力的核心，也只有在全心全意为截肢者着想、为截肢者服务的中心思想指导下，才能做好截肢者康复、假肢装配工作。

（二）假肢处方

截肢者经过一系列假肢装配前的准备训练、临时性假肢安装、残肢定型后，即可更换为永久性假肢。一个好的永久性的假肢处方，应该是由截肢者康复协作者与截肢者其家属共同商讨决定的。这样既能帮助专业康复治疗人员深入了解截肢者的需要和可能，又能帮助截肢者了解现代假肢的技术局限性。

假肢处方的讨论，应当从需要还是不需要假肢开始。如果不安装对功能恢复更有利，则应劝患者服从这一决定。

假肢处方的内容应该包括假肢品种、主要技术尺寸（如假肢长度、膝关节高度）、主要部件选择、装配中特殊的技术要求。

影响假肢处方的因素有很多，包括截肢者的全身情况、性别、年龄、残肢条件、关节功能、生活环境、交通条件、文化程度、将来职业可能、假肢费用来源、假肢更换与维修条件等因素。这些因素，应当给予统一考虑。

（三）假肢装配的临床适合检查

假肢的临床适合检查是截肢者康复协作组的重要职责，也是保证假肢高装配质量的关键性工作。适合检查主要是对假肢界面、对线和功能的检查。下面以小腿假肢的适合检查为例，介绍相关内容。

1. 与处方对照 检查是否按处方制作和修改。

2. 站立位检查 询问自然姿势下站立患者的感受，检查各方向对线、长度。假腿抬离地面时有无明显的活塞运动；前、侧、后壁的高度是否适当；支条的形状是否合适；膝关节铰链的高度是否合适；屈曲时是否仍能保持两侧支条的平行；膝关节铰链是否过于偏离股骨内外髁；是否能在较大的范围内调节其松紧度；皮肤有无过度松弛现象等。

3. 坐位的检查 检查脚掌不翘起，膝关节是否能至少屈曲90°；膝关节屈曲90°坐下时是否舒适；残肢与接受腔是否伏贴；两侧膝关节的高度是否一致等。

4. 步行时的判定 询问步行时是否有特殊不适感；残肢与接受腔之间的活塞运动是否小；假腿是否沿行进方向平行地摆动；假脚的外展角度是否与健侧相同；两脚的间隔是否过大；穿鞋步行，脚跟触地有无外旋；支撑相脚掌触地是否偏斜；患者是否能顺利跪下；上、下斜坡是否顺利；上、下楼梯是否顺利；假腿的噪声是否过大等。

5. 检查残肢 检查脱下假肢后，残肢是否有明显出汗、变色、擦伤等情况；承重部位是否合适；接受腔后壁的高度是否适当；软衬套是否从接受腔上缘高出来；膝过伸制动带与伸膝辅助带是否有调整必要；能否达到假腿的制作技术要求；患者对假腿的外观、功能、穿着感是否基本满意等。

（四）假肢装配前患者的准备

1. 心理治疗 心理治疗目的是使截肢者精神处于稳定、松弛状态，使其树立独立生活、回归社会的信心。主要方法是鼓励和实例教育。帮助他们尽早接触已使用假肢的人，加强社会交往，以克服心理上的障碍。心理治疗绝不只是心理学工作者的事，也是截肢者康复协作组全体成员及患者家属、亲友和社会的责任。

2. 术后体疗 截肢患者在手术后、装配假肢前应进行相关训练。例如，大腿截肢患者术后 4 天开始为残肢做柔和的被动运动，健肢开始主动运动；术后 6 天开始练习残肢髋关节主动后伸运动；术后 14 天残肢一般已愈合良好，可进行假肢装配前的专门的髋关节伸肌及内收肌训练，同时应对躯干、健侧下肢、双上肢进行训练。

3. 减少残肢水肿和促进残肢定型疗法

（1）弹力绷带：使用中应保持弹力但拉伸不宜过大，一卷不够时可以端对端缝合连用。弹力丧失的需要更换；缠绕时要使残肢末端有足够压力，一定要避免环状缠绕所引发的止血带作用；内衬垫或套越少越好。

（2）有收缩能力的袜套。

（3）环境控制：术后将没有包扎的残肢直接放入 PVC 袋中，袋内气压交替地变化，使残肢在无菌环境下改善血运，促进创口愈合。优点是消除残肢疼痛、水肿效果好；便于观察伤口；伤口周围无菌、干燥，防止感染。缺点是使用了机械设备不利于早期下床。

（4）临时性假肢：是一种结构简单、制造容易、制造快、价格便宜的假肢。目前国内残肢接受腔多用石膏绷带制造。一般下肢临时假肢需使用到残肢定型，再订制永久性假肢。

（五）假肢的使用训练

1. 上肢假肢的使用训练

（1）教会患者自行穿脱假肢。

（2）假肢基本功能的操作训练：使前臂截肢者能在不同的屈肘位控制开手、闭手。使上臂截肢者能正确、熟练地通过牵引线控制屈肘、伸肘及开手、闭手。

（3）日常生活和工作能力的训练：包括握取、捏取、钩取各种日常生活用品，使患者自己能穿衣、拿杯喝水、执笔写字、刷牙、吃饭、划火柴、大小便等。训练用假肢手配合健手工作，可以逐步扩大假肢使用范围。

2. 下肢假肢使用训练

（1）正确地穿戴假肢。

（2）站立平衡训练。

（3）步行基本功能训练：应强调步态。初装假肢者，开始练习步行时，可扶双杠或双拐练习。熟练后则自己面对镜子，沿着地上画好的步行直线，按拍节器的节奏进行练习。训练中，步幅可以由小逐渐加大，节奏可以由慢逐渐加快，逐步接近正常步态。

（4）各种不同地面上的步行训练，如上、下台阶或楼梯，上、下公共汽车，在斜坡道路、砂地、碎石路面上行走，以适应不同的生活、工作环境。

三、假肢的临床应用

（一）上肢假肢

人类上肢的动作灵巧，感觉敏锐，功能复杂，任何精巧、灵活的机械结构也不能与正常手相比，上肢截肢患者迫切要求有好的假肢代偿失去的功能。目前的技术水平使得上肢假肢功能还比较简单，尚不能满足需求。不过，患者经过训练和适应，获得应有的功能代偿后，在日常生活和专业性轻工作中仍能获得巨大的辅助效果。

对上肢假肢基本要求是：功能好、外观逼真、操纵灵活、轻便、耐用、可以自行穿脱。

根据手的功能和使用目的，上肢假肢分为功能手、外部动力手、工具手、装饰手。

1. **功能手**　功能手是一种具有手外形和基本功能的常用上肢假肢。功能手通常以截肢者的关节运动操纵假肢关节和假手。各种功能手都是由残肢接受腔、关节、手部、悬吊控制装置构成。其中手部是发挥功能作用的主要部件，应具有捏取、握取、勾取等基本功能。

（1）假手指　因装配空间所限，多为装饰性假手指，没有功能，有的患者还会因戴假手指后失去残手感觉，妨碍功能。不过，拇指或四指截指后使用假手指或特制的拇指对恢复拇指对掌功能较好。

（2）掌指截肢假肢　由多轴连杆系统构成，以患者的伸腕、屈腕运动为动力来完成开手、闭手动作。亦可安装掌部截肢钩状假手，控制方法同腕关节离断假手，特点是功能好、外观差。

（3）腕关节离断假肢　由前述的手部与前臂残肢接受腔、开手牵引装置构成。适用于腕关节离断及前臂截肢、残肢长度保留80%以上的患者。由于保留了前臂旋转功能，因此残肢可以直接带动假肢旋前、旋后。

（4）前臂假肢　用于残肢长度保留前臂25%~80%的患者。这种假肢，还具有以下特殊的结构要求：①腕关节机构：前臂截肢后腕关节缺失了功能，为此制造了多种旋腕、屈伸机构。②残肢接受腔：这是假肢与残肢衔接、发挥残肢功能十分重要的部件。必须与残肢功能解剖学的形态相吻合，不妨碍残肢旋转和肘关节的屈伸运动。残肢接受腔通常是用塑料制成。③悬吊固定装置：一般是在肘关节两侧安装吊带或金属铰链，配合上臂的半侧"8"字形肩背带悬吊固定假肢。吊带的方法简单、轻便，不妨碍肘关节屈伸运动，但不如使用金属铰链固定性能好。④手的开、闭控制系统：功能性前臂假肢是以患者的双侧肩胛带的外展和残侧肩肱关节的前屈运动为动力，通过"8"字形牵引带拉动牵引索控制假手的张开、闭合。

（5）肘关节离断假肢　适用于肘关节离断式上臂截肢、残肢长度保留了85%以上的患者。由于肱骨髁宽大，可以辅助悬吊假肢和控制假肢的旋转。肘关节通常采用侧方带锁的肘关节铰链，可固定肘关节于多种屈肘位。屈肘、开手动力由外展肩胛带与前屈肩肱关节运动提供；控制肘关节锁的动力可由后伸肩肱关节下降肩胛带运动提供。

（6）上臂假肢 适用于残肢长度保留 50%～85% 的上臂截肢患者。这种假肢的主要特点在于增设了带锁的肘关节机构和屈肘、开手控制系统。上臂假肢的屈肘、开手控制装置可分为双重控制系统与三重控制系统。

（7）运动成形截肢假肢 这是一种特殊的自身动力的功能性假肢，多用肱二头肌操纵前臂功能性假肢的手部，用胸大肌操纵上臂功能性假肢的肘关节锁。假手的功能活动范围大。

2. 外部动力手 目前主要是电动手和气动手。

（1）电动手 以高效能、可重复充电的镍镉蓄电池为电源，以微型直流电机为动力，通过机械减速、传动装置使假手张开、闭合。这种假手开手、闭手随意、灵活，功能活动范围大，功能强，但肌电假手结构复杂、费用高。

（2）气动手 是以压缩气体为动力的外部动力手。患者用关节运动控制微动的气体阀门，推动假手的动作。这种手比电动手结构简单、可靠，比较容易做到多关节、多自由度运动。缺点是动作中有放气响声、补充气源较麻烦。

3. 工具手 工具手是为了从事专业性劳动或日常生活而设计的。工具手由残肢接受腔、固定装置、工具连接器和专用工具构成。患者根据需要可换用各种专用工具。这种手外形像手，但由于功能好、结构简单、坚固，因而很实用。此外，钩状手结构简单，动作灵巧，比较实用。由于钩状手利用自身动力或外部动力操纵手的张开、闭合，因此也可以被看成是一种具有特殊手部功能的"万能"工具手。

4. 装饰手 装饰手是为了弥补肢体外观缺陷而设计、制作的。它只起到装饰及平衡身体的作用。多用于截指、上臂高位截肢及某些难以安装功能手的患者。装饰手系用皮革、橡皮、塑料、硅橡胶制成。结构简单、重量轻，各指间关节可以被动屈伸。

按照不同截肢部位还可以分为：假手指、掌骨假肢、腕关节离断假肢、前臂假肢、肘关节离断假肢、上臂假肢、肩关节离断假肢。

（二）下肢假肢

下肢截肢后正常的承重部位必须由其他部分代替。通常有两种方式：一种是由残肢末端承重，另一种是利用残肢近侧的骨髁斜面及附近肌肉、韧带承重。任何方式都避免压力集中，以免引起疼痛。长期使用承重部位不合理的假肢会引起残肢皮肤擦伤、溃疡、滑囊、胼底等残肢并发症。下肢假肢接受腔是承担体重、残肢与假肢的结合部位。

1. 根据结构，下肢假肢可分为外骨骼式下肢假肢、内骨骼式下肢假肢。

2. 根据截肢平面，下肢假肢可分以下几种：

（1）靴形假半脚 适用于经跗骨截肢或跗跖关节离断后，残肢无马蹄畸形，足底承重功能良好的患者。

（2）足支架假半脚 适用于跗跖关节离断、跖间关节离断、残足有马蹄畸形，末端承重功能差的患者。

（3）赛姆截肢假肢 赛姆截肢后残端有良好的承重功能，锤状残肢利于悬吊假肢。

（4）小腿假肢　小腿假肢通常由假脚、踝关节、小腿部接受腔及悬吊装置构成。目前使用最多的假脚是固定踝的 SACH 脚。SACH 脚的全称是固定踝 - 软垫后跟假脚。假脚整体用橡胶制成，后跟处有一个楔形的、弹性好的软垫。在行走时，这一软垫起的作用与单轴动踝脚的跖屈缓冲块的作用相似。"储能"脚的最主要特征是有一个用特殊弹性材料做的脚心，称为"龙骨"。"龙骨"的外面用橡胶铸成脚的形状。使用弹性"龙骨"是为了让假脚具有良好的回弹性或称"储能"性，这样假脚就能在运动时对人有一个助力的作用，部分地代偿截肢者所失去的腿部肌肉的功能。根据接受腔悬吊装置的不同，主要有传统小腿假肢、髌韧带承重小腿假肢（称为 PTB 小腿假肢）。

（5）大腿假肢　由假脚、踝关节机构、小腿部、膝关节机构、大腿部、接受腔、悬吊装置构成：①大腿假肢的膝关节机构：为了满足人在行走中及其他活动中对膝关节运动性能的要求，现在设计制作的膝关节结构有自由摆动的单轴关节、可调定摩擦摆动控制关节、四杆机构关节、承重自锁关节、液压或气动控制的关节等。②大腿假肢的接受腔：有传统的插入式接受腔、四边形全接触式接受腔、ISNY 接受腔。③悬吊装置：有腰带、裆带、大头带的悬吊，希莱森腰带，吸着式悬吊，髋关节金属铰链悬吊。④大腿假肢装配中的要求：装配大腿假肢要求主要有：假肢长度应短于健侧坐骨高度 1cm；接受腔装配时应保持 5°~15°的初期屈曲度。这样既增加了假肢支撑相稳定，又能有利于假肢后伸，减少了腰部的后伸动作。截肢者穿戴假肢后站立位检查，调整各部分对线关系，最后在步行中进行检查，调整各部分对线关系。例如，制作假肢时要考虑到矢状面上膝关节轴心位基准线之后的距离影响着膝关节的稳定性，距离越大越稳定，但步行中屈膝时引起的功能长度越长。国内一般假肢膝轴距基线 1.5cm 左右；冠状面上要调整膝、踝轴中点连线与基准的距离，以保持假肢在地面的支撑稳定性。

（6）膝部假肢　适用于膝关节离断、股骨髁上截肢（膝关节间隙之上 8cm 以内）和小腿极短残肢（膝关节间隙之下 5cm 以内）的患者。该假肢由假脚、踝关节、小腿、膝铰链和接受腔构成。

（7）髋部假肢　适用于半骨盆切除、髋关节离断和大腿残肢过短者（会阴下 5cm 以内）。半骨盆切除者的接受腔上缘向上延至胸廓之下部，辅助承重。

第三节　矫　形　器

一、矫形器概述

矫形器是用于人体四肢、躯干某些部位，通过力的作用以预防、矫正畸形，治疗骨关节及神经肌肉疾患，补偿其功能的支具、支架、夹板等器械的总称。

（一）矫形器的基本作用

1. 稳定和支持　通过限制关节的异常活动范围，稳定关节，减轻疼痛或恢复其承重功能。

2. 固定和保护　通过对病变肢体或关节的固定和保护以促进病变的愈合，如用于治疗骨折的各种矫形器。

3. 预防、矫正畸形　主要用于儿童及由于上运动神经元、下运动神经元损伤、疾病或肌肉病变引起的关节周围肌力不平衡，由于上运动神经元、下运动神经元损伤、疾病或肌肉疾患引起无力对抗重力，损伤引起的反应性瘢痕，关节炎症，肌肉或肢体供血不足，任何能妨碍肌肉收缩的骨、关节、肌肉疼痛。上述情况一旦形成畸形则矫正工作复杂，因此矫形器装配应尽早，应以预防为主。

4. 减轻承重　这里系指减轻肢体或躯干长轴的承重，如用于治疗股骨头无菌性坏死所用的坐骨承重下肢矫形器。

5. 改进功能　指用于改进残疾人步行、饮食、穿衣等各种日常生活、工作的矫形器。有些矫形器为了改进功能而借助于自身关节运动，称为自身力源功能矫形器。

（二）矫形器的分类

1. 根据装配部位分类　上肢矫形器、下肢矫形器、脊柱矫形器。

2. 根据矫形器的作用、目的分类　保护用矫形器、稳定用矫形器、减免荷用矫形器、功能用矫形器、站立用矫形器、步行用矫形器、夜间用矫形器、牵引矫形器、功能性骨折治疗用矫形器。

3. 根据主要制造材料分类　塑料矫形器、金属矫形器、皮制矫形器、布制矫形器。

4. 根据所治疗的疾病分类　儿麻矫形器、马蹄内翻足矫形器、脊柱侧弯矫形器、先天性髋脱位矫形器、骨折治疗矫形器、股骨头无菌性坏死矫形器等。

5. 根据其他原则分类　模塑矫形器、外动力矫形器、标准化矫形器。

（三）矫形器的命名

1972 年，美国科学院假肢矫形器教育委员会提出了矫形器统一命名方案，该方案规定按矫形器的安装部位英文缩写命名，如足部矫形器 FO、踝足矫形器 AFO、膝踝足矫形器 KAFO、髋膝踝足矫形器 HKAFO、膝关节矫形器 KO、手矫形器 HO、腕手矫形器 WHO、肘腕手矫形器 EWHO、肩肘腕手矫形器 SEWHO、颈矫形器 CO、胸腰骶矫形器 TLSO、腰骶矫形器 LSO。

二、矫形器的装配

1. 处方前检查，以会诊形式从体检和心理学检查两个方面进行。

2. 处方：矫形器处方根据总体治疗方案需要制订，应对矫形器和其服务工作写出确切、详细的描述和要求。可以根据技术分析与基本功能要求的描述，也可根据品种、结构、部件描述。

3. 矫形器装配前的治疗，主要是对患者进行肌肉力量、关节运动范围、肌肉协调能力的训练。

4. 由矫形器技师按矫形器处方进行制作，完成半成品后为患者试样、初检、调整。

5. 初检：对穿戴矫形器患者进行系统的生物力学检查。这样做修改容易、费用少，是根据患者身体和心理上的反应进行改进。这对保证穿戴训练、交付使用时能尽可能地取得满意结果非常重要。

6. 矫形器的使用训练：训练的时间长短、种类和强度取决于残疾人的一般状态和其他方面情况。物理操作者通过各种临床的客观检查、评价，认为矫形器的装配和适应性使用都比较满意后再安排完成产品，交付终检。

7. 终检：由医生、操作者、矫形器技师等康复专业人员共同协作完成。其主要内容包括矫形器生物力学性能的复查，矫形器实际使用效果的评价，残疾人身体、心理残疾康复状况的评价。

8. 随访：患者情况、矫形器的情况都可能会发生变化，必须定期随访。

三、矫形器的临床应用

（一）矫形鞋

矫形鞋是治疗下肢和足部疾病的足垫、足托、皮鞋、皮靴的总称，俗称病理鞋、畸形鞋。

常见足部疾病矫形鞋的处理方法有：

1. 平足 常用平足垫、平足鞋处理。

2. 横弓下陷下跖痛 常用横弓垫、跖骨头横条处理。

3. 跟骨刺、跟下压痛 在皮垫的跟部与足跟压痛点对应处挖一小孔，下衬一层海绵，以减轻局部承重。

4. 跖趾关节炎症、跖趾关节僵直 常在鞋的膛底与大底间用长的钢片加硬鞋底，防止鞋前部背屈。

5. 内翻足 用直形鞋楦制作，可在鞋底的前部外侧，后跟外侧加垫。

6. 足的部分缺损 ①足趾缺损：海绵补缺垫或鞋大底与膛底间加用长的弹性钢片加硬鞋底，以保证鞋头不上翘。②跖骨远端截肢：除上述措施外，鞋跟应向前延长至残端后方，以改善足底承重功能，防止鞋的变形。

7. 下肢短缩 ①短 1cm 以下，在普通鞋加用补高鞋垫，增加后跟高度。②短 2～3cm，补高鞋、鞋邦加高、内放补高垫。③短 3～7cm，定制半高腰鞋、加高鞋邦、加高主跟、内放补高垫，称为内补高鞋。④短 7～14cm，除鞋内补高之外，不得不在鞋底加用一船形的加高托，其缺点是鞋重、外观也差。⑤短 14cm 以上，使用补高假脚，穿肥脚裤子，外观较好。

（二）下肢矫形器

下肢矫形器较身体其他部位的矫形器使用范围更为广泛、品种更多。应用下肢矫形器的主要目的是稳定关节，改善下肢的运动功能；保护下肢的骨与关节，减少疼痛，促进病变痊愈；防止和矫正畸形；改善步态，减免肢体承重，促进骨折愈合和早期功能恢复，巩固手术疗效。

1. 用于神经肌肉疾病的下肢矫形器

（1）踝足矫形器（AFO） ①金属条 AFO：适合于偏瘫时的严重痉挛性足内翻下垂畸形和腓总神经麻痹的垂足。②塑料 AFO：具有重量轻、易清洁、外观较好的特点。③金属弹簧式 AFO：轻便、简单，但钢丝易断。

（2）膝踝足矫形器（KAFO） 用于中枢性或周围性瘫痪出现的下肢运动障碍，尤其是膝关节不稳。

（3）髋膝踝足矫形器（HKAFO） 用于某些特殊的痉挛性麻痹患者，控制髋内收、内旋畸形，也适用于矫正儿童的下肢旋转畸形。

2. 用于治疗骨、关节疾病的下肢矫形器 这类矫形器主要有两个作用：减少下肢承重，维持或矫正骨与关节的对线。

（1）髌韧带承重矫形器 属 AFO 类，分金属条型与全塑料型。

（2）坐骨承重矫形器 此矫形器的主要作用是使步行中支撑相的体重通过坐骨传至矫形器，再传至地面，使髋关节、下肢减轻承重。

（3）骨折矫形器 具有良好的控制骨折部位对位、对线的能力。

（4）维持、矫正膝关节对线的矫形器 用于控制膝过伸、膝内翻、膝外翻等异常活动。

（5）髋矫形器 HO 用于脑瘫患者控制痉挛性内收、屈髋畸形，也用于髋关节全关节全置换术后恢复期控制关节位置。

（6）先天性髋脱位矫形器 使用目的是维持股骨头位于髋臼之内，促进髋臼的发育。

（7）髋关节旋转畸形矫形器 可矫正髋内旋或外旋畸形，但不妨碍屈髋、屈膝。

3. 下肢矫形器的临床检查

（1）是否符合处方要求。

（2）患者能否没有困难地穿上矫形器。

（3）站立位检查：鞋底和鞋跟在地上是否放平；金属踝铰链轴心位置与解剖学踝关节轴心位置大致相符；鞋底、鞋内附加物（垫偏、横条、鞋垫）和 T 字形矫正带会不会引起很大的不适、疼痛；鞋和足托的前部分有不利于滚动的前跷；金属条或塑料壳的部分与腿的轮廓是否相符；金属条与腿之间的间隙两侧是否均匀；用免荷式踝足矫形器，应检查足跟是否减轻了承重；患者能否稳定地站立；踝部与踝铰链之间有无足够的间隙；踝部的内外翻矫正带的矫正力是否足够。

（4）步行中检查：应注意观察以下异常步态：躯干侧摆、提髋步行、下肢内旋或外旋、下肢向外划圈、步行中双足跟间距过宽或呈剪式步态、足内缘或外缘着地、躯干前屈、躯干后伸、腰前突过大、膝过伸、膝屈曲、膝内翻或膝外翻、足的后蹬力不够、跳跃式步行、节奏不齐、有无特殊的响声。

（5）坐位时检查：患者能否屈膝 105°，使患者舒适地坐着。

（6）脱去矫形器检查：有无皮肤压迫症状，在没有任何控制下观察踝关节运动，检查矫形器内、外侧踝铰链的止动装置在踝铰链跖屈和背屈时是否能同时接触，从矫形器工艺和外观角度看是否满意，患者对矫形器重量、功能、舒适度、外观等方面满意程度。

（三）上肢矫形器

根据上肢矫形器作用力的情况分为静态矫形器和动态矫形器。多数上肢矫形器应保持肩、肘、腕、手、手指关节处于功能位并允许上肢有尽量大的活动范围，即应尽可能地减少对正常关节功能的妨碍作用。

1. 上肢矫形器的作用 固定关节或骨折部位，促进病变或组织愈合；限制关节的异常活动，恢复上肢功能；保护无力的肌肉；代偿丧失的肌肉功能；预防和矫正关节畸形；训练肌力。

2. 上肢矫形器的适应证 肌肉的弛缓性麻痹，痉挛性麻痹，预防或矫正由于皮肤瘢痕、关节囊、肌肉、肌腱等软组织挛缩引起的关节畸形，关节炎症、骨折、外伤引起的疼痛。

3. 常用上肢矫形器

（1）手矫形器（HO） 有弹簧钢丝伸指矫形器、橡筋弹力屈指矫形器、屈掌指关节矫形器、伸掌指关节矫形器、短对掌矫形器等。

（2）腕手矫形器（WHO） 有皮护腕、腕背屈矫形器、防尺侧偏矫形器、用于偏瘫的腕手矫形器、腕关节驱动握持矫形器等。

（3）肘腕手矫形器（EWHO） 带肘关节铰链的 EWHO 多用于肘关节不稳定或上臂、前臂骨折不连接的患者。不带肘铰链的 EWHO 固定肘关节于90°功能位，主要适用于辅助治疗肘关节结核等慢性关节炎症。

（4）翼状肩胛矫形器 可压住肩胛骨，防止其后移，辅助恢复肩关节外展功能，减轻患者肩部的疲劳。

（5）肩关节外展矫形器（SEWHO） 用以减轻肩关节周围肌肉、韧带负荷。

（6）肩吊带 适用于肩部损伤的疼痛和肩周围肌肉麻痹时的保护。

（7）平衡式前臂矫形器（BFO） 用于肩、肘关节肌肉重度无力或麻痹同时使用轮椅的患者。

（四）脊柱矫形器

脊柱矫形器主要用于限制脊柱运动，辅助稳定病变关节，减轻局部疼痛，减少椎体承重，促进病变愈合，支持麻痹的肌肉，预防和矫正畸形。

1. 常用脊柱矫形器

（1）软性脊柱矫形器 ①骶髂带：适用于外伤及产后引起的骶髂关节或耻骨联合分离。②骶髂围腰：适用于外伤、产伤后稳定骨盆关节，有时也用于治疗下腰疼痛。③带塑料板的弹力骶髂围腰：用于保持腰背部的正确姿势。④腰骶围腰：用于减低腰椎与腰椎间盘的荷重及限制脊柱的运动。

（2）硬性脊柱矫形器 根据部位可分为躯干矫形器和颈部矫形器。躯干矫形器有屈伸控制式 LSO，屈伸、侧屈控制式 LSO，后伸、侧屈控制式 LSO，屈、侧屈、旋转控制 TLSO，模塑型限制屈伸、侧屈、旋转 TLSO。

2. 常用颈部矫形器 一类是预制品，其一是围颈，其二是支柱式颈矫形器；另一类是需订制的模塑制品。围颈具有限制颈椎屈曲作用；四杆式颈部矫形器具有较好的限制颈屈伸、侧屈、旋转功能，而且可以选择性地控制头的位置；胸枕领颈部矫形器可以较好地控制颈椎屈伸、侧屈、旋转活动，而且可以为仰卧患者从前方方便地穿戴；订制的模塑头颈胸矫形器可以相当好地限制颈椎各方向的运动；环式头颈矫形器有良好的限制颈椎活动、保护良好对线、减轻轴向荷重的功能。

3. 用于治疗脊柱侧突畸形的矫形器 主要用于治疗发育年龄阶段由于各种原因引起的中度脊柱侧突。主要适用于侧突原发曲线顶点位于 T7 以下的少年儿童。

第四节 助 行 器

一、助行器概述

帮助下肢功能障碍患者减轻下肢负荷、辅助人体支撑体重、保持平衡和辅助人体稳定站立和行走的工具或设备称为助行器，也可称为步行辅助器。

（一）助行器的作用

辅助移动及行走；促进 ADL 独立和参与社会活动；减轻下肢负荷，支持体重；缓解疼痛，改善步态；保持平衡；增强肌力；代偿畸形，用作探路器等。

（二）助行器的分类

1. 根据结构和功能分类 无动力式助行器、功能性电刺激助行器、动力式助行器。

2. 根据操作方式分类 单臂操作助行器包括手杖、肘（拐）杖、前臂支撑拐、腋（拐）杖、多脚拐杖和带座拐杖；双臂操作助行器常称为步行器，包括助行架、轮式助行架、助行椅及助行台。

二、助行器的临床应用

（一）拐杖

根据不同类型患者的需要，杖分为手杖、臂杖和腋杖（拐杖）3 种基本类型，其中手杖和臂杖又有单脚和多脚之分。

手杖适用于年老体弱或下肢病情较轻者，由木质或轻金属材料制成，带有 C 型或 T 型手柄。

腋杖和臂杖适用于下肢功能损害较重的患者。使用腋杖时，杖上端抵于腋下，手握中部的横柄。行走时杖承担部分体重以代替失去的下肢或减轻患肢的负荷，同时也扩大了支撑面，增强身体的稳定性。但由于腋下承重，压迫腋下神经影响血液循环，上肢常有麻木感。

臂杖是以前臂和手共同承重，整个支柱的上部向后弯曲30°，上端有臂托，中部有手握的横柄。由于前臂承重，而且承重面较大，可以加强行走的稳定性。

（二）移动式助行架

对于步行平衡能力非常差的患者或长期卧床引起下肢肌力减弱的老人应采用移动式助行架，主要用于室内步行。

移动式助行架有很多种类型，大致可分为步行式和轮式两大类：步行式助行架一般用轻质铝合金管制成，设计成折叠式，而且高度可调的结构。这种助行架适用于上肢功能完善而下肢功能损害不十分严重的患者，四条腿的高度可根据患者的需要随意调节。轮式助行架适用于上、下肢功能均较差的患者，行走时助行架始终不脱离地面，而且轮子的摩擦阻力小，易于推行。

（三）动力式助行器

外部动力驱动的助行器是一种国际上正在开发的产品，是一种可以穿戴在瘫痪下肢上的装有便携式小型动力源驱动的助行器。这种助行器可以手动控制，也可以通过身体某些可控肌肉上提取的肌电实现意识控制。穿戴动力式助行器的患者需要在移动式助行架或拐杖的辅助下行走。

（四）功能性电刺激助行器

在一定频率的电脉冲作用下，瘫痪肌肉产生强直收缩，形成肌力，带动骨骼运动。如果瘫痪下肢的肌肉群接受一定的控制规律，在时序和电刺激强度上进行协调配合，就能形成下肢的各种运动。

对某些患者，在选择电刺激方法助行之后，应首先规划步态。步态的选择应以最基本、最必要的简单步态为主，不应追求过于复杂的步态，否则会因追求的步态越好，所需刺激的肌肉块越多，电极也越多，这就使电刺激系统变得十分复杂。

第五节 轮 椅

一、轮椅概述

（一）普通轮椅的结构

普通轮椅主要由轮椅架、大轮、轮环、刹车装置、坐垫、靠背、扶手、小轮和脚踏板9部分组成。

1. 轮椅架 轮椅架是轮椅的核心部分，其他部分与轮椅架连接构成一辆完整的轮椅。轮椅架有固定式和折叠式两种：固定式轮椅架的强度和钢度好，结构简单，适于自制；折叠式轮椅架收起后体积小，便于携带。

2. 大轮 大轮承受重量，大轮轴的强度必须可靠，否则会发生危险。大轮多采用充气式轮胎。

3. 刹车装置 轮椅的刹车装置极为简单，均采用手拉扳把刹住大轮。乘坐者在上、下轮椅时或在坡道上停留时，均需将轮椅刹住，否则轮椅会自行溜走，造成一定危险。因此，尽管轮椅行驶速度很慢，但刹车装置的可靠性还是十分重要的。

4. 坐垫、靠背 轮椅的坐垫和靠背非常重要，它们直接与乘坐者的臀部和后背接触，应具有良好的均压性、吸潮能力和透气性，这不仅是乘坐舒适的问题，解决不好会给乘坐者造成不良后果，如局部血运不佳、皮肤擦伤溃疡，甚至发生压疮。目前有胶状流体物的均压垫，对防止压疮有明显作用；还有多室式充气垫，它与人体接触部分是不稳定的，当压力大小和方向略有变化时，其气室就自动移位，从而调节压力分布。气室移位时还产生一定的按摩作用，对防止压疮有一定作用。

5. 小轮 小轮为辅助支撑，在转弯时有导向作用。小轮多为实心轮。

6. 脚踏板 脚踏板除托住脚外，要承受部分下肢的重量，强度也需有一定保证。为了防止脚从踏板滑落而造成损伤，脚踏板上多配有限位带，对脚有保护作用。

（二）轮椅尺寸选择

1. 座宽 指轮椅两侧扶手侧板之间的距离。坐好后，臀部与轮椅座位两内侧面之间的距离应各有 2.5cm 间隙。

2. 座长 指靠背到座位前缘之间的距离。当乘坐者坐好后，腘窝部与座位前缘的间隙应以 6.5cm 为宜。

3. 靠背的高度 靠背上缘高度应在乘坐者腋下约 10cm。

4. 坐垫与脚踏板之间的距离 腘窝处大腿前端底部约有 4cm 不接触坐垫。

二、轮椅的临床应用

（一）适应证

患者是否使用轮椅，必须要有严格的预后评估，主要适应人群有：步行功能减退或丧失者，非运动系统本身疾病但步行对全身状态不利者，中枢神经疾患使独立步行有危险者，慢性病患者和体弱者。

（二）几种特殊轮椅及适用范围

1. 单侧驱动轮椅 适用于只有一只手臂有驱动轮环能力的残疾者。

2. 站立轮椅 适用于截瘫残疾者。不但可以帮助他们完成许多必须站立才能完成的工作，还能防止由于长期不站立而出现的下肢骨质疏松，并对残疾者心理状态有改善作用。

    3. 电动轮椅   主要适用于高位截瘫残疾者。

    4. 躺式轮椅   适用于老人和体弱者，也适用于无法坐姿乘用轮椅者。

    5. 竞技轮椅   有竞速轮椅、篮球轮椅等。它们的设计和制作既要考虑运动时的灵活性要求，又必须注意在结构上对乘坐者的保护功能。

主要参考书目

1. 张通. 神经康复治疗学. 北京：人民卫生出版社，2011

2. 古泽正道，李建军. 康复治疗——新 Bobath 治疗. 北京：人民军医出版社，2013

3. 陈秀洁. 小儿脑性瘫痪的神经发育学治疗法. 第 2 版. 郑州：河南科学技术出版社，2012

4. 章稼. 运动治疗技术. 第 2 版. 北京：人民卫生出版社，2013

5. 燕铁斌. 物理治疗学. 第 2 版. 北京：人民卫生出版社，2013

6. 纪树荣. 运动疗法技术学. 北京：华夏出版社，2011

7. 林成杰. 物理治疗技术. 北京：人民卫生出版社，2014

8. 吴军，张维杰. 物理因子治疗技术. 第 2 版. 北京：人民卫生出版社，2014

9. 陈景藻. 现代物理治疗学. 北京：人民军医出版社，2001

10. 黄晓琳，燕铁斌. 康复医学. 第 5 版. 北京：人民卫生出版社，2012

11. 纪树荣. 康复疗法学. 北京：华夏出版社，2007

12. 陈红霞. 康复疗法学. 北京：人民卫生出版社，2012

13. 高根德，滕佳林. 康复疗法学. 上海：上海科技出版社，2008

14. 刘梅花. 作业治疗学. 上海：复旦大学出版社，2009

15. 闵水平. 作业治疗技术. 北京：人民卫生出版社，2010

16. 闵水平，孙晓莉. 作业治疗技术. 第 2 版. 北京：人民卫生出版社，2014

17. 窦祖林. 作业治疗学. 第 2 版. 北京：人民卫生出版社，2013

18. 燕铁斌，梁维松，冉春风. 现代康复治疗学. 广州：广东科技出版社，2012

19. 梁和平. 康复治疗技术. 北京：人民卫生出版社，2002

20. 齐素萍. 康复治疗技术. 北京：中国中医药出版社，2006

21. 张建忠，孙晓莉. 作业治疗技术. 武汉：华中科技出版社，2014

22. 于兑生，恽晓平. 运动疗法与作业疗法. 北京：华夏出版社，2010

23. 燕铁斌，窦祖林，冉春风. 实用瘫痪康复. 第 2 版. 北京：人民卫生出版社，2010

24. 吴淑娥. 作业治疗技术. 北京：人民卫生出版社，2010

25. 李胜利. 语言治疗学. 第 2 版. 北京：人民卫生出版社，2013

26. 高素荣. 失语症. 第 2 版. 北京：北京大学医学出版社，2006

27. 肖晓鸿，方新. 康复工程技术. 武汉：华中科技大学出版社，2011

28. 唐久来，吴德. 小儿脑瘫引导式教育疗法. 北京：人民卫生出版社，2007